高等学校安全科学与工程系列教材

职业卫生概论

裴晶晶　等 编著

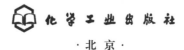

化学工业出版社

·北京·

内 容 简 介

《职业卫生概论》系统地介绍了常见职业性有害因素的特点、基本作用原理及控制方法，注重能力的培养，并尽可能地反映近年来职业卫生领域内最新成果和动态，以及相关的规范和内容。全书共5章，第1章介绍职业卫生基础知识和相关概念，第2章阐述大气污染和扩散现象，第3章详细论述了粉尘基础知识和除尘技术，第4章讲声环境影响评价与控制的基本原理、方法，第5章介绍工业微气候、工业毒害以及辐射伤害的影响与控制。

本书可作为高等院校安全工程、职业卫生工程、应急技术与管理、环境工程和相关专业的本科生教材，也可作为政府监管、中介服务机构、企业管理人员的参考用书。

图书在版编目（CIP）数据

职业卫生概论/裴晶晶等编著. —北京：化学工业出版社，2021.9（2025.4重印）

ISBN 978-7-122-39493-4

Ⅰ. ①职… Ⅱ. ①裴… Ⅲ. ①劳动卫生-教材 Ⅳ. ①R13

中国版本图书馆CIP数据核字（2021）第132563号

责任编辑：高 震 杜进祥　　　　　　　　　装帧设计：韩 飞
责任校对：王素芹

出版发行：化学工业出版社（北京市东城区青年湖南街13号　邮政编码100011）
印　　装：北京科印技术咨询服务有限公司数码印刷分部
710mm×1000mm　1/16　印张19¼　字数346千字　2025年4月北京第1版第4次印刷

购书咨询：010-64518888　　　　　　　　　　售后服务：010-64518899
网　　址：http://www.cip.com.cn
凡购买本书，如有缺损质量问题，本社销售中心负责调换。

定　　价：58.00元

前　言

现如今，我国社会正处于不断发展进步的阶段，国家发展前景良好。随着健康中国战略的展开，我国职业病防治工作迎来极佳的发展机遇，然而我国职业卫生形势还是比较严峻，技术的进步、社会和组织的变革以及全球化进程的加速，为未来的职业卫生带来了新的风险和挑战。研究并有效控制工作过程中的职业危害因素作为职业卫生的基础工作，显得愈发重要。《职业卫生概论》作为高校安全工程专业的教材，能够为未来职业卫生工作提供一些借鉴，促进我国职业卫生工作的发展。

本书旨在为高等学校安全工程及相关专业师生提供适用性较强的教学用书。书中内容按照职业危害因素的作用机理以及其防控工程基本程序编写。即按照"职业卫生基本情况—气象与大气扩散—粉尘污染物及其控制技术—噪声及其控制技术—其他职业危害因素的控制"的主线编排，力求理论联系实际，注重培养学生分析和解决问题的能力。除了一些传统内容以外，本书对一些新的职业危害问题和新技术也做了简明扼要的介绍。

第1章"绪论"建立职业卫生基本概念，阐述了职业性有害因素和职业病，并描述职业卫生管理的重要性。

第2章"气象与大气扩散"主要介绍大气污染的基本概念、概况、成因等相关概念以及大气扩散作用，论述了影响污染物稀释扩散的气象因素、大气扩散的基本理论、大气污染物的浓度估算以及烟囱的高度设计等，可应用于研究控制、减少大气污染。

第3章"粉尘及其控制技术"阐述了粉尘的基本概念、性质，控制的原理、方法、典型设备以及其设计计算，几种主要气态污染物的治理方法、工艺、净化系统的组成和设计。考虑到"工程"专业的学生今后应该具有解决实际问题的能力，本书十分重视工程设备的计算问题。

第 4 章 "环境噪声及其控制技术"以较大的篇幅阐述了噪声污染，包括噪声的影响与基本情况、声波的基本知识、环境噪声与振动的评价测量方法、噪声控制技术以及降噪的典型设备，并提供隔振减振的计算方法。

第 5 章 "其他职业危害因素"，描述了工业微气候、工业毒害及辐射对职业卫生的影响以及常见的综合防控措施。

本书由中国地质大学（北京）裴晶晶、樊运晓、鲁华章等编著，负责编写全书的大纲，并对全书各章节进行了认真、仔细的修改和审定。参加编著的人员分工如下：

第 1 章　裴晶晶 郭涟漪；

第 2 章　裴晶晶 于铖阳 管树凯；

第 3 章　樊运晓 高婧琦 彭冠霖；

第 4 章　裴晶晶 池滢 任晓明 冯舰锐；

第 5 章　鲁华章 王宁 高莹 李佳珂。

化学工业出版社对本书的出版提供了大力支持，中国地质大学（北京）和北京航空航天大学的师生为教材的完善提出了积极的想法和建议，在此表示真挚的谢意。

由于编著者水平所限，书中疏漏之处在所难免，敬请读者提出批评和建议。

编著者

2021 年 6 月

目　录

第 1 章 绪 论

1.1 职业卫生概念

国际劳工组织（ILO）和世界卫生组织（WHO）提出："职业卫生旨在促进和维持所有职工在身体和精神幸福上的最高质量；防止在工人中发生由其工作环境所引起的各种有害于健康的情况；保护工人在就业期间免遭由不利于健康的因素所产生的各种危险；使工人置身于一个能适应其生理和心理特征的职业环境之中。总之，要使每一个人都能适应于自己的工作。"

国际职业卫生协会（ICOH）对职业卫生学的定义是："对产生或存在于作业场所，并可能对作业人员的身心健康造成危害的因素进行预测、识别、评价和控制的科学，被称为职业卫生学，它还研究上述危害因素对周围的社区和大气环境可能产生的影响。"

职业卫生是从研究工业生产中的卫生问题发展起来的，所以不同国家对其称谓不同。英联邦称之为"industry hygine"，美国工业卫生协会（AIHA）称其为工业卫生（industrial hygiene）。

我国在《职业卫生名词术语》（GBZ/T 224—2010）中将职业卫生（occupational health）做如下定义："职业卫生是对工作场所内产生或存在的职业性有害因素及其健康损害进行识别、评估、预测和控制的一门科学，其目的是预防和保护劳动者免受职业性有害因素所致的健康影响和危险，使工作适应劳动者，促进和保障劳动者在职业活动中的身心健康和社会福利。"在《职业安全卫生术语》（GB/T 15236—2008）中，"职业卫生"（occupational health）是指"以职工的健康在活动过程中免受有害因素侵害为目的的工作领域及在法律、技术、设备、组织制度和教育等方面所采取的相应措施。"

中国高等学校职业卫生教育早在 20 世纪 50 年代就开始。GB/T 13745—2009《学科分类与代码》目录中，在一级学科"安全科学技术（620）"体系中有"职业卫生工程（620.40）"二级学科，包括防尘工程、防毒工程、生产噪声与振动控制、个体防护等三级学科；在一级学科"预防医学与卫生学（330）"体系中有"毒理学（330.14）""流行病学（330.21）""劳动卫生学（330.61）"等二级学科。

随着生产的发展，产业结构的改变，职业卫生研究的内容已经从工业生产扩大到整个从业人群。新技术的不断发展也带来了新的职业卫生问题。广义的职业卫生还应考虑职业性因素与非职业性因素的联合作用，从而采取综合干预措施，保护和促进从业者的健康。

1.2 职业安全与卫生管理的意义及重要性

1.2.1 职业安全与卫生管理的意义

职业安全与卫生工作事关广大人民群众的根本利益保护。保障劳动者在生产过程中的生命与健康，是我们国家的一项基本方针，是坚持社会主义制度的本质要求，是发展生产、促进经济建设的一项根本大事；也是社会主义物质和精神文明建设、构建和谐社会的一项重要内容；事关改革发展和稳定大局，日益受到国家的高度重视。

发展生产的目的是提高生活水平和生活质量，提高社会的福利水平。如果人们在生产过程中人身受到伤害、健康被破坏，就是再高的经济收入也没有意义。因此，职业安全与卫生工作又关系到每个职工和家庭的幸福。

1.2.2 职业安全与卫生管理的重要性

（1）职业安全与卫生管理是促进安全生产的根本保证

开展职业安全与卫生管理活动，能更好地维护企业和员工的合法权益。实践证明职业安全与卫生工作既要服务于安全生产，又要保证员工在生产过程中的人身安全与健康。因此只有加强职业安全与卫生管理工作，开展职业安全与卫生法律法规的宣传教育，提高员工的职业安全卫生意识，才能预防伤亡事故的发生，更好地控制或减少职业病的危害，以利于保障员工在生产过程中的安全和健康，促进安全生产的平稳进行。

（2）职业安全与卫生管理是安全生产形势的迫切需要

近年来，我国安全生产事故形势虽然持续好转，但因工伤事故直接损失达数百亿元人民币，职业病的发病率较高，严重影响了劳动者的身心健康。我国的安全生产状况相对于工业发达国家有明显不足，与韩国、新加坡、泰国这些亚洲国家相比较也有一定差距。因此，无论从保护劳动者的健康，完善我国社会主义市场经济运行机制，促进国家社会经济健康发展，还是从顺应全球经济一体化的国际趋势，保证国际经济活动安全顺利地运行的角度来看，都应该注重职业安全与卫生管理工作。

（3）职业安全与卫生管理是提高企业经济效益的需要

对企业而言，效益就是生命，没有了效益，企业就无法生存下去。而职业安全与卫生工作和企业的效益密切相关。例如，采用现代科学技术方法来改革落后的工艺和设备，给员工创造良好的劳动环境，不但可以使工作场所的劳动条件得到改善，减轻企业员工的负荷与疲劳，提高安全性能，还可以大幅度减少成本投入和提高效率，这些都对企业的经济效益和生产发展具有较长期的积极效应。市场经济的今天，企业加强职业安全与卫生管理尤为重要。

（4）职业安全与卫生管理是管理现代化的需要

知识经济和全球经济一体化时代的到来对企业的现代化管理提出了更高的要求。尤其是"一带一路"的开展、新型冠状病毒肺炎疫情的大流行，要求一个现代企业必须建立系统、开放、高效的管理体系，企业的每一部分工作都要纳入大的体系之中，这是必然的趋势，也是企业运行规范化、标准化的需要。职业安全与卫生管理工作的开展，不仅可以提高安全生产工作的管理质量，也有助于促进企业大系统的完善和整体管理水平的提高，早日实现现代化管理。

1.3 职业性有害因素

1.3.1 职业危害的产生根源与致因分析

职业病是由一系列生产性外界环境因素作用于机体所产生的病理状态。这些危害因素是"过强刺激物"（物理、化学和生物刺激物），能对工人的健康状态产生有害的影响，并成为引起急性或慢性疾病的直接或间接的原因。职业危害因素的表现形式虽有不同，但从职业伤害发生的本质上讲，均可归结为这些"过强刺激物"失去控制或意外释放和扩散。这些"刺激物"失控并作用于人体，干扰人体的能量交换。

1.3.1.1 失控的能量

能量在生产过程中是不可缺少的，人类利用能量做功以实现生产的目的。为了利用能量做功，必须控制能量。在正常生产过程中，能量受种种约束和限制，按照人们的意志流动、转换和做功。由于人的不安全行为和物的不安全状态，某些能量失去控制，超越了人们设置的约束和限制而意外逸出或释放，如果失去控制、意外释放的能量到达人体，并且能量的作用超过了机体的承受能力，人体必然受到职业伤害。

生产活动中经常遇到各种形式的能量，如化学能、辐射能、声能、机械能、热能、生物能等，它们的意外释放都可能造成职业伤害。

① 化学能。有毒有害的化学物质使人员中毒，是化学能引起的典型职业伤害。相当多的物质具有的化学能会导致人员急性、慢性中毒，以及致病、致畸、致癌。飘浮于空气中的生产性粉尘主要通过呼吸道侵入人的机体，粉尘的化学性质不同，其生物学作用也不同，可导致肺尘埃沉着症（旧称"尘肺"）或中毒等职业病。

② 辐射能。生产中的工频、高频电气设备以及使用放射源、核能燃料等均会使周围环境产生电磁辐射，会造成人体急性、慢性损伤。

③ 声能。由于机械的撞击、摩擦、转动，气体压力或体积的突然变化或气体流动，以及变压器等电气设备均会产生生产性噪声，人体长期接触一定强度的噪声，会产生不良影响。噪声引起听觉器官的损伤，一般经历从生理变化到病理改变的过程，即先出现暂时性听阈位移，经过一定时间逐渐成为永久性听阈位移。

④ 机械能。机电等设备运行中产生的振动，由振源通过人体的支撑部位传布全身或由工具、工件传到操作者手臂，会导致人体的振动病。

失控的能量对人体的职业危害见表 1-1。

表 1-1　失控的能量对人体的职业危害

能量类型	职业危害因素	作用部位	职业病类型
化学能	化学毒物、粉尘	皮肤、呼吸系统、人体脏器及全身	化学性皮炎、化学性烧伤、致癌、致遗传突变、致畸、急性中毒
辐射能	电磁辐射	全身、眼睛	职业性放射性疾病
声能	噪声	人耳	噪声性耳聋
机械能	振动	全身、局部	振动病

1.3.1.2　干扰人体的能量交换

人体自身也是个能量系统。人的新陈代谢过程是一个吸收、转换、消耗能量，与外界进行能量交换的过程；人进行生产、生活活动时消耗能量。当人体与外界的能量交换受到干扰时，即人体不能进行正常的新陈代谢时，人员将受到伤害，甚至死亡。例如，吸入人体的 CO 等化学毒物与血红蛋白的亲和力比氧与血红蛋白的亲和力高 200～300 倍，形成碳氧血红蛋白，使血红蛋白丧失携氧的能力和作用，造成组织缺氧或窒息，对全身的组织细胞均有毒性作用，尤其对大脑皮质的影响最为严重；而失去控制的热能可能产生高温或热辐射环境，在热环境长时间作用下，机体体温调节功能发生障碍，造成水电解质代谢紊乱及神经系统功能损害，从而使人体中暑。

另外，人体在高低气温和异常气压等不良气象条件下从事劳动，机体不同器官、系统的功能发生相应的生理性变动。这种变动一方面使人得以维持体内、外环境的稳定，完成劳动任务，另一方面也有一定的范围：当作业环境中的不良工作条件长期高强度作用于人体、作用剂量大、超过一定的范围，则会对人体产生不良影响，甚至会引起疾病和损伤。如果这种危害较轻，则多为可恢复功能性改变，但如果其危害严重，可能会引起永久性的不可恢复的损害。干扰能量交换以及由此造成的职业伤害见表 1-2。

表 1-2　干扰能量交换与职业伤害

影响能量交换类型	职业危害因素	产生的伤害	职业病类型
氧的利用	化学毒物	局部或全身生理损害	中毒
其他	高、低温,高、低气压	局部或全身生理损害（冻伤、冻死）热痉挛、热衰竭、热昏迷	中暑、冻伤、减压病、高原病

1.3.1.3　生物作用因素

在畜牧业、养殖业、食品加工业、酿造业等第三产业的生产原料和生产环境中存在着危害职业人群健康的致病微生物、寄生虫和动植物、昆虫及其产生的生物活性物质，如附着于动物皮毛上的炭疽杆菌、布氏杆菌、森林脑炎病毒、支原体、衣原体以及滋生于霉变蔗渣和草尘上的真菌或真菌孢子之类的致病微生物及其毒性产物，某些动植物产生的刺激性、毒性或变态反应性生物活性物质，如鳞片、粉末、毛发、毒性分泌物、酶或蛋白质、花粉等；畜禽的血吸虫尾蚴、蚕蛹、桑毛虫、松毛虫等，种类繁多。这些生物性危害因素失控接触人体会对职业人群的健康产生损害。

1.3.1.4　职业危害的致因分析

综上可知，职业危害主要来自生产过程中某种能量和生物因素等"刺激物"的意外释放、扩散并作用于人体。其致因可归结如下：接触了超过机体组织承受能力的某种形式的过量的能量；有机体与周围环境的正常能量交换受到了干扰；生物因素对人体的致病作用。

另外，不良劳动条件引起的运动器官紧张也是导致职业危害的途径之一。

其主要表现如下：长时间不变的强制体位（立位、坐位、不正位）；整个运动器官或单个肌群的长时间静力紧张；不协调的工作；快速度进行的单调动作；韧带受到压迫和伸展，参加运动动作的各种组织受到轻微的外伤；工作节律的急剧改变。此外，还应该考虑到不良的气象条件和工作地点照明不足（引起视力紧张）等的作用。

1.3.2 职业性有害因素的来源与接触机会

职业性有害因素（occupational hazards）又称职业病危害因素，是指在职业活动中产生和（或）存在的、可能对职业人群健康、安全和作业能力造成不良影响的因素或条件，包括化学、物理、生物等因素。

职业性有害因素存在于劳动者的劳动环境中，如生产过程、劳动过程、生产劳动环境三个方面的职业因素。生产过程随着生产设备、使用材料和生产工艺而改变。劳动过程是指生产过程中劳动者的操作体位和方式及其在劳动过程中付出的体力和脑力劳动等。生产环境可以是大自然环境，也可以是按生产过程的需要而建立起来的人工环境。随着生产过程的改变，例如，从原始的手工制作发展为机械化自动化的现代化生产过程，劳动者和生产环境也相应地发生了巨大的变化。因此职业性有害因素有三大来源，按照其来源可以分为生产过程中的职业性有害因素、劳动过程中的职业性有害因素和生产环境（作业场所卫生条件或生产工艺设备）中的职业性有害因素三大类。

职业危害产生的根源是生产、劳动过程中存在的不同形式的能量及生物因素，这些"刺激物"的特性决定了职业病的表现形式，而对其失控条件及其传播场所的分析是辨识、控制职业危害发生的重要环节。职业生产的类型及生产工艺条件千差万别，在生产过程中主要有以下一些操作或生产环节可能接触到职业危害因素。

（1）化学毒物

① 正常生产过程。在有毒的生产劳动过程中，很多生产工序和操作岗位可接触到毒物。如密闭生产工艺系统的泄漏造成化学毒物在作业岗位中扩散；需要间歇打开设备进行加料或出料作业，设备内部的化学毒物挥发逸出；某些间歇设备（施）敞开作业虽然是负压工艺，但也会由于工况的波动导致设备（施）敞开时有毒气体外漏；液态有毒物质的分装可沾染皮肤、衣物，操作者的身体及地面受污染时，可以成为二次毒源；酸浸槽、电解池等敞开表面，化学毒物会向周围空气中挥发；冶炼过程中由于炉内压力的变化可从炉口逸出大量气体；到装置内取样，样品可挥发溢出；接收油料时储罐呼吸阀会排出罐内蒸气；对原材料、半成品、成品进行检验分析也可接触到化学毒物。

② 检修与抢修。工艺设备的定期检修与发生事故时的紧急抢修，往往使作业人员接触更高浓度的化学毒物。如工人进入反应釜内操作，接触各类物料；物料输送管道或出料口发生堵塞，工人进行处理时接触情况更加严重；检修设备、搬运废料等过程有气体逸出，或有液体溢出而污染双手或体表等。

③ 生产事故或工况控制不当。生产过程发生事故，往往造成大量化学毒物泄漏。而某些化学反应如控制不当或加料失误可发生意外事故。如产热或产气的反应若进行得太快，可发生冒锅或冲料，使物料喷出反应釜；易燃性物质反应过激，控制不当可发生爆炸。

④ 其他。有些作业虽未使用有毒物质，但在特定情况下亦可接触到毒物而发生中毒。例如，进入地窖、矿井下废巷道或清除化粪池时可发生甲烷中毒或硫化氢中毒；修船作业中气割旧船体时可接触铅烟；检修带汞设备可导致汞中毒；用氧乙炔焊接或切割具有聚四氟乙烯配件的作业过程可接触到氟塑料热解物。

（2）粉尘

① 固体物料的开采、破碎和搬运。在固体物料的开采过程如凿岩作业、爆破作业中，固体材料在粉碎、碾磨、过筛、配料、拌料以及手工加料过程中，均可导致工作场所粉尘飞扬。

② 固体表面的加工。如切割、打磨、抛光工艺也会使人员接触粉尘。

③ 物料的燃烧、冶炼。如煤的燃烧、金属冶炼过程中可产生大量尘（烟）。

（3）物理因素

① 噪声。工业生产中机床（如锻造、车床）、切割机、破碎机、风机、空压机、电焊、变配电等作业存在噪声。

② 振动。风动工具如凿岩机、砂型捣固机、雕刻机等；电动工具如电钻、电锯、砂轮机、抛光机等；交通运输中的内燃机车、飞机、轮船等；农业机械如拖拉机、收割机等均存在振动。

③ 作业环境。工业生产中各种工业炉和其他加热设备、热材料和热成品等散发的大量热量，浸洗、蒸煮设备等散发的大量水蒸气是车间内余热和余湿的主要来源，余热和余湿直接影响到空气的温度和相对湿度。

④ 电磁辐射。存在电磁辐射的区域：工频高压电线以及电动机、电机设备；高频感应加热炉、地质勘探采用的放射源、核子秤等；电力产业的机房、卫星地面工作站、调度指挥中心；无线电发射台，如电视发射台、雷达系统、通信基站。

1.3.3 职业性有害因素的分类

（1）按来源分类

在1.3.2中讲到职业性有害因素有三大来源，即生产工艺过程中的职业危害因素，劳动过程中的职业危害因素，以及生产环境中的职业危害因素，因此按照职业危害因素来源可以对职业性有害因素进行分类。

若把生产工艺过程中的职业有害因素归为一类，则对生产工艺过程中的职业性有害因素识别通常需要根据一定的工艺路线，按照工艺流程中使用的生产物料、生产设备、公用设施、辅助生产设施的作业特点逐一进行分析和识别。

① 生产物料。生产物料是职业病危害因素的重要来源，应逐项确认生产过程中涉及的各种原料、辅料、产品、副产品的名称和用（产）量，对物料要了解其化学名或组成成分。需要引起注意的是，对有些生产物料要弄清楚其杂质的成分和性质，以及可能产生的中间产物。

② 生产设备。生产设备处于静态时，一般不会存在职业性有害因素，但运行时可能会产生一定的职业性有害因素。设备正常运行时，主要产生高温、噪声、电磁辐射和工频电场等物理性危害因素；设备非正常状态运行，如设备发生泄漏时，会有有毒化学品的逸散，设备密闭不严，会有粉尘的扩敨等，如果劳动防护不当，就会造成中毒、尘肺病（肺尘埃沉着症）等，这些属于化学性危害因素。

③ 公用设施。工业企业的公用工程通常包括给排水、供气、供热、供电等工程，锅炉房可产生粉尘、高温等危害；污水处理站在废水处理过程中根据工艺需要还可能添加次氯酸钠等化学品；配电房可存在工频电场；空压机可产生噪声等；工业循环水系统、供气系统的机泵可产生高强度噪声等。

④ 辅助生产设施。辅助生产设施通常是生产配套的辅助，如仓库、维修车间、化验室、研发室，可根据主要的日常工作内容识别相应的职业性有害因素。

按照来源把劳动过程中的职业性有害因素归为第二类。劳动过程中的职业性有害因素多偏重劳动者自身的不良行为。劳动组织和劳动制度不合理，劳动作息制度不合理，引起劳动者作息不规律，损害健康；劳动中精神（心理）性职业紧张，如司机；劳动强度过大或生产定额不当，如安排的作业与劳动者状况不相适应；个别器官和系统的过度紧张，如光线不足引起的视力紧张等；长时间处于某种不良体位或使用不合理的工具等，这些均属于劳动过程中的职业性有害因素。

把生产环境中的职业性有害因素归为第三类。生产环境及作业环境，可以是大自然的环境，也可以是按生产工艺过程的需要而建立起来的车间内的人工环境。人工环境包括厂房、建筑结构、空气流动状况和通风设备条件，以及采光照明等。生产环境中的危害主要包括以下几种。

① 生产场所布局或设计不符合卫生要求或卫生标准。如厂房狭小，门窗设计不合理。

② 自然环境对员工健康造成损害。如夏季的太阳辐射，长时间露天作业。

③ 车间布局不合理。如有毒的和无毒的工段安排在一起，导致危害"交叉感染"。

④ 采光照明不符合卫生标准。

⑤ 通风条件不符合卫生要求或缺乏通风换气设备。

⑥ 卫生技术设施及安全防护设施缺乏。如缺乏必要的防尘、防毒、防噪声、防振动、防暑降温等措施，或不完善及效果不好等。

⑦ 安全防护设备或个人防护用品配备不全。

⑧ 不合理的生产过程所致环境污染。

⑨ 劳动环境中存在的有害细菌、病毒、霉菌等。

在实际工作场所，职业性有害因素常常不是单一存在的，往往同时存在多种危害因素，对劳动者的健康产生综合作用，以至于产生职业疾患。

（2）按性质分类

职业病危害因素（职业性有害因素），是指在职业活动中产生的可直接危害劳动者身体健康并导致职业病发生的因素。职业病是职业病危害因素直接导致的特异性疾病。因此，按职业性有害因素的性质一般可将其分为化学因素、物理因素、生物因素等。

1）化学因素

化学因素被公认为引起职业病的最主要的有害因素，一般分为两大类：有毒物质与生产性粉尘。

① 有毒物质可以分为窒息性毒物（硫化氢、二氧化碳、氰化物等）、刺激性毒物（光气、氨气、二氧化硫等）、液体性毒物（苯、苯的硝基化合物等）和神经性毒物（铅、汞、锰、有机磷农药等）。它们主要通过呼吸道（或通过消化道、皮肤）侵入人体，对人体的组织、器官产生毒作用，再依毒性的不同对人体的神经系统、血液系统、呼吸系统、消化系统、骨组织等产生作用。除了产生局部刺激和腐蚀作用及中毒现象以外，还可以产生致突变作用、致癌作用、致畸作用等。接触有毒物质，可能导致职业中毒。例如：煤焦油分馏或石油裂解、合成纤维、橡胶加工、有机合成、喷漆等行业生产过程中，劳动者可能因接触苯而导致苯中毒。

② 生产性粉尘是指能长期悬浮在生产场所空气中的固体微粒，按粉尘的性质分为三类，包括无机性粉尘、有机性粉尘和混合性粉尘。其中，无机性粉尘可以分为矿物性粉尘（如石英、石棉、滑石、煤、石墨、岩石等）、金属类无机粉尘（如铁、铝、锡、铅、锰、锌及其化合物等）、人工无机粉尘（如水泥、人造金刚砂、玻璃、陶瓷等）；有机性粉尘可以分为植物性粉尘（如木材、棉、麻、谷物、烟草、茶、花粉等）、动物性粉尘（如畜毛、羽毛、骨粉等）、人工有机粉尘（如有机染料、合成树脂、人造纤维等）；混合型粉尘即各种粉尘混合存在的状态（如金属制品打磨时金属与磨料的混合物、煤与岩石的混合物等）。劳动者在生产过程中被动吸入的这些生产性粉尘随时间的推移在肺内逐渐沉积到一定程度时，会引起以肺组织纤维化为主的病变，即导致尘肺病的产生。在冶金、有色金属、煤炭等矿山采掘、凿岩、爆破、运输、开挖隧道、采石等作业中常可产生大量粉尘，劳动者长期吸入这些粉尘可导致矽肺（硅沉着病）。

2）物理因素

物理因素也是引起职业病不可忽略的因素，一般按照物理因素的种类可以分为五类。

① 不良的气候条件。过高或过低的温度、湿度等。例如，钢筋生产车间高温引起的中暑；冷库等低温作业时引起的冻伤等；高湿使手部皮肤发生糜烂，促使皮肤病的发生。

② 非电离辐射。无线电波（高频电磁场）、红外线（热辐射）、强光（炫目的光源）和紫外线等对人体会造成危害。

③ 电离辐射。例如，α射线、β射线、γ射线或中子流等可以引起放射病。

④ 异常气压。高气压引起减压病，低气压引起高原病。

⑤ 生产性噪声、振动。噪声引起噪声性耳聋，并对心血管及中枢神经系统有不良影响。振动引起振动病，上肢的局部振动引起血管痉挛、溶骨症及骨坏死。例如，长期在高温环境中作业，从事高炉出铁、烧结点火、铸铁、球团矿焙烧等，可能导致工人中暑；长期在高空、高山、高原等低压环境下工作可导致高原病；纺织、打炮、破碎、研磨等生产环境可导致噪声聋；在土砂石打孔、非金属矿破碎等行业中因长期局部振动可产生手臂振动病；在核工业系统以及放射性核素的加工使用部门，人体受各种电离辐射而产生放射性皮炎、放射性白内障以及白血病等各种放射性疾病。

3）生物因素

劳动者在生产过程中长期接触一些细菌、病毒、霉菌等，也可以导致一些传染性疾病或职业病。例如，皮毛加工行业在生产过程中存在的炭疽杆菌、布氏杆菌；林木业中的森林脑炎病毒，可导致炭疽病、布氏杆菌病，森林脑炎。

除以上三类之外，劳动损伤性因素也会对劳动者造成健康损害，导致职业病。劳动者的某个器官或肌群长期紧张、过度疲劳或不适当的强迫性体位可引起职业性肌肉骨骼损伤。如煤矿工人劳动时的强迫性体位，可导致滑囊炎。

（3）按导致职业病危害的直接原因分类

为贯彻落实《职业病防治法》，切实保障劳动者健康权益，根据职业病防治工作需要，对《职业病危害因素分类目录》进行了修订。《职业病危害因素分类目录》（国卫疾控发［2015］92 号）中对职业病危害因素进行了分类。

① 粉尘类。主要包括矽尘（游离二氧化硅超过 10％的无机性粉尘）、煤尘（煤矽尘）、石墨尘、炭黑尘、石棉尘、滑石尘、水泥尘、云母尘、陶土尘、铝尘（铝、铝合金、氧化铝粉尘）、电焊烟尘、铸造粉尘等 50 余种。

② 化学因素类。主要包括铅及其化合物、汞及其化合物、锰及其化合物、镉及其化合物、铍及其化合物、铊及其化合物、钡及其化合物、钒及其化合物、磷及其化合物、砷及其化合物、铀及其化合物、砷化氢、氯气、二氧化硫、光气、氨、偏二甲基肼、氮氧化合物、一氧化碳、二硫化碳、硫化氢、磷化氢、磷化锌、磷化铝、氟及其化合物、氰及腈类化合物、四乙基铅、有机锡、羰基镍、苯、甲苯、二甲苯、正己烷、汽油、一甲胺、有机氟聚合物单体及其热裂解物、二氯乙烷、四氯化碳、氯乙烯、三氯乙烯、氯丙烯、氯丁二烯、苯的氨基及硝基化合物（不含三硝基甲苯）、三硝基甲苯、甲醇、酚、五氯酚、甲醛、硫酸二甲酯、丙烯酰胺、二甲基甲酰胺、有机磷农药、氨基甲酸酯类农药、杀虫脒、溴甲烷、拟除虫菊酯类等，根据《职业性急性化学物中毒诊断标准（总则）》可以诊断的其他职业性急性中毒的危害因素。

③ 物理因素。噪声、高温、低气压、高气压、高原低氧、振动、激光、低温、微波、紫外线、红外线、工频电磁场、高频电磁场、超高频电磁场及以上未提及的可导致职业病的其他物理因素。

④ 放射性因素。密封放射源产生的电离辐射（主要产生 γ 射线、中子等），非密封放射源产生的电离辐射（可产生 α、β、γ 射线或中子），X 射线装置（含 CT 机）产生的电离辐射（X 射线），加速器产生的电离辐射（可产生电子射线、X 射线、质子、重离子、中子等），中子发生器产生的电离辐射（主要是中子、γ 射线等），以及以上未提及的可导致职业病的其他放射性因素。

⑤ 生物因素。艾滋病病毒、布鲁氏菌、森林脑炎病毒、炭疽芽孢杆菌等。

⑥ 其他职业性有害因素。比如金属烟、井下不良作业条件、刮研作业等。

本书主要以大气污染物、环境噪声、粉尘、工业微气候、工业毒害、辐射为主要内容研究职业性有害因素。

1.4 职业性损害和职业病

1.4.1 职业性损害

职业性损害（occupational adverse effect）是指不良劳动条件存在的各种职业病危害因素，它们对劳动者的健康所产生的影响，统称为职业性损害。劳动者接触职业性有害因素不一定发生职业性损害，只有当劳动者个体、职业性有害因素及有关的作用条件联系在一起，并达到引起职业病损害的条件时，才会造成职业病损害。职业病损害包括职业病、职业性相关疾病和职业因素有关的身体不适。

1.4.2 职业病

（1）职业病的概念

职业病（occupational disease）是指企业、事业单位和个体经济组织的劳动者在职业活动中，因接触粉尘、放射性物质和其他有毒、有害物质等因素而引起的疾病。

劳动人员在生产劳动中会接触到各种职业性有害因素。例如化学毒物，异常物理因素，生物因素，不合理的劳动强度划分，不良体位，或安全卫生设施不到位等均会在一定条件下对人体造成有害影响，损害健康，形成职业性病损。所谓职业性病损是指职业性有害因素所致的各种职业性损害，具体又包括职业病、与工作有关的疾患及工伤三大类。

职业性有害因素是引发职业性病损的病原性因素，但这些是否会使接触者产生职业性病损，还取决于多种因素。只有当有害因素、作用条件和接触者个体特征三者联系在一起，符合一般疾病的致病模式，才能造成职业性病损。

职业性病损的作用条件：①接触机会。如在生产工艺过程中，经常接触某些有毒有害因素。②接触方式。经呼吸道、皮肤或其他途径可进入人体或由于意外事故造成病伤。③接触时间。每天或一生中累计接触的总时间。④接触强度。指接触浓度或水平。其中，接触时间和强度是决定机体所受危害程度的主要因素。

劳动者接触职业性危害因素所产生职业性损害的机会和程度，也有极大区别，这主要取决于四个方面：①环境因素。即劳动条件，包括生产工艺过程、劳动过程和生产环境。②职业卫生服务状况。劳动者上岗前、在岗期间的体检以及健全的健康档案，均有助于早期发现职业损害。③个体感受性、年龄和性别的差异。同一毒物有的人敏感、有的人不敏感，有的人症状轻、有的人症状重。未成年人由于未发育成熟，机体防御功能、解毒功能、修复功能不如成年人，更易发生职业中毒；女性，特别是孕期、哺乳期处于特殊生理状态，不但会引起本人工业中毒，还会对胎儿造成损害。④生活方式。如长期不合理饮食、吸烟、过量饮酒、缺乏锻炼和过度精神紧张，均能增加职业性损害的程度。

由于引发职业病的原因复杂，很难对职业病下一个明确的定义，一般来讲，职业性有害因素作用于人体，达到一定强度、超过了人体的代偿能力，可产生病变而损伤劳动者的健康，并出现相应的临床表现，这类疾病统称为职业性疾病或广义的职业病。

虽然对于职业病这些概念的认识基本相同，但由于社会制度、经济条件、科技水平的不同，各个国家和地区在不同时期所规定的职业病范围和病种是截然不同的，由国家主管部门规定的职业病为法定职业病。

（2）职业病的特点

职业病的发病有两个比较明显的特征：一是在较长时间内逐渐形成，属于缓发性伤残；二是多数表现为较长时间的体内器官生理功能的损伤，很少有痊愈的可能，属于不可逆性损伤。

此外还有一些其他特征。

① 病因明确。病因即职业性有害因素，在控制病因或作用条件后，可消除或减少发病。如职业性苯中毒是劳动者在职业活动中接触苯引起的，会引起白血病；尘肺病是劳动者在职业活动中吸入过量的粉尘引起的。

② 所接触的病因大多是可检测的。职业病有害因素需达到一定的强度（浓度或剂量）才能致病，一般存在接触水平（剂量）-效应（反应）关系。

③ 群体发病。接触同一因素的人群存在一定的发病率，很少只出现个别患者。如煤矿工人，只要井下煤尘浓度超过国家规定的标准，个人防护不到位均可能出现矽肺。

④ 大多数职业病如能早期诊断处理，康复效果较好。但有些职业病，例如矽肺，目前尚无特效疗法，只能对症综合处理，发现越晚，疗效越差。

⑤ 临床表现有一定特征。如急性一氧化碳中毒，表现为血液碳氧血红蛋白形成，导致缺氧征象。矽肺表现为以肺间质纤维化为特征的胸部改变等。

⑥ 可以预防。除职业性传染病外，治疗个体无助于控制人群发病。从病因学上说，职业病是完全可以预防的。这些预防措施包括改革工艺、生产过程实现自动化及密闭化、加强通风及个人防护措施，故必须强调"预防为主"。

1.4.3 法定职业病

法定职业病（statutory occupational disease）是指国家根据社会制度、经济条件和诊断技术水平，以法规形式规定的职业病。根据《职业病防治法》，要构成《职业病防治法》中所规定的职业病，必须具备四个条件：①患病主体是企业、事业单位或个体经济组织的劳动者；②必须是在从事职业活动的过程中产生的；③必须是因接触粉尘、放射性物质和其他有毒、有害物质等职业病危害因素引起的；④必须是国家公布的职业病分类和目录所列的职业病。

《职业病分类和目录》将职业病分为职业性尘肺病及其他呼吸系统疾病、职业性皮肤病、职业性眼病、职业性耳鼻喉口腔疾病、职业性化学中毒、物理因素所致职业病、职业性放射性疾病、职业性传染病、职业性肿瘤、其他职业病 10 类，这 10 类又具体分为 132 种，见表 1-3。

表 1-3 职业病分类和目录

分类		目录
一、职业性尘肺病及其他呼吸系统疾病	（一）尘肺病	1.矽肺；2.煤工尘肺；3.石墨尘肺；4.炭黑尘肺；5.石棉肺；6.滑石尘肺；7.水泥尘肺；8.云母尘肺；9.陶工尘肺；10.铝尘肺；11.电焊工尘肺；12.铸工尘肺；13.根据《尘肺病诊断标准》和《尘肺病理诊断标准》可以诊断的其他尘肺病
	（二）其他呼吸系统疾病	1.过敏性肺炎；2.棉尘病；3.哮喘；4.金属及其化合物粉尘肺沉着病（锡、铁、锑、钡及其化合物等）；5.刺激性化学物所致慢性阻塞性肺疾病；6.硬金属肺病
二、职业性皮肤病		1.接触性皮炎；2.光接触性皮炎；3.电光性皮炎；4.黑变病；5.痤疮；6.溃疡；7.化学性皮肤灼伤；8.白斑；9.根据《职业性皮肤病的诊断总则》可以诊断的其他职业性皮肤病
三、职业性眼病		1.化学性眼部灼伤；2.电光性眼炎；3.白内障（含放射性白内障、三硝基甲苯白内障）
四、职业性耳鼻喉口腔疾病		1.噪声聋；2.铬鼻病；3.牙酸蚀病；4.爆震聋
五、职业性化学中毒		1.铅及其化合物中毒（不包括四乙基铅）；2.汞及其化合物中毒；3.锰及其化合物中毒；4.镉及其化合物中毒；5.铍病；6.铊及其化合物中毒；7.钡及其化合物中毒；8.钒及其化合物中毒；9.磷及其化合物中毒；10.砷及其化合物中毒；11.铀及其化合物中毒；12.砷化氢中毒；13.氯气中毒；14.二氧化硫中毒；15.光气中毒；16.氨中毒；17.偏二甲基肼中毒；18.氮氧化合物中毒；19.一氧化碳中毒；20.二硫化碳中毒；21.硫化氢中毒；22.磷化氢、磷化锌、磷化铝中毒；23.氟及其无机化合物中毒；24.氰及腈类化合物中毒；25.四乙基铅中毒；26.有机锡中毒；27.羰基镍中毒；28.苯中毒；29.甲苯中毒；30.二甲苯中毒；31.正己烷中毒；32.汽油中毒；33.一甲胺中毒；34.有机氟聚合物单体及其热裂解物中毒；35.二氯乙烷中毒；36.四氯化碳中毒；37.氯乙烯中毒；38.三氯乙烯中毒；39.氯丙烯中毒；40.氯丁二烯中毒；41.苯的氨基及硝基化合物（不包括三硝基甲苯）中毒；42.三硝基甲苯中毒；43.甲醇中毒；44.酚中毒；45.五氯酚（钠）中毒；46.甲醛中毒；47.硫酸二甲酯中毒；48.丙烯酰

续表

分类	目录
五、职业性化学中毒	胺中毒;49.二甲基甲酰胺中毒;50.有机磷中毒;51.氨基甲酸酯类中毒;52.杀虫脒中毒;53.溴甲烷中毒;54.拟除虫菊酯类中毒;55.铟及其化合物中毒;56.溴丙烷中毒;57.碘甲烷中毒;58.氯乙酸中毒;59.环氧乙烷中毒;60.上述条目未提及的与职业有害因素接触之间存在直接因果联系的其他化学中毒
六、物理因素所致职业病	1.中暑;2.减压病;3.高原病;4.航空病;5.手臂振动病;6.激光所致眼(角膜、晶状体、视网膜)损伤;7.冻伤
七、职业性放射性疾病	1.外照射急性放射病;2.外照射亚急性放射病;3.外照射慢性放射病;4.内照射放射病;5.放射性皮肤疾病;6.放射性肿瘤(含矿工高氡暴露所致肺癌);7.放射性骨损伤;8.放射性甲状腺疾病;9.放射性腺疾病;10.放射复合伤;11.根据《职业性放射性疾病诊断标准(总则)》可以诊断的其他放射性损伤
八、职业性传染病	1.炭疽;2.森林脑炎;3.布鲁氏菌病;4.艾滋病(限于医疗卫生人员及人民警察);5.莱姆病
九、职业性肿瘤	1.石棉所致肺癌、间皮瘤;2.联苯胺所致膀胱癌;3.苯所致白血病;4.氯甲醚、双氯甲醚所致肺癌;5.砷及其化合物所致肺癌、皮肤癌;6.氯乙烯所致肝血管肉瘤;7.焦炉逸散物所致肺癌;8.六价铬化合物所致肺癌;9.毛沸石所致肺癌、胸膜间皮瘤;10.煤焦油、煤焦油沥青、石油沥青所致皮肤癌;11.β-萘胺所致膀胱癌
十、其他职业病	1.金属烟热;2.滑囊炎(限于井下工人);3.股静脉血栓综合征、股动脉闭塞症或淋巴管闭塞症(限于刮研作业人员)

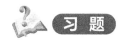 习　题

1.职业性有害因素和职业病的定义是什么?

2.简述职业有害因素的来源及分类。

3.法定职业病必须具备的四个条件是什么?

4.出租车司机因为饮食不规律多发胃病,一些媒体工作人员、科研人员的心脑血管疾病属于职业病吗? 为什么?

第 **2** 章 气象与大气扩散

大气污染的形成及危害程度取决于地区的气象条件。污染物进入大气之后，要随风飘动被稀释，在大气湍流的作用下而扩散。因此要研究污染现象，掌握污染物的扩散规律，对大气污染的形成进行有效防治，就必须要了解大气扩散与气象之间的关系，以及地面条件对局部气象因素的影响。随着环境科学的发展，在大气环境科学中逐渐形成一新的学科分支，即空气污染气象学。它主要研究两个方面的问题：一是各种气象条件对大气污染物的传输和扩散作用；二是空气污染物对天气和气候的影响。本章仅针对第一类问题及其有关的厂址选择、烟囱高度的设计等问题进行简要介绍。

2.1 大气污染

2.1.1 大气的组成

大气是包围地球的空气层，通常又称之为大气层或大气圈。大气的总质量约为 5.3×10^{15} t，其密度随着高度的增加而迅速减小，通常 98.2% 的空气都集中在 30km 以下的空间。虽然在上千公里的高空中仍有微量的气体存在，但通常都是把从地球表面到 1100～1400km 的气层视为大气圈的厚度。

大气是自然环境的重要组成部分，是人类及一切生物赖以生存的物质。一个成年人一昼夜要呼吸两万多次，吸入的空气量约为 10～12m^3，质量约 13～15kg，相当于每天所需食物量的 10 倍、饮水量的 3 倍。人离开空气，5min 就会死亡。但是人类所需要的是新鲜、清洁的空气。为了评价大气质量和研究大气污染现象，首先要了解大气的组成。

自然状况下的大气由混合气体、水汽和悬浮颗粒组成。除去水汽和悬浮颗粒的大气称为干洁空气。

干洁空气的组成在从地面到 85km 以下高度是基本保持不变的，主要成分是氮（N$_2$）、氧（O$_2$）和氩（Ar）。按体积计算，氮占 78.08%，氧占

20.95%，氩占 0.93%，三者共占大气的 99.96%。其他气体，如二氧化碳（CO_2）、氖（Na）、氦（He）、氪（Kr）、氢（H_2）、臭氧（O_3）、氙（Xe）等，仅占 0.04%左右。

由于气体的流动和动植物的气体代谢作用，从地面到 85km 高范围内，干洁空气的各气体成分不仅有着比较稳定的体积混合比，而且各种气体的临界温度都很低，它们在自然条件下都呈气体状态，因此干洁空气的物理性质基本稳定，可视为理想气体。干洁空气的分子量为 28.966，在标准状态下（273.15K，101325Pa），其密度为 1.293kg/m³。二氧化碳和臭氧是干洁空气中的可变成分，含量虽小，但是对大气的物理状况却有很大影响。它们能够吸收来自地表的长波辐射，阻止地球热量向空间的散发使大气层变暖。CO_2 主要来源于燃料燃烧和动物呼吸。大气中的 CO_2 含量随时间地点会有所变化，但是由于生态系统的调节作用而很稳定。现在的观察表明，自工业革命以来，因燃料的大量使用和森林植被的严重破坏导致了大气中 CO_2 含量增加。

臭氧是大气中的微量成分之一，10km 以下的大气层中含量甚微，在 10～50km 范围的大气层中臭氧浓度较高，在 20～25km 高度处浓度最大。因为臭氧是氧原子和氧分子在 N_2、O_2 参与下生成的，在高层大气中气体分子太稀少，低层大气中光离解的原子氧又太少，所以臭氧集中在 25km 处，形成了平均厚度为 3mm 的臭氧层。它能够吸收掉大部分的太阳紫外辐射，对地球上的生物起着保护作用。臭氧含量随纬度和季节变化。近年来由于超声速飞机在臭氧层高度范围飞行日益增多，人类活动使大量的氮氧化合物和氟氯烃进入臭氧层，使臭氧层遭到破坏。大气中臭氧层出现耗竭会产生紫外辐射效应问题。

大气中的水汽含量随着时间、地区以及气象条件的变化差异很大。例如在潮湿的热带地区，水汽的体积分数可以达到 4%，而在干旱的沙漠地带还不足 0.01%。大气中水汽含量虽然不大，但它却在云、雾、雨、霜、露等各种天气现象的演变中起主要作用。

大气中的悬浮颗粒物是悬浮在大气中的固体、液体颗粒状物质的总称。液体悬浮颗粒指水汽凝结物，如水滴、云雾和冰晶等。固体颗粒物是形形色色各种各样的，如火山爆发出的火山灰，大风刮起的尘土，森林火灾产生的烟尘，陨石流星烧毁产生的宇宙尘埃，海水溅沫蒸发散出的盐粒，以及飘逸的植物花粉、细菌等。由此可见，大气中悬浮颗粒物的形状、密度、大小及光、电、磁等物理性质和化学组成因其来源及形成过程的不同而有很大差异。大气中悬浮颗粒的含量、种类、粒径分布和化学性质不断变化。细小的颗粒能够削弱太阳的辐射强度，影响大气的能见度。

2.1.2　大气污染和影响因素

2.1.2.1　大气污染的定义

所谓大气污染，是指自然现象和人类活动向大气中排放了过多的烟尘和废气，使大气的组成发生了改变，或介入了新的成分，而达到了有害程度。这些自然现象包括火山活动、森林火灾、海啸、土壤和岩石的风化以及大气圈空气的运动等。一般来说，自然现象所造成的大气污染，自然环境能通过自身的物理、化学和生物机能经过一定的时间后使之自动消除，这就是所谓的地球自净能力和自然生态平衡的自动恢复。通常说的大气污染主要是指人类活动造成的，人类活动既包括了各种生产活动，也包括了如取暖做饭等生活活动。所谓的大气污染就是指由于人类活动或自然过程引起某些物质介入大气中，呈现出足够的浓度，达到了足够的时间，并因此而危害了人体的舒适、健康和福利或危害了环境。这里所说的舒适和健康，是包括了从人体正常的生活环境和生理机能的影响到引起慢性病、急性病以致死亡这样一个广泛的范围；而所谓的福利，则认为是指与人类协调共存的生物、自然资源、财产以及器物等。

根据影响范围，大气污染可分为四类：①局部地区污染，如工厂或单位烟囱排气引起的污染；②地区性污染，如工业区及其附近地区或整个城市大气受到污染；③广域污染，是指跨越行政区划的广大地域的大气污染；④全球性大气污染，某些超越国界、具有全球性影响的大气污染，例如人类活动产生的二氧化碳的含量已由 19 世纪的 0.028% 增加到现在的 0.033%，引起了全球性的气候异常；人类大量使用制冷剂导致臭氧层的破坏，又直接危及人类和动植物，这已是全世界人们共同关心的环境问题。

2.1.2.2　大气污染形成的主要因素

污染物进入大气中，会不会造成污染呢？分析历史上发生的大气污染事件可以知道，大气中有害物质的浓度越高，滞留时间越长，污染就越重，危害也就越大。污染物质在大气中的浓度，首先取决于排放的总量（即源强，单位时间污染物的排放量），除此之外，还同气象条件、地形地貌以及排放源高度等因素有关。

污染物进入大气后，首先会得以稀释扩散。大气在不同的气象条件之下，具有不同的稀释扩散能力。这些气象条件包括风向、风速、湍流、降雨及逆温等。风向决定了污染物质的水平输送方向，一般来说，下风向污染程度比较严重。风速大，污染物迅速随风而下，稀释速度快。大气湍流决定着污染物的扩散程度。降雨雪促进了污染物质的沉降，因此能净化大气。逆温决定了污染物质在气层中滞留状况。在正常情况下，近地面气层的空气温度随高度递减，这样气层处在不稳定状态，上下对流剧烈，促使污染物迅速扩散。如果局部地区气温出现了随高度逆增的情况，那么上层则像一个"罩子"，阻碍了污染物在大气中的扩散，容易在局部地区形成大气污染。

地形、地貌和地物是影响大气运动的环境因素。因为复杂的地形及地面状况，会形成局部地区的热力环流，如山区的山谷风，滨海的海陆风，以及城市的热岛效应等，会使气流产生环流和旋涡，大气中的污染物质容易聚集，从而影响了局部地区大气污染的形成及危害程度。

为了减轻局部地区污染，目前广泛采用高烟囱排放。高烟囱把污染物送上高空使它们在远离污染源的更广阔的区域中扩散、混合，从而降低了污染物在近地面空气中的浓度。但是这并非减少了污染物的总量，天长日久可能会引起区域性或国际性的大气污染。

大气污染是一个极其复杂的气象、物理和化学的变化过程，在第 2 章中将详细地分析研究影响其形成的主要因素。

2.1.3　大气污染物及发生源

2.1.3.1　大气污染物

大气污染物是指由于人类活动或自然过程排入大气的并对人类或环境产生有害影响的那些物质。大气污染物的种类很多，根据其存在的特征可分为气溶胶状态污染物和气体状态污染物两大类。

（1）气溶胶状态污染物

在大气污染中，气溶胶是指空气中的固体粒子和液体粒子，或固体和液体粒子在气体介质中的悬浮体。按照气溶胶的来源和物理性质，可将其分为以下几种。

① 粉尘　粉尘（dust）是指悬浮于气体介质中的微小固体颗粒，受重力作用能发生沉降，但在某一段时间内能保持悬浮状态。粉尘通常是在固体物质的破碎、研磨、筛分及输送等机械过程，或土壤、岩石风化，火山喷发等自然过程形成的。因此粉尘的种类很多，如黏土粉尘、石英粉尘、滑石粉、煤粉、水泥粉尘以及金属粉尘等，其形状往往是不规则的。粉尘的粒径范围很广，一般为 $1 \sim 200 \mu m$。

② 烟　烟（fume）一般是指燃料不完全燃烧产生的固体粒子的气溶胶。它是熔融物质挥发后生成的气态物质的冷凝物，在其生成的过程中总是伴有氧化之类的化学反应。烟的特点是粒径很小，一般在 $0.01 \sim 1 \mu m$ 的范围内，烟

颗粒能够长期地存在于大气之中。金属的冶炼过程，是烟产生的主要途径之一。例如精炼铅和锌时，在高温熔融状态下，铅和锌能够迅速挥发并氧化生成氧化铅烟和氧化锌烟。在核燃料后处理过程中，会产生氧化钙烟。

③ 飞灰　飞灰（fly ash）是指由燃料燃烧所产生的烟气中分散得非常细微的无机灰分。

④ 黑烟　黑烟（smoke）一般是指燃料燃烧产生的能见气溶胶，是燃料不完全燃烧的炭粒。黑烟颗粒的大小约为 $0.5\mu m$。

在某些情况下，粉尘、烟、飞灰和黑烟等小固体颗粒气溶胶之间的界限难以确切划分。按照我国的习惯，一般将冶金过程或化学过程形成的固体颗粒气溶胶称为烟尘，将燃料燃烧过程产生的固体颗粒气溶胶称为飞灰和黑烟。

⑤ 雾　雾（fog）是指气体中液滴悬浮体的总称。在气象学中则是指造成能见度小于 1km 的小水滴悬浮体。在工程中，雾一般泛指小液体颗粒悬浮体。液体蒸气的凝结、液体的雾化以及化学反应等过程均可形成雾，如水雾、酸雾、碱雾或油雾等。

在大气污染控制中，根据大气中颗粒物的大小，又将其分为飘尘、降尘和总悬浮微粒。

① 飘尘　飘尘是指大气中粒径小于 $10\mu m$ 的固体微粒。它的粒度小，质量轻，能长期漂浮在大气中，故又称其为浮游粒子或可吸入颗粒物。

② 降尘　降尘是指大气中粒径大于 $10\mu m$ 的固体微粒。在重力的作用下，降尘能够在较短的时间内沉降到地表面上。

③ 总悬浮微粒　总悬浮微粒（TSP）是指大气中粒径小于 $100\mu m$ 的所有固体颗粒。

（2）气体状态污染物

大气中的气体状态污染物简称为气态污染物，它是以分子状态存在的。气态污染物的种类很多，常见的有五大类：其一为以二氧化硫为主的含硫化合物，如 SO_2、H_2S 等；其二为以一氧化氮和二氧化氮为主的含氮化合物，如 NO、NH_3 等；其三为碳的氧化物，如 CO、CO_2 等；其四为烃类化合物，如烷烃（C_nH_{2n+2}）、烯烃（C_nH_{2n}）和芳香烃类；其五为卤族化合物，如 HF、HCl 等。

气态污染物又分为原发性污染物和继发性污染物，即一次污染物和二次污染物。一次污染物系指从污染源直接排放出来的原始污染物质，它们介入大气之后，其物理化学性质均未发生改变，例如燃烧煤时，从烟囱里直接排放出来的烟尘和 SO_2 等。二次污染物系指一次污染物与大气中原有成分之间，或者几种一次污染物之间经过一系列化学或光化学反应而生成的与一次污染物性质不同的污染物质，如硝酸、硝酸盐等是由一氧化氮氧化后生成的新污染物。在大气污染中，受到普遍重视的二次污染物主要有硫酸烟雾（sulfurous smog）和光化学烟雾（photochemical smog）。

① 硫氧化物　硫氧化物中主要是 SO_2。SO_2 是目前来源广泛，影响面比较大的一种气态污染物。SO_2 是具有辛辣及刺激性的无色气体，吸入过量的 SO_2 会损害呼吸器官。SO_2 是大气中的主要酸性污染物，在大气中会氧化而形成硫酸烟雾或硫酸盐气溶胶。SO_2 与大气中的烟尘有协同作用，著名的伦敦烟雾事件就是这种协同作用所造成的危害。

SO_2 主要来自含硫化石燃料的燃烧、金属冶炼、火力发电、石油炼制、硫酸生产及硅酸盐制品熔烧等过程。各种燃煤、燃油的工业锅炉和供热锅炉都会排放大量的 SO_2。全世界每年向大气中排放的 SO_2 量约为 1.5 亿吨，其中化石燃料燃烧产生的 SO_2 约占 70％以上。火力电厂排烟中的 SO_2 浓度虽然较低，但是总排放量却最大。

② 氮氧化物　氮氧化物有 N_2O、NO、NO_2、N_2O_3、N_2O_4 和 N_2O_5，NO_x 是其总代表式。在大气中常见的氮氧化物污染物是 NO 和 NO_2。NO 是无色气体，毒性不太大，但进入大气后，会被氧化成 NO_2，当大气中有 O_3 等强氧化剂存在时，其氧化速度加快。NO_2 是一种红棕色、具有恶臭刺激性的气体，其毒性约为 NO 的 5 倍。NO_2 会参加大气中的光化学反应，形成光化学烟雾，其毒性更大。

NO_x 主要来自燃料的燃烧，例如各种炉窑。以汽油和柴油为燃料的各种机动车，特别是汽车排出的废气中，含有大量的 NO_x。美国洛杉矶烟雾就是由数量巨大的汽车废气经太阳光作用而形成的光化学烟雾。

NO_x 的生成途径有两个：一是空气中的氮在高温下被氧化而形成 NO_x。温度愈高、燃烧区氧的浓度愈高，则 NO_x 的生成量也就愈大。据分析，燃煤发电厂排出的废气中，NO_x 含量为 $400\sim24000mg/m^3$。二是燃料中的各种氮化物在燃烧时生成 NO_x。

此外，硝酸生产、炸药制备以及金属表面的处理过程也产生 NO_x。土壤和水体的硝酸盐在微生物的反硝化作用下也可生成 N_2O。但大约 83％的 NO_x 是由燃料的燃烧而产生的。

③ 碳氧化物　CO 和 CO_2 是各种大气污染物中产生量最大的一类污染物。CO 是一种无色、无味、无刺激性的气体。吸入人体后，能与血红蛋白结合，损害其输氧能力，使机体缺氧，严重时使人窒息而死。冬季在我国北方煤气中毒事件时有发生，实际上是 CO 中毒。CO 主要来源是燃料的不完全燃烧过程和汽车尾气。CO 排入大气后，由于大气的扩散稀释作用和氧化作用，一般不

会造成危害。但是在城市冬季取暖季节或交通繁忙地区，在不利于尾气扩散时，CO 的浓度则有可能达到危害环境的水平。

CO_2 是无毒的气体，但是局部地区的空气中 CO_2 浓度过大时，会使氧含量相对减小而对人体产生不良影响。地球上 CO_2 逐年增多，能产生"温室效应"，导致全球气候变暖，这已受到世界各国的密切关注。

④ 烃类化合物　烃类化合物是由碳、氢两种元素组成的各种有机化合物的总称，包括烷烃、烯烃和芳香烃等。烃类化合物主要来自煤和石油的燃烧以及各种机动车辆排出的废气。

大气受到烃类化合物的污染，能使人的眼、鼻和呼吸道受到刺激，并影响肝、肾和心血管的生理功能。在这类污染物质中，多环芳烃（PAH）如蒽、苯并蒽、萤蒽和苯并芘等，都具有一定的致癌作用，苯并芘更是强致癌剂。大多数多环芳烃是吸附在大气颗粒物上的，冬季因取暖燃煤量大增，烟尘多，附在其上的苯并芘是大气受到 PAH 污染的标志。

烃类化合物的更大危害还在于它与氮氧化物共同引起光化学烟雾。由汽车、工厂等污染源排入大气的烃类化合物和氮氧化物，在阳光照射下，发生一系列的光化学反应，生成了如臭氧、醛类、过氧乙酰硝酸酯（PAN）等二次污染物，其危害性远大于一次污染物。

随着化学工业和石油化工的迅速发展，大气中的有机化合物日益增加，这些有机污染物对人体危害甚大，它们能强烈地刺激眼、鼻、呼吸器官，严重地损害心、肺、肝、肾等内脏，甚至致癌、致畸，并促使遗传因子变异。

⑤ 硫酸烟雾　硫酸烟雾是大气中的 SO_2 等硫氧化物，在有水雾、含有重金属的飘尘或氮氧化物存在时，发生一系列化学或光化学反应而生成的硫酸雾或硫酸盐气溶胶。硫酸烟雾引起的刺激作用和生理反应等危害远比 SO_2 大得多，其对生态环境、金属和建筑材料也都有很大的危害。

⑥ 光化学烟雾　光化学烟雾是在阳光照射下，大气中的氮氧化物、烃类化合物和氧化剂之间发生一系列光化学反应而生成的蓝色烟雾（有时呈紫色或黄褐色），其主要成分有臭氧、过氧乙酰硝酸酯、高活性自由基（RO_2、HO_2、RCO 等）、醛类、酮类和有机酸类等二次污染物。光化学烟雾形成的机制很复杂，其危害性也比一次污染物更强烈。

2.1.3.2　大气污染物的发生源

大气污染物的发生源简称为大气污染源。大气污染物质产生于人类活动或自然过程，因此大气污染源可以概括为两类：人为污染源和自然污染源。在大气污染控制工程中，主要的研究对象是人为污染源。

根据对大气中主要污染物进行分类统计，人为污染源又可以分作三类：燃料燃烧、工业生产过程和交通运输。从污染物发生源的移动性来看，前两类统称为"固定源"，而第三类称为"流动源"。另外，在环境监测中又把污染源分为：点源，如某一烟囱；线源，如某条运输线；面源，如某一个工业区等。

大气污染物的来源及种类因各国、各地区的经济发展与结构、能源利用的情况不同而差异明显，而且随着年代也在变化。

2.2　大气的垂直结构及主要气象要素

大气的垂直结构是指气温、大气密度及其组成在垂直方向上的分布状况。这里主要研究气温的垂直分布。根据气温在垂直方向的分布状况，可将大气分为五层，即对流层、平流层、中间层、热层和外逸层（图 2-1）。

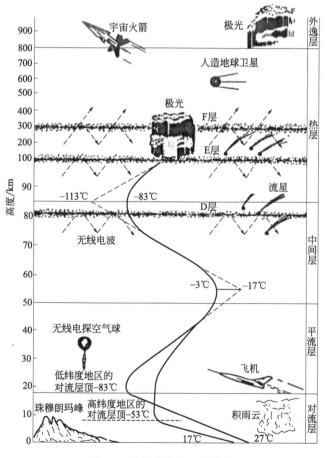

图 2-1　大气垂直方向的分层

2.2.1　大气的垂直结构

2.2.1.1　对流层

对流层是大气的最底层。整个大气有 3/4 的质量及几乎全部的水汽集中在该层之中。因此，对流层的空气密度最大，也较潮湿。

由于此层直接毗连地表，下垫层受热不均匀，因此该层空气的主要特点是具有强烈的对流运动，气温随着高度的增加而降低。在一般情况下，每升高 100m，大气的温度平均降低 0.65℃，称之为大气温度的正常递减率，简称气温直减率。由于温度、湿度的水平分布不均匀，空气也出现水平运动，主要的天气现象，如云、雨、雾、雪等均发生在对流层。

对流层顶是对流层与平流层之间的过渡层。其厚度和温度随纬度和季节的不同而变化，且与天气系统的活动有关。一般来说，对流层厚度随纬度增高而降低：热带约 15～17km，温带约 10～12km，两极附近只有 8～9km。对同一地区来说，夏季对流层厚度大于冬季。

对流层又可分成摩擦层和自由大气层。自地面向上延伸 1～2km，这一层叫作摩擦层或大气边界层。大气边界层受地表影响最大，地表面冷热的变化，使气温在昼夜之间有明显的差异。气流由于地面摩擦的影响，风速随高度的增加而增大，而且水汽充足，湍流盛行。因此这一层大气运动直接影响着污染物的输送、扩散和转化。

大气边界层以上称为自由大气，其受地表面影响甚微，可以忽略不计。

2.2.1.2　平流层

从对流层顶到 50km 左右的这一层称为平流层。平流层内空气比较干燥，几乎没有水汽。该层的气温分布是：下层等温，从对流层顶到 22km 左右，气温几乎不随高度变化；而上层的气温随高度迅速增高。平流层的主要特点是空气几乎没有对流运动，铅直混合微弱。在对流层顶以上臭氧量开始增加，至 22～25km 附近臭氧浓度达到极大值，然后减小，到 50km 处臭氧量就极微了，因此，22～25km 处叫作臭氧层。

2.2.1.3　中间层

从平流层顶到 85km 左右这一层称为中间层。这一层的气温是随高度而下降的，有空气的水平和垂直运动。中间层顶，温度极小值达到 180K，以后温度随高度略有变化，再趋于增加。

2.2.1.4　热层

热层又称热成层，其范围从中间层顶伸展到 800km 高度。此层气温随高度上升而增高，到热层顶可达 500～2000K，该层的空气呈高度电离状态，因此热层中存在大量的离子和自由电子，故又称之为电离层。

2.2.1.5　外逸层

外逸层也称外大气层。该层大气极为稀薄，空气粒子运动速度极高，可以摆脱地球引力散逸到太空中去。

对流层和平流层包含了大气质量的 99.9％，剩余的 0.1％中有 99％集中在中间层。因此热层及其上层大气仅仅包含了大气质量的十万分之一。

2.2.2　主要的气象要素

表示大气状态和物理现象的物理量在气象学中称为气象要素。与大气污染关系密切的气象要素有气温、气压、湿度、风、湍流、云、太阳高度角以及能见度等。

（1）气温

气象上讲的气温是指在离地面 1.5m 高处的百叶箱中观测到的空气温度。气温的单位一般用摄氏温度（℃）表示，理论计算时则用热力学温度（K）来表示。两者间的换算关系是：$T(K)=T(℃)+273.16$。

（2）气压

气压是指大气压强，即单位面积上所承受的大气柱的质量。气压的单位用帕（Pa）表示。在气象上常用百帕（hPa）来表示，1hPa=100Pa。

根据气压的定义可知，高度越高，压在其上的气柱质量越小，气压也就越低。因此对于任何一个地点来说，气压总是随着高度的增高而降低的。在静止状态下，气压随高度降低的规律可用下式来表示。

$$\frac{\mathrm{d}p}{\mathrm{d}z}=-\rho g \tag{2-1}$$

式中　p——气压，Pa；

　　　z——高度，m；

　　　ρ——空气的密度，kg/m^3。

（3）湿度

大气的湿度简称为气湿，用来表示空气中水汽的含量，即空气的潮湿程度。常用的表示方法有：绝对湿度、水蒸气压、相对湿度、饱和度、比湿和露点等。

（4）风

空气的流动就形成风。气象上把水平方向的空气运动称为风。风是有方向和大小的。风向是指风的来向，例如，东风是指风从东方来。风向可用 8 个方位或 16 个方位表示，也可用角度表示（见图 2-2）。

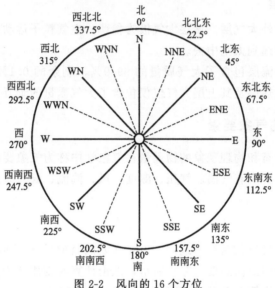

图 2-2　风向的 16 个方位

风速是指单位时间内空气在水平方向移动的距离，用 m/s 或 km/h 来表示。通常气象台站所测定的风向、风速都是指一定时间的平均值。风速也可用风力级数（0～12 级）来表示。若用 P 来表示风力，u 表示风速（km/h），则有

$$u \approx 3.02\sqrt{P^3} \tag{2-2}$$

由于地面对风产生摩擦，起阻碍作用，所以风速会随高度升高而增加，100m 高处的风速，约为 1m 高处风速的 3 倍。

（5）湍流

大气湍流，是指大气不规则的运动。风速时大时小出现脉动，主导风向上下左右出现摆动，就是大气湍流作用的结果。

大气湍流因形成原因不同，可分为两种。一种是机械湍流，它是由垂直方向风速分布不均匀以及地面粗糙度造成的；另一种是热力湍流，这主要是因地表面受热不均，或垂直方向气温分布不均匀造成的。

空气在起伏不平的地面上活动时，由于空气有黏性，地面有阻力，在主要气流中会产生大大小小的湍流。湍流的强弱和发展及其结构特征取决于风速的大小、地面粗糙度和近地面的大气温度的垂直梯度。

（6）云

云是由飘浮在空气中的小水滴、小冰晶汇集而成的。云对太阳辐射起反射作用，因此云的形成及其形状和数量不仅反映了天气的变化趋势，同时也反映了大气的运动状况。

云高是指云底距地面的高度。根据云高的不同可分为高云、中云和低云。高云的云高一般在 5000m 之上；中云则在 2500～5000m 之间；而低云又在 2500m 以下。

云的多少是用云量来表示的。云量是指云遮蔽天空的成数。我国规定，将天空分为 10 等分，云遮蔽了几分，云量就是几。例如：阴天时，云量为 10 分；碧空无云时，云量为零。

在气象学中，云量是用总云量和低云量之比的形式表示的。总云量是指所有的云（包括高、中、低云）遮蔽天空的成数；低云量仅仅是指低云遮蔽天空的成数。

国外计算云量是把天空分为 8 分，云遮蔽几分，云量就是几。因此它与我国云量的换算关系为：

$$国外云量 \times 1.25 = 我国云量 \tag{2-3}$$

（7）太阳高度角

太阳辐射能是地面和大气最主要的能量来源，太阳高度角为太阳光线与地平面间的夹角，是影响太阳辐射强弱的最主要的因子之一。图 2-3 中 h_0 即为太阳高度角，它随时间而变化。

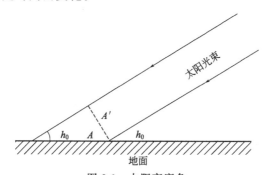

图 2-3　太阳高度角

（8）能见度

能见度是在当时的天气条件下，视力正常的人能够从天空背景中看到或辨认出目标物的最大水平距离，单位是 m 或 km。能见度的大小反映了大气透明或浑浊的程度。能见度一般分为 10 级（表 2-1）。

表 2-1　能见度级数与白日视程

能见度级数	白日视程/m	能见度级数	白日视程/m
0	50 以下	5	2000～4000
1	50～200	6	4000～10000
2	200～500	7	10000～20000
3	500～1000	8	20000～50000
4	1000～2000	9	50000 以上

2.3　大气稳定度及其分类

大气稳定度是影响大气运动状况的重要因素，它与气温的垂直分布有关。

2.3.1　气温的垂直分布

气温是随着高度变化的。高度每变化 100m 气温变化的度数叫作气温的垂直递减率，用 γ（℃/100m）来表示，则：

$$\gamma = -\frac{\partial T}{\partial z} \tag{2-4}$$

式中　T——气温，℃；

　　　z——高度，m。

当气温随高度增高而降低时，$\gamma > 0$；反之，$\gamma < 0$。

气温沿高度的分布，可以在坐标图上用一条曲线表示出来（图 2-4）。这一曲线称为气温沿高度的分布曲线或温度层结曲线，简称温度层结。

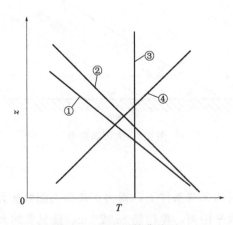

图 2-4　温度层结曲线图

图 2-4 表示了近地面大气中温度层结的四种情况：①气温随高度的增加是递减的，称为正常分布，或递减层结，$\gamma = -\partial T / \partial z > 0$；②气温的垂直递减率约为 1，即 $\gamma = 1℃/100m$，称为中性层结；③气温随高度增加不发生变化，即 $\gamma = -\partial T / \partial z = 0$，称为等温层结；④气温随高度的增加而升高，称为逆温，这时 $\gamma = -\partial T / \partial z < 0$。

2.3.2 干绝热直减率

如果有一小块干空气在大气中做垂直运动，并且不与周围空气发生热量交换，这称作干绝热过程。

当小干气块从地面绝热上升时，它因周围气压的逐渐减小而膨胀，这样部分内能用来反抗外界压力做膨胀功，而使自身温度逐渐降低；反之，当小干气块由高空绝热下降时，在下降过程中，周围空气的压力逐渐增大，外压力对气块做压缩功，使其内能增大导致温度上升。把干空气块在绝热过程中，每上升（或下降）100m 时，温度降低（或升高）的数值称为干空气温度的绝热垂直递减率，简称干绝热直减率，并用 γ_d 表示，其定义式为：

$$\gamma_d = -\frac{dT}{dz} \tag{2-5}$$

式 (2-5) 中负号的意思是表示干空气块在绝热上升的过程中，温度随高度降低。

γ_d 是一个用于比较的理论值，它可以根据热力学的原理计算出来。

小干空气块在垂直运动的过程中服从热力学第一定律，即：

$$dQ = c_v dT + p dV' \tag{2-6}$$

式中　dQ——小气块从外界获得的热量，J；

　　　c_v——空气的比定容热容，m^3/kg；

　　　T——空气的温度，K；

　　　p——空气的压力，Pa；

　　　V'——干气块的比体积，m^3/kg；

小气块从外界获得的能量 dQ，应等于其内能的增加值 $c_v dT$ 与反抗外力做的功 $p dV'$ 之和。因小气块与外界无热交换，所以 $dQ = 0$，又有

$$c_p - c_v = R \tag{2-7}$$

式中　c_p——空气的比定压热容，$J/(kg \cdot K)$；

　　　R——空气的气体常数，$J/(kg \cdot K)$。

根据热力学第一定律可以导出大气绝热过程方程式为：

$$\frac{dT}{T} = \frac{R}{c_p} \times \frac{dp}{p} \qquad (2-8)$$

因为气压随高度变化的规律可用式(2-1) 来表示，因此得：

$$dp = -g\rho dz \qquad (2-9)$$

式中　g——重力加速度，9.81m/s^2；

　　　ρ——干空气的密度，kg/m^3；

　　　z——离地面高度，m。

又有理想气态方程：

$$pV = RT \qquad (2-10)$$

式中　V——空气的比体积，m^3/kg，可以近似视为密度 ρ 的倒数。因此得下式：

$$p = \frac{RT}{V} = RT\rho \qquad (2-11)$$

将式(2-9) 和式(2-11) 代入式(2-8)，则得到

$$\frac{dT}{dz} \approx -\frac{g}{c_p}$$

式中　c_p——干空气的比定压热容，1004J/(kg·K)。

因此 $\qquad \gamma_d = -\frac{dT}{dz} \approx \frac{g}{c_p} = 0.98 \text{K}/100\text{m} \approx 1\text{K/m} \qquad (2-12)$

这表示干空气做绝热上升（或下降）运动时，每升高（或下降）100m，温度约降低（或升高）1℃。

必须指出 $\gamma_d = -dT/dz$ 表示了干气块在垂直位移过程中，在绝热条件下温度的变化。它与气温随高度的分布，即气温的垂直递减率 $\gamma = -\partial T/\partial z$ 是完全不同的概念。γ_d 的数值是固定的，而 γ 则是随时间和空间变化的。

在研究大气边界层的温度场时，如果小空气块做垂直运动，外界气压变化很大，当气压变化的影响远远超过气块与周围热交换的影响时，可以认为气块的温度变化主要受气压变化的影响，而不考虑热交换的影响，这可视为一绝热过程。

2.3.3　大气稳定度

所谓的大气稳定度是指大气中任一高度上的一空气块在垂直方向上的相对稳定程度。大气稳定度的含义可这样理解，如果一空气块由于某种原因受到外

力的作用，产生了上升或者下降的运动，当外力消除后，可能发生三种情况：①气块逐渐减速并有返回原来高度的趋势，则称此时的大气是稳定的；②气块仍然加速上升或者下降，此时大气是不稳定的；③气块停留在外力消失时所处的位置，或者做等速运动，这时大气是中性的。

如何来判别大气的稳定度呢？γ_d 是一个用于比较的理论值，可以比较 $(\gamma - \gamma_d)$ 的不同结果来判断大气是否稳定。以下推导 γ 与 γ_d 的比较关系式。

设想在 z_0 处有一小气块，其温度与周围空气的温度相同，均为 T_0。小气块在外力的作用下，向上移动了一段距离 Δz。小气块到新的高度之后，其状态参数为温度 T'、压力 p' 和密度 ρ'，周围大气的状态参数为温度 T、压力 p 和密度 ρ。则单位体积的气块在垂直方向受到的力是：周围空气的浮力 ρg，重力 $\rho' g$，在两者的作用下产生了向上的加速度为

$$a = \frac{g(\rho - \rho')}{\rho'} \tag{2-13}$$

假定气块在位移的过程中，其压力与周围空气的压力相等，即 $p' = p$，由状态方程可得：

$$\frac{\rho}{\rho'} = \frac{T'}{T} \tag{2-14}$$

代入式(2-13)，则加速度可用温度来表示：

$$a = \frac{g(T' - T)}{T} \tag{2-15}$$

假定气块向上运动的过程满足干绝热条件，则达到新高度后的 $T' = T_0 - \gamma_d \Delta z$；而同高度处大气的 $T = T_0 - \gamma \Delta z$。那么，式(2-15) 则可写为：

$$a = g\left(\frac{\gamma - \gamma_d}{T}\right)\Delta z \tag{2-16}$$

分析式(2-16) 可知：当 $\gamma > \gamma_d$ 时，$a > 0$，气块加速，大气不稳定；当 $\gamma < \gamma_d$ 时，$a < 0$，气块减速，大气稳定；当 $\gamma = \gamma_d$ 时，$a = 0$；大气处于中性状态。

因此，如果知道了某时某地的气温直减率 γ，就可以将它与 γ_d 进行比较，用上面的判据来确定当时该地区的大气稳定度。这也可以直接用温度层结曲线来表示。在 T-z 坐标上，表示气块在绝热条件下升降过程中温度变化的曲线，称为状态曲线。

图 2-5 是用层结曲线与状态曲线的倾斜度对比来表示 γ 与 γ_d 的相对大小的。这里出现了四种情况，反映了大气的不同稳定状态。

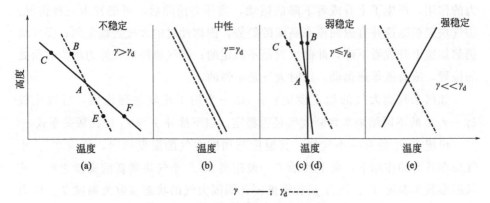

γ ——; γ_d ------

图 2-5　气温的层结曲线与状态曲线

2.3.4　大气稳定度的分类方法

在研究大气污染问题时，大气稳定度是个重要因素，它是确定大气扩散系统的基础。大气稳定度的分类方法很多。

（1）帕斯奎尔（Pasquill）分类

这一方法是根据离地表 10m 处的平均风速、太阳辐射强度和云量等常规气象资料，将大气稳定度分为 A、B、C、D、E、F 六个级别。帕斯奎尔划分大气稳定度级别的标准见表 2-2。对表 2-2 的几点说明如下。

① 稳定度级别中，A 为极不稳定，B 为不稳定，C 为弱不稳定，D 为中性，E 为弱稳定，F 为稳定。

② 稳定度级别 A～B 表示按 A、B 级的数据内插。

③ 夜间的定义为日落前 1h 至日出后 1h。

④ 不论何种天空状况，夜间前后 1h 算作中性，即 D 级稳定度。

⑤ 仲夏晴天中午为强日照，寒冬晴天中午为弱日照。

表 2-2　大气稳定度级别（"帕斯奎尔"分类法改进前）

地面风速 （距地面 10m 处） /(m/s)	白天太阳辐射			阴天的 白天或 夜间	有云的夜间	
	强	中	弱		薄云遮天或 云量≥5/10	云量 ≤4/10
＜2	A	A～B	B	D		
2～3	A～B	B～B	C	D	E	F
3～5	B	B～C	C	D	D	E
5～6	C	C～D	D	D	D	D
＞6	C	D	D	D	D	D

⑥ 这种方法对于开阔的乡村地区还能给出比较可靠的稳定度级别。但是对于城市，则不是太准确。因为城市地区有较大的粗糙度及城市热岛效应的影响。特别是在静风晴朗的夜间，这时乡村地区的大气状态是稳定的。但在城市中，高度相当于城市建筑平均高度数倍之内的大气是弱稳定或者中性的，而在其上部则有一个稳定层。

（2）帕斯奎尔分类方法的改进

用简单的常规气象资料就可以确定大气稳定度等级，这是帕斯奎尔分类方法的优点。但是也看到，这种方法没有确切地规定太阳的辐射强度，云量的观测也不准确，人为的因素较多，为此特纳尔（Turner）做了改进与补充。

特纳尔提出，在确定大气稳定度等级时，首先根据某时某地的太阳高度角和云量，按表 2-3 确定太阳辐射的等级数，然后根据太阳的辐射等级和地面 10m 处的风速来确定大气稳定度等级（表 2-4）。

表 2-3　太阳辐射等级数

总云量/ 低云量	夜间	太阳高度角			
		$h_0 < 15°$	$15° \leqslant h_0 < 25°$	$25° \leqslant h_0 < 35°$	$35° \leqslant h_0 < 45°$
<4/<4	−2	−2	+1	+2	+3
5~7/<4	−1	−1	+1	+2	+3
>8/<4	−1	−1	0	+1	+1
>7/5~7	0	0	0	0	+1
>8/>8	0	0	0	0	0

表 2-4　大气稳定度级别（"帕斯奎尔"分类法改进后）

地面风速 /(m/s)	太阳辐射等级数					
	+3	+2	+1	0	−1	−2
<1.9	A	A~B	B	D	E	F
2~2.9	A~B	B	C	D	E	F
3~4.9	B	B~C	C	D	D	E
5~5.9	C	C~D	D	D	D	D
>6	C	D	D	D	D	D

某时某地的太阳高度角按下式计算。

$$\sin h_0 = \sin\varphi \sin\delta + \cos\varphi \cos\delta \cos t \tag{2-17}$$

式中　h_0——太阳高度角，(°)；

　　　φ——地理纬度，(°)；

　　　δ——太阳赤纬，可从天文年历查到，其概略值见表 2-5，(°)；

　　　t——时角，以正午为零，下午取正值则上午为负，每小时的时角为 15°。

　　按照上述方法，只要有风速、云量和太阳高度角等资料，就可以客观地确定大气稳定度的等级。根据我国国家气象局与气象科学研究院对全国各地风向脉动资料整理推算结果，全国大部分地区的全年平均大气稳定度为帕斯奎尔级别的 D、C～D 及 C 级，均为中性状态。因此我国大气污染物综合排放标准选择中性大气稳定度作为计算的依据。

表 2-5　太阳倾角（赤纬的概略值）

月	旬	太阳倾角/(°)	月	旬	太阳倾角/(°)	月	旬	太阳倾角/(°)
1	上	−22	5	上	+17	9	上	+7
	中	−21		中	+19		中	+3
	下	−19		下	+21		下	−1
2	上	−15	6	上	+22	10	上	−5
	中	−12		中	+23		中	−8
	下	−9		下	+23		下	−12
3	上	−5	7	上	+22	11	上	−15
	中	−2		中	+21		中	−18
	下	+2		下	+19		下	−21
4	上	+6	8	上	+17	12	上	−22
	中	+10		中	+14		中	−23
	下	+13		下	+11		下	−23

2.4　大气污染与气象

　　大气污染的形成和危害与气象条件密切相关，在对一些基本气象要素已经有所了解的基础上来分析大气污染与气象条件的关系。

2.4.1　气象要素对大气污染的影响

　　与污染有关的气象要素主要有风、湍流和大气稳定度等。有时，各气象因素之间互相作用，实际情况较复杂，这里只做一些简单的分析。

（1）风

污染物排入大气之后，会顺风而下，如刮东风时烟向西行，这表明风向决定了污染物的移动方向。污染物靠风的输送作用沿下风向地带进行稀释。污染物排放源的下风向地区，大气污染就比较严重，而其上风向，污染程度就轻得多。

另外，还可以发现，当微风吹动时，烟雾缭绕，甚至还会出现烟雾弥漫的情景。而一阵疾风驰过，则会烟消雾散，这表明风速决定着大气污染物的稀释程度。风速的大小和大气稀释扩散能力的大小之间存在着直接对应关系。一般来说，当其他条件一样时，下风向任一点上污染物浓度与风速成反比。风速越大，稀释能力越强，大气中污染物的浓度也就越低。

图 2-6 是根据 1980 年 11 月 20 日至 12 月 20 日北京市的地面风速与 SO_2 浓度的观测数据绘制而成的。很明显，随着地面风速的增大，SO_2 的浓度值迅速减小。

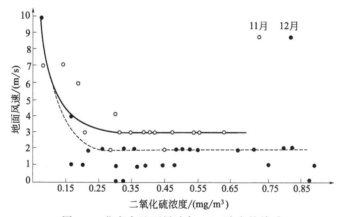

图 2-6　北京市地面风速与 SO_2 浓度的关系

在离地面 100m 左右的近地层中，风速与高度有关。

风速廓线是指平均风速随高度变化的曲线。描述风速廓线的数学表达式称为风速廓线模式。近地层的风速廓线模式有很多，常用的形式有以下两种。

① 对数律模式　对数律模式用来描述中性层结时近地面的风速廓线，即

$$\bar{u} = \frac{u^*}{K} \ln \frac{z}{z_0} \tag{2-18}$$

式中　$\bar{u}$——高度 z 处的风速，m/s；

　　　u^*——摩擦速度，m/s；

　　　K——卡门常数，在大气中 $K = 0.44$；

z_0——地面粗糙度，m。

表 2-6 列出一些有代表性的地面粗糙度值。实际的 z_0 和 u^* 值，是利用在不同高度上测得的风速值，按式(2-18)而求得的。利用式(2-18)可求得不同高度及凹凸不平的地表的风速值。但应该注意对数律模式适合于中性层结的条件，而在非中性层结情况下应用，会出现较大的误差。

表 2-6 有代表性的地面粗糙度

地面类型	z_0/cm	有代表性的 z_0/cm	地面类型	z_0/cm	有代表性的 z_0/cm
光滑、水平地面、海面、沙漠	0.001～0.03	0.02	村落、分散的树林	20～100	30
草原	1～10	3	分散的大楼（城市）	100～400	100
农作物地区	10～30	10	密集的大楼（大城市）	400	＞300

② 指数律模式 对于非中性层结时的风速廓线，可以用简单指数律模式

$$\overline{u}=\overline{u}_1\left(\frac{z}{z_1}\right)^m \tag{2-19}$$

式中 $\overline{u}_1$——已知高度 z_1 处的平均风速，m/s；

m——稳定度参数。

参数 m 的变化取决于温度层结和地面粗糙度，尤其是温度层结越不稳定时，m 值越小。在实际应用时，m 值最好实测。当无实测数据时，可按《制定地方大气污染物排放标准的技术方法》选取。200m 以下按表 2-7 选取，200m 以上取 200m 处的风速。

表 2-7 不同稳定度下的 m 值

稳定度级别	A	B	C	D	E、F
城市	0.10	0.15	0.20	0.25	0.30
乡村	0.07	0.07	0.1	0.15	0.25

大气污染物在扩散过程中，由地表到所及的各高度上都会受到风的影响，利用风速廓线模式可计算出不同高度上的风速，便于进行大气污染物浓度估计。

（2）湍流

烟囱里排出的烟流在随风飘动的过程中，会上下左右摆动，体积越来越

大，最后消失在大气中，这就是大气湍流扩散的结果。

湍流的扩散作用与风的稀释冲淡作用不同。在风的作用下，烟气进入大气之后，可顺风拉长。而湍流则可使烟气沿着三维空间的方向迅速延展开来，大气中污染物的扩散主要是靠大气湍流的作用来完成的。湍流越强，扩散效应也就越显著。

湍流是由大大小小的尺度不同的涡旋组成的气流。根据涡旋的尺度可分为三类，如图 2-7 所示。从图 2-7 中还可以看到，湍流涡旋尺度不同，对烟气扩散的影响也是不同的：①小涡旋，尺寸比烟团小，因为扩散速度慢，烟气沿水平方向几乎成直线前进；②大涡旋，尺寸比烟团大，这时烟团可能被大尺度的湍流夹带，前进路线呈曲线状；③复合尺度湍流，湍流由大小与烟团尺寸相似的涡旋组成，烟团被涡旋迅速撕裂，沿着下风向不断扩大，浓度逐渐稀释。

城市街道上空的污染物，主要是靠小尺度的湍流扩散和稀释。高烟囱排出来的污染物，要靠大尺度的湍流来扩散。

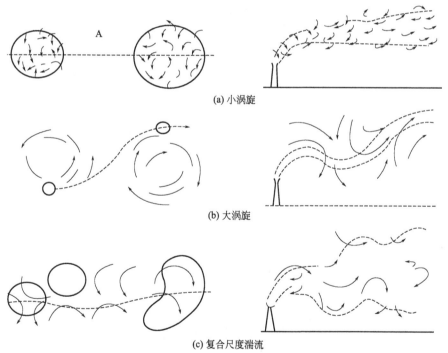

(a) 小涡旋

(b) 大涡旋

(c) 复合尺度湍流

图 2-7　不同大小的湍流对烟气扩散的影响

（3）大气稳定度

大稳定度是影响污染物在大气中扩散的极重要因素。当大气处于不稳定状态时，在近地面的大气层中，下部气温比上部气温高，因而下部空气密度小，空气会产生强烈的上下对流，烟流会迅速扩散。大气处于稳定状态时，将出现逆温层。逆温层像一个盖子，阻碍着空气的上下对流。烟囱里排出来的各种污染物质，因为不易扩散而大量地积聚起来。随着时间的延长，局部地区大气污染物的浓度逐渐增大，空气质量恶化，严重时就会形成大气污染事件。

烟流在大气中形态的变化，也能够反映出大气稳定度状态。图 2-8 是 5 种不同的温度层结状况下，烟流的典型形状。

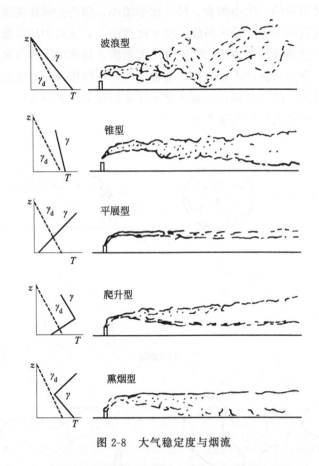

图 2-8　大气稳定度与烟流

①　波浪型　这种烟型曲折呈波浪状。多出现在晴朗的白天，阳光照射强烈，地面急剧加热，使近地面处气温升高。此时大气温度垂直递减率大于干绝热直减率，即 $\gamma - \gamma_d > 0$，大气极不稳定。烟流可能在离烟囱不远的地方与地面接触，但是大气湍流强烈，污染物随着大气运动而很快扩散，并随着离烟囱距离的增大而浓度迅速降低。

② 锥型　这种烟型如同一个有水平轴的圆锥体。多出现在阴天的中午和强风的夜间，此时大气处于中性状态，$\gamma - \gamma_d \approx 0$。烟流沿风向呈锥形扩散，垂直方向扩散较波浪型差。但烟流在离烟囱很远的地方与地面接触，很少会形成污染。

③ 平展型　这种烟型又称为扇型，在垂直方向扩散很小，而呈扇形在水平面上展开。多出现在有弱风晴朗的夜间和早晨。在平坦地区，特别是有积雪时常常发生。此时大气非常稳定，烟囱口处大气出现逆温层，即 $\gamma - \gamma_d < -1$。污染情况随烟源的高度不同而异。烟源很高时，在近距离的地面上不会造成污染；烟源低时，烟流遇到山丘或高大建筑物的阻挡时，会发生下沉，给该地区造成污染。

④ 爬升型　这种烟型也称为屋脊型。它的形成，是因为其下部是稳定的大气，而上部是不稳定的大气。烟流下部平直，上部在不稳定的大气中，沿主导风向进行扩散形成屋脊状。多出现在日落前后，地面由于有效辐射而失热，低层形成逆温，而高空仍保持递减状态。这种状态持续时间短，若不遇到山丘与高建筑物的阻挡，就不会形成污染。

⑤ 熏烟型　这种烟型又称为漫烟型。它的形成恰好与屋脊型相反。烟流之上有逆温层，而其下方至地面之间的大气层则是不稳定的，因而烟气只能向下扩散，给地面造成威胁。这种烟型多出现在辐射逆温被破坏时。辐射逆温是常见的逆温情况。在晴朗的夜晚，云少风小，地面因强烈的有效辐射而冷却，近地面处的气温下降急剧，上空则逐渐缓慢。这就形成了自地面开始的逐渐向上发展的逆温，这就是辐射逆温。日出之后，由于地面增温，低层空气被加热，使逆温从地面向上渐渐地破坏，图 2-9 示出了昼夜间辐射逆温的生消过程。图 2-9 中图 (a) 为下午时正常的递减层结；图 (b) 为日落前 1h 逆温生成初始；图 (c) 为黎明前逆温达到最强；图 (d) 图 (e) 则是日出后逆温层自上而下的消失状况。这便导致了不稳定大气自地面向上逐渐发展。当不稳定

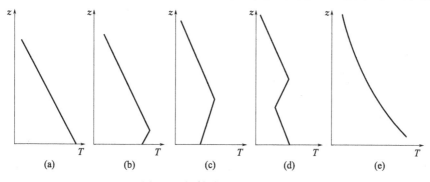

图 2-9　辐射逆温的生消过程

大气发展到烟流的下边缘时，烟流就强烈向下扩散，而烟流的上边缘仍在逆温中，于是熏烟型烟流就产生了。烟气迅速扩散到地面，造成地面的严重污染，许多烟雾事件就是在这种条件下发生的。

影响烟流形成的因素很多，这里只是从温度层结和大气稳定度的角度进行了粗略的分析。但是这5种典型烟流可以帮助我们简单地判断大气稳定度状态，并分析大气污染的趋势。

2.4.2 地形、地物对大气污染的影响

（1）地形

就地形而言，地球表面有海洋和陆地，陆地上有平地、丘陵和山地，它们对烟气的扩散都有直接或间接的影响。

当烟流垂直于山脉的走向越过山脊时，在迎风面上会发生下沉作用，如图2-10所示，使附近地区遭受污染。如日本的神户和大阪市背靠山地，常因此而形成污染。烟气越过之后，又在背风面下滑，并产生涡流，如图2-10所示。这将使排放到高空的污染物，重新带回地面，加重该地区污染的危害。

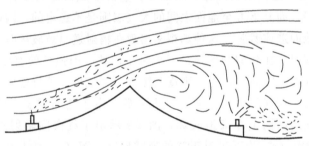

图2-10 丘陵对烟流运行的影响

地形对于大气污染的影响，还在于局部地区由于地形的热力作用，会改变近地面气温与风的分布规律而形成局地风。如下面介绍的海陆风和山谷风，最终影响到污染物的输送与扩散。

沿海地区出现的海陆风，是在水陆交界处，地形的热力效应所造成的周期为24h的局部环流。海水的热容比陆地大，所以其温度的升降变化较陆地迟缓。白天，在阳光的照射之下，陆地增温较海洋快。这就使得陆地上空的气温比海水上部的气温高，空气密度小而上升，海面上的冷空气就补充过来，于是形成了由海洋吹向陆地的海风。夜间，陆地又比水体降温快，故水面上的气温高于陆地上的气温，风便从陆地吹向海洋，这时形成的环流称作陆风（如图2-11所示）。

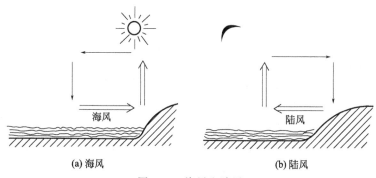

(a) 海风　　　　　　　　　(b) 陆风

图 2-11　海风和陆风

从图 2-11 中还可以发现，当陆面出现海风时，高空则是陆风；而当海面出现陆风时，高空出现海风，从而形成铅直的闭合环流，即海陆风。

在内陆湖泊、江河的水陆交界处，均会出现类似的闭合环流，但其活动范围较小。

海陆风对沿海地区的大气污染影响很大。如果工厂建在海滨，污染物会在白天随海风进入内地，造成污染。若排放的污染物被卷入环流之内，去而复返，迟迟不能扩散而使该地区的空气污染加重。

图 2-12 所表示的是地形热力作用引起的另外一种局地风，即山风和谷风，通称为山谷风，在山区经常出现山谷风。白天，太阳首先照射到较高的山坡，山坡温度增高，而使其上部的空气比山谷中部同一高度上的空气温度高、密度小。故山坡上空的空气上升，谷底的冷空气就沿山坡上升来补充，这便是谷风。夜间，情况正好相反，山坡冷却得比较快，山坡上的空气要比山谷中部同一高度上空气的温度低。因此，冷空气便由山顶顺坡向谷底流动，形成山风。山风出现时，因为冷空气沉于谷底，上部是由山谷中部原来的暖空气下降来补充，所以常伴随逆温层的出现。大气呈稳定状态，污染物难以扩散稀释。同样，如果污染物卷入环流中，也会长时间地滞留在山谷中，造成严重的大气污染事件。

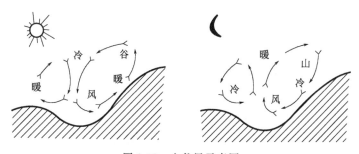

图 2-12　山谷风示意图

（2）地物

地物对大气污染的影响也是不容忽视的。城市中有许多高大而密集的建筑物，地面粗糙度大，阻碍了气流的运动，使风速减小，而不利于烟气的扩散。烟囱里排出的烟气在超过这些高大建筑物时，会产生涡旋。结果，建筑物背风一侧的污染物的浓度明显地高于迎风的一侧。如果烟囱低于建筑物，排出来的污染物很容易卷入涡流之中，造成局部地区污染。

如果把城市作为一个整体来看，与乡村比较，对烟气运行扩散来说，"热岛效应"和"城市风"的影响较为突出。

城市的"热岛效应"是由于城市中工业密集，人口集中，大量消耗燃料，城市本身成为一个重要的热源。同时，建筑物有较高的热容，能吸收较多的热量。另外，城市水汽蒸发较少，又减少了热量消耗。据估计，在中纬度城市，由于燃烧而增加的热量为太阳供应边界层热量的两倍。因此城市的温度比乡村高，年平均温差为 0.5~1.5℃。这样相对周围温度较低的农村，城市好像一个"热岛"。

"热岛"现象是城市最主要的气象特征之一。它对污染物的影响主要表现在两个方面。一方面，"热岛"效应可以使得城市夜间的辐射逆温减弱或者消失，近地面温度层结呈中性，有时甚至出现不稳定状态，污染物易于扩散；另一方面，城市温度高，热气流不断上升，形成一个低压区，郊区冷空气向市内侵入，构成环流，如图 2-13 所示，即形成所谓的"城市风"。城市风的形成和大小，与盛行风和城乡间温差关系很大。静风时，城市风非常明显；有和风时，只在城市背风部分出现城市风。由于夜晚城乡温差远比白天大，夜间风成涌泉式从乡村吹来，风速可达 2m/s。如果工业区建在城市周围的郊区，工业区排出的大量污染物可能随城市风涌向市中心，市中心污染物的浓度反而比工业区高得多。

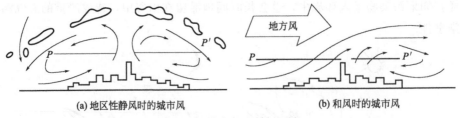

(a) 地区性静风时的城市风　　　　　　　　　(b) 和风时的城市风

图 2-13　城市与乡村间环流

城市内建筑物的屋顶和街道受热不均匀，又会形成"街道风"。白天东西向街道，屋顶受热最强，热空气从屋顶上升，街道冷空气随之补充，构成环流。南北向街道中午受热，形成对流。夜间屋顶急剧冷却，冷空气下沉，促使街道内的热空气上升。构成了与白天相反的环流，下沉气流形成涡流。因此，不同走向的街道，同一街道的迎风面和背风面，污染物的浓度都不一样。这种"街道风"对汽车排放出来的污染物影响最为突出。

2.5 烟囱的有效高度

2.5.1 概述

（1）高架污染源——烟囱

大气污染源有点源、面源和线源之分。若按其排放时间的不同，又可分为瞬时源和连续源。瞬时源多因偶然事故产生，存在时间短暂，为数也少；连续源则是长时间存在，正常生产中的工矿企业污染源，都是以连续源的方式排污的，数量大，危害严重。污染源又可根据其排放高度的差别，分为高架源和地面源。高架源是在离开地面一定的高度处排污，而地面源则在近地面处排放污染物。

孤立的高烟囱，昼夜不停地向大气中喷发各种各样的污染物，通常都把它们作为高架连续点源来处理。

烟囱是炉内排烟的最后通路，其任务之一是使炉内自然通风，以维持正常的氧化燃烧，而另一任务则是将烟气排入高空，尽量地减小排烟中污染物质对地面的污染。前者是热工管理上所要考虑的问题，而后者则是环境工作者所关注的。

实践证明，在任何气象条件下，在开阔平坦的地面上，一个高架烟囱所造成的地面污染物浓度，总比源强相同的低烟囱所造成的浓度低。降低的程度依赖于烟囱高度、离源的距离及气象条件。高架烟囱已是当前解决地面污染，尤其是难以去除的硫化物的既经济又有效的方法。因此，近几十年来，许多气象和环境工作者致力于研究在各种气象条件下烟囱排烟及烟气扩散规律，其目的是合理地选定烟囱的高度，做到既减少污染又不浪费。

（2）烟囱有效高度的估算

烟囱里排出的烟气，常常会继续上升，经过一段距离之后会逐渐变平。因此烟气中心的最终高度比烟囱更高，这种现象称为烟气抬升。其原因有二：一是烟气在烟囱内向上运动，具有的动能使它离开烟囱后继续上升，这叫作动力抬升；二是当烟气的温度比周围空气的温度高时，其密度较小，在浮力作用下而上升，这称为浮力抬升或热力抬升。

由于烟气的抬升作用，相当于烟囱的几何高度增加了。因此，烟囱的有效高度等于烟囱的几何高度与烟气的抬升高度之和。若用 H 表示烟囱的有效高度，H_s 表示烟囱的几何高度，ΔH 表示烟气的抬升高度，则：

$$H = H_s + \Delta H \tag{2-20}$$

抬升高度 ΔH 由动力抬升高度 H_m 和浮力抬升高度 H_t 组成，因此

$$\Delta H = H_m + H_t \tag{2-21}$$

所以又有

$$H = H_s + H_m + H_t \tag{2-22}$$

烟囱的有效高度又称为有效源高，它是大气污染物扩散计算中的重要参数。污染物着地的最大浓度与有效源高的平方成正比。因此，正确估算烟囱的有效高度，对大气环境质量控制和烟囱几何高度的设计都具有重要意义。烟囱的几何高度 H_s 一般都是已定的，因此，只要能求得烟气的抬升高度 ΔH，那么烟囱的有效高度 H 也就随之而定了。

2.5.2　烟气抬升高度的计算公式

(1) 烟气抬升高度的影响因素

热烟气从烟囱中喷出、上升、逐渐变平，是一个连续的渐变过程，影响因素很多。根据大量的观测和定性分析，有风时热烟流的抬升过程可分为如图 2-14 所示的四个阶段。

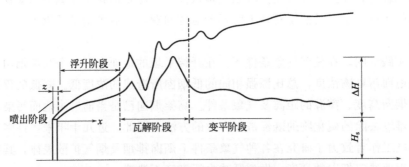

图 2-14　烟气抬升的各个阶段（萨诺迪，1973 年）

① 喷出阶段　这一阶段主要依靠烟气本身的初始动量向上喷射。

② 浮升阶段　由于烟气和周围空气之间的温差获得浮力而上升。

③ 瓦解阶段　这时烟气与周围的空气混合，大气湍流作用明显地加强，烟气失去了动量与浮力，自身结构破裂瓦解而随风飘动。

④ 变平阶段　在大气湍流作用下，烟云上下左右扩散，体积胀大，沿风

向逐渐变平。

影响烟气抬升的因素很多，而烟气所具有的初始动量和浮力是决定其抬升高度的主要因素。初始动量的大小取决于烟流的出口速度和烟囱出口处的内径。浮力的大小主要取决于烟气和周围空气之间的温差，两者之间因组成不同所引起的密度差可以忽略不计。

烟气与周围空气的混合速度对抬升高度有重要影响。因为混合越快，烟气本身的初始动量和热量降低得也越快，从而烟气抬升高度越小。影响混合速度的主要因素是烟囱出口处的平均风速、大气稳定度及大气湍流强度。烟气的喷出速度大，会增大动力抬升高度，但由于促进了空气的混合，反而会减小浮力抬升高度，因此其大小要适当。实践证明，烟气的喷出速度高于出口处附近风速的两倍为好。

地貌复杂、地面粗糙度大，使近地大气湍流强度加大，也不利于烟气抬升。

（2）烟气抬升高度计算公式

对于烟气抬升高度 ΔH，20 世纪 50 年代以来，许多学者在理论研究和实际调查、观测的基础上，总结出各种计算的理论和经验公式。由于影响烟气抬升高度的因素甚多而且复杂，所以至今还没有一个通用的计算公式。下面介绍常用的比较简单的几种。

① 博赞克特（Bosanquet）Ⅰ式　这是早期发表的一个理论公式（1950年），直到现在为许多国家特别是日本所采用。它把烟气抬升高度的动力抬升高度 H_m 和浮力抬升高度 H_t 分开来计算，即

$$H_m = \frac{4.77}{1 + \dfrac{0.43\overline{u}}{u_s}} \times \frac{\sqrt{Q_{v1} u_s}}{\overline{u}} \tag{2-23}$$

$$H_t = 6.37g \frac{Q_{v1} \Delta T}{\overline{u}^3 T_1} \left(\ln J^2 + \frac{2}{J} - 2 \right)$$

$$J = \frac{\overline{u}^2}{\sqrt{Q_{v1} u_s}} \left[0.43 \sqrt{\frac{T_1}{g(\mathrm{d}\theta/\mathrm{d}z)}} - 0.28 \frac{u_s}{g} \times \frac{T_1}{\Delta T} \right] + 1 \tag{2-24}$$

式中　$\overline{u}$——烟囱出口处的平均风速，m/s；

　　　u_s——烟囱出口处烟流的喷出速度，m/s；

　　　Q_{v1}——在温度为 T_1 时的排烟量，m^3/s；

　　　T_1——排烟密度与大气密度相等时的温度，一般认为 T_1 就是大气温度，K；

ΔT——烟气温度与大气温度之差，K；

g——重力加速度，$9.81\mathrm{m/s^2}$；

$\mathrm{d}\theta/\mathrm{d}z$——大气位温梯度，中性大气严格应取 $\mathrm{d}\theta/\mathrm{d}z=0$，实际计算中均取其 $0.0033℃/\mathrm{m}$，$℃/\mathrm{m}$。

博赞克特Ⅰ式表示了烟气所能达到的最大抬升高度，而实际的抬升高度要比理论计算值低，约为 $50\%\sim75\%$，一般取 65% 比较适宜。这样烟气实算的有效高度为

$$H=H_s+0.65(H_m+H_t) \tag{2-25}$$

② 霍兰德（Holland）式　该式适用于中性大气状况。

$$\Delta H=\frac{u_sD}{\overline{u}}\left(1.5+2.7\frac{T_s-T_a}{T_s}D\right)=\frac{1}{\overline{u}}(1.5u_sD+9.79\times10^{-6}Q_h) \tag{2-26}$$

式中　u_s——烟囱出口流速，$\mathrm{m/s}$；

D——烟囱出口处的内径，m；

$\overline{u}$——烟囱出口处的平均风速，$\mathrm{m/s}$；

Q_h——烟囱烟气热排放率，$\mathrm{kJ/s}$；

T_s——烟气出口温度，K；

T_a——环境大气平均温度，K。

当大气处于稳定或不稳定状态时，应用式(2-26)计算 ΔH 值时，就在上式计算的基础上分别减去或加上 $10\%\sim20\%$ 为宜。

用式(2-26)计算的值并非烟气的最大抬升高度，而只是烟囱排放口的下风向为烟囱高度 $2\sim3$ 倍距离处的值。霍兰德根据美国橡树岭处三个热电厂烟流上升轨迹的照片，回归整理而得到上述中性条件公式。所测的三个烟囱都不太高，分别是 $48.5\mathrm{m}$、$54.6\mathrm{m}$、$60.5\mathrm{m}$。照片上的烟流显示长度未超过 $180\mathrm{m}$（现在要观测 $1\sim2\mathrm{km}$），因此只适用于烟囱较低的弱烟源，作为安全的估计是可行的。

③ 布里吉斯（Briggs）式　布里吉斯用因次分析方法结合实测资料提出下列抬升公式，其估算值与实测值比较接近，应用较广。下面是适用于不稳定和中性大气条件下的计算式，x 是离烟囱水平距离。

当 $Q_h>20920\mathrm{kJ/s}$ 时：

$$x<10H_s \qquad \Delta H=0.362Q_h^{1/3}x^{2/3}\overline{u}^{-1} \tag{2-27}$$

$$x>10H_s \qquad \Delta H=1.55Q_h^{1/3}H_s^{2/5}\overline{u}^{-1} \tag{2-28}$$

当 $Q_h<20920\mathrm{kJ/s}$ 时：

$$x<3x^* \qquad \Delta H=0.362Q_h^{1/3}x^{1/3}\overline{u}^{-1} \tag{2-29}$$

$$x > 3x^* \qquad \Delta H = 0.332 Q_h^{3/5} H_s^{2/5} \overline{u}^{-1} \tag{2-30}$$

$$x^* = 0.33 Q_h^{2/5} H_s^{3/5} \overline{u}^{6/5} \tag{2-31}$$

④ 我国《制定地方大气污染排放标准的技术方法》中推荐的抬升公式

a. 当烟气热排放率 $Q_h \geqslant 2100kJ/s$，且 $\Delta T \geqslant 35K$ 时

$$\Delta H = n_0 Q_h^{n_1} H_s^{n_2} / \overline{u} \tag{2-32}$$

$$Q_h = 0.35 p_a Q_v \frac{\Delta T}{T_s} \tag{2-33}$$

式中 Q_h——烟气热排放率，kJ/s；

       Q_v——实际排烟率，m^3/s；

       ΔT——烟气与环境大气的温差，$\Delta T = T_s - T_a$，K；

       T_s——烟气出口温度，K；

       T_a——环境大气平均温度，取当地近 5 年平均值，K；

       H_s——烟囱距地面的几何高度，m；

       p_a——大气压力，可取邻近气象台的季或年的平均值，hPa；

n_0, n_1, n_2——系数，按表 2-8 选取；

       $\overline{u}$——烟囱出口处平均风速，按幂指数关系换算到烟囱出口高度的平均风速，m/s。

当 $z_2 \leqslant 200m$ $\overline{u} = u_1 \left(\dfrac{z_2}{z_1} \right)^m \tag{2-34}$

当 $z_2 > 200m$ $\overline{u} = u_1 \left(\dfrac{200}{z_1} \right)^m \tag{2-35}$

式中 u_1——附近气象台（站）z_1 高度 5 年平均风速，m/s；

       z_1——相应气象台（站）测风仪所在高度，m；

       z_2——烟囱出口处高度（与 z_1 有相同高度基准），m；

       m——稳定度参数，见表 2-7。

表 2-8   系数 n_0, n_1, n_2 值

$Q_h/(kJ/s)$	地标状况（平原）	n_0	n_1	n_2
$Q_h \geqslant 21000$	农村或城市远郊区	1.427	1/3	2/3
	城区及近郊区	1.303	1/3	2/3
$21000 \geqslant Q_h \geqslant 2100$ 且 $\Delta T > 35K$	农村或城市远郊区	0.332	3/5	2/5
	城区及近郊区	0.292	3/5	2/5

b. 当 $1700kJ/s < Q_h < 2100kJ/s$ 时，烟气抬升高度按下式计算

$$\Delta H = \Delta H_1 + (\Delta H_2 - \Delta H_1) \left(\frac{Q_h - 1700}{400} \right) \tag{2-36}$$

$$\Delta H_1 = 2(1.5u_s D + 0.01Q_h)/\overline{u} - 0.048(Q_h - 1700)/\overline{u}$$

式中 u_s——排气筒出口处烟气排放速度，m/s；

$\quad\quad D$——排气筒出口直径，m；

$\quad\quad \Delta H_2$——按式(2-32)所计算的抬升高度，m。

c. 当 $Q_h \leqslant 1700$kJ/s 或者 $\Delta T < 35$K 时，烟气抬升高度按下式计算

$$\Delta H = 2(1.5u_s D + 0.01Q_h)/\overline{u} \quad\quad\quad (2\text{-}37)$$

d. 凡地面以上 10m 高处年平均风速 u 小于或等于 1.5m/s 的地区使用下式计算抬升高度

$$\Delta H = 5.5Q_h^{1/4}\left(\frac{\mathrm{d}T_a}{\mathrm{d}z} + 0.0098\right)^{-3/8} \quad\quad (2\text{-}38)$$

式中，$\dfrac{\mathrm{d}T_a}{\mathrm{d}z}$ 为排放源高度以上环境温度垂直变化率，取值不得小于 0.01K/m，K/m。

2.6 大气扩散模式及污染物浓度计算

大气污染的形成及其危害程度在于有害物质的浓度及其持续时间，大气扩散模式是对污染源在一定条件下，用数学模式的形式给出污染物浓度的时空变化规律。

烟气进入大气后，其扩散程度就取决于大气湍流。研究湍流场中物质扩散的理论体系主要有三种：梯度输送理论、统计理论和相似理论。从不同的原理出发，必然会导出不同形式的数学模式。本书主要介绍根据湍流扩散的统计理论推导出来的数学模式。

泰勒首先应用统计方法研究湍流扩散问题，假定大气湍流是均匀而平稳的，取原点为污染源，x 轴与平均风向一致，图 2-15 表示由污染源释放出来的粒子的扩散状况。假定从原点放出一个粒子，经过时间 T 之后，粒子离开原点的水平距离是 $x = \overline{u}T$。由于湍流脉动速度的作用，使粒子在 y 方向的位移是随时间而变化的，可正可负，可大可小。如果从原点放出许多的粒子，而这些粒子位移的集合则趋于一个稳定的统计分布，即这些粒子在 x 轴上的浓度最高，浓度的分布以 x 轴为对称轴，且符合正态分布。

高斯应用了这种理论，对大量的实测资料进行分析，在污染物浓度符合正态分布的前提下，得出了污染物在大气中扩散的实用模式，这就是目前广为应用的高斯模式。

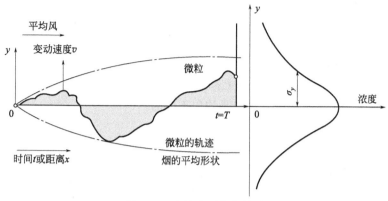

图 2-15　由湍流引起的扩散

2.6.1　高斯扩散模式

（1）点源扩散的高斯模式

高斯扩散模式适用于均一的大气条件。这里介绍的是点源扩散的高斯模式。排放大量污染物的烟囱、放散管、通风口等虽然大小不一，但只要不是讨论很近距离的污染问题，在使用上都可以近似地把它们视作点源。对于这种理想化的点源，高斯模式的坐标系如图 2-16 所示。

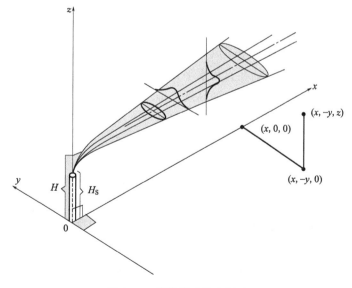

图 2-16　高斯模式的坐标系

　　一般总是把排放口或高架源在地面上的投影点作为坐标原点；x 轴正向沿平均风向水平延伸；y 轴在水平面上垂直于 x 轴，x 轴左侧为正；z 轴垂直于水平面，向上为正。烟流中心的平均路径沿 x 轴或平行于 x 轴。高斯扩散模式有以下 5 点假定条件：

　　① 污染物的浓度在 y、z 轴上都是正态高斯分布；

　　② 在整个扩散空间中，风速是均匀不变的；

　　③ 污染源的源强是连续的、均匀的；

　　④ 地表面充分平坦；

　　⑤ 在扩散过程中污染物的质量不变，即烟气到达地面全部反射，不发生沉降和化学反应。那么，在下风向任一点（x, y, z）的污染物的浓度公式为：

$$C(x,y,z,H)=\frac{Q}{2\pi\bar{u}\sigma_y\sigma_z}\exp\left(-\frac{y^2}{2\sigma_y^2}\right)\left\{\exp\left[-\frac{(z-H)^2}{2\sigma_z^2}\right]+\exp\left[-\frac{(z+H)^2}{2\sigma_z^2}\right]\right\}$$

$$(2\text{-}39)$$

式中　C——任一点的污染物的浓度，mg/m^3 或 g/m^3；

　　　Q——源强，单位时间内污染物排放量，mg/s 或 g/s；

　　　σ_y——侧向扩散系数，污染物在 y 方向分布的标准偏差是距离 x 的函数，m；

　　　σ_z——竖向扩散系数，污染物在 z 方向分布的标准偏差是距离 x 的函数，m；

　　　$\bar{u}$——排放口处的平均风速，m/s；

　　　H——有效源高，m；

　　　x——污染源排放点至下风向上任一点的距离，m；

　　　y——烟气的中心轴在直角水平方向上到任一点的距离，m；

　　　z——从地表面到任一点的高度，m。

　　上式的解析见图 2-17。式（2-39）中 $\exp\left(-\dfrac{y^2}{2\sigma_y^2}\right)$ 如图 2-17(a) 中烟气平面图，污染物浓度在中心轴水平断面上的分布，σ_y 是该正态分布图形的标准偏差。在铅直方向上，σ_z 是该向正态分布的标准偏差。根据假定⑤，可以认为地面像平面镜一样，对污染物起全反射作用。因此图 2-17(b) 中烟气剖面图上，任一点 P 的浓度值反映在曲线 b 上，它是扩散和反射回来的两个浓度值的叠加。

　　按照全反射原理，可以用"相源法"来解释。P 点的浓度可以看成两部分的贡献之和。一部分是假设不存在地面时，在点（$0, 0, H$）的实源在 P 点造成的浓度，即

$$C_{实} = \frac{Q}{2\pi \overline{u}\sigma_y \sigma_z} \exp\left(-\frac{y^2}{2\sigma_y^2}\right)\left\{ \exp\left[-\frac{(z-H)^2}{2\sigma_z^2}\right] + \exp\left[-\frac{(z+H)^2}{2\sigma_z^2}\right]\right\}$$

另一部分是位于 $(0,0,-H)$ 的像源在 P 点造成的浓度，即

$$C_{虚} = \frac{Q}{2\pi \overline{u}\sigma_y \sigma_z} \exp\left(-\frac{y^2}{2\sigma_y^2}\right)\exp\left[-\frac{(z+H)^2}{2\sigma_z^2}\right]$$

$C_{实} + C_{虚}$ 便得到式(2-39)，也就是 P 点的实际浓度。

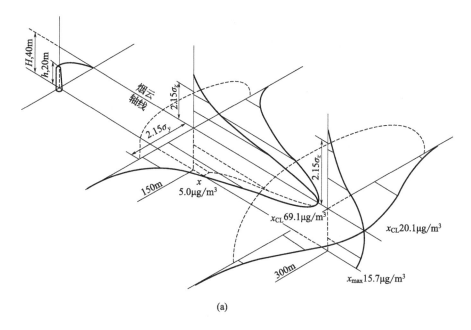

(a)

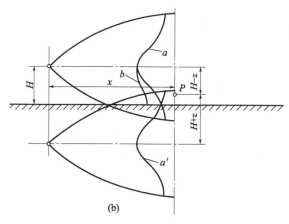

(b)

图 2-17　高斯模式的坐标系

（2）几种简单的实用模型

① 地面浓度　在式（2-39）中，令 $z=0$，便得到高架源的地面浓度公式：

$$C(x,y,0,H)=\frac{Q}{\pi\bar{u}\sigma_y\sigma_z}\exp\left(-\frac{y^2}{2\sigma_y^2}\right)\exp\left(-\frac{H^2}{2\sigma_z^2}\right) \tag{2-40}$$

② 地面轴线浓度　也就是 x 轴线上的浓度。由式（2-40）在 $y=0$ 时即可得到：

$$C(x,0,0,H)=\frac{Q}{\pi\bar{u}\sigma_y\sigma_z}\exp\left(-\frac{H^2}{2\sigma_z^2}\right) \tag{2-41}$$

若是地面源，即 $H=0$ 时，则有

$$C(x,0,0,0)=\frac{Q}{\pi\bar{u}\sigma_y\sigma_z} \tag{2-42}$$

③ 地面最大浓度及其出现的距离　在实际解决空气污染问题时，最关心的是高架源的地面最大浓度和它离源的距离，现在对 σ_y 和 σ_z 的规律做一些近乎实际的假设，即假设 $\sigma_y/\sigma_z=$常数（σ_y 和 σ_z 均为 x 的函数），然后将式（2-41）对 σ_z 求导并取极值，即可求得：

当

$$\sigma_z\big|_{x=x_{C\max}}=\frac{H}{\sqrt{2}} \tag{2-43}$$

时，地面浓度达到最大值。

$$C_{\max}(x_{C\max},0,0,H)=\frac{2Q}{\pi e\bar{u}H^2}\times\frac{\sigma_z}{\sigma_y} \tag{2-44}$$

式中，$C_{\max}$ 是地面最大浓度；$x_{C\max}$ 是它离源的距离；e＝2.718，自然数。

由于 σ_z 是 x 的函数，因此式（2-43）表示了最大浓度与源高的关系。

除了极稳定或极不稳定的大气条件，通常设 $\sigma_y=2\sigma_z$ 代入式（2-43），有

$$C_{\max}=\frac{Q}{\pi e\bar{u}H^2} \tag{2-45}$$

此式常列入烟囱设计手册，在估算最大地面浓度时用，多年来以它估算的数值与孤立烟囱（例如电厂烟囱）附近的环境监测数据是比较一致的。

由式（2-45）可以看出：a. 地面上最大浓度与烟囱的有效高度的平方成反比；b. 最大浓度出现的位置，离污染源（烟囱脚）的距离随烟囱变高而变远。

2.6.2　扩散参数 σ_y 和 σ_z 的确定

（1）σ_y 与 σ_z 的变化规律

如前所述，经过简化了的大气扩散模式的估计实际上已归结为风向、风

速、浓度分布的正态分布形式的标准偏差，以及烟囱的有效高度和源强等因素，其中各项参数的确定方法已做了介绍，现在来分析标准偏差即扩散参数 σ_y 和 σ_z 的确定方法。

为了能较符合实际地确定这些扩散参数，前人进行了各种理论推导和现场实验追踪或模拟监测，并对连续点源的扩散参数 σ 的性质找到了如下规律：

① 随着扩散距离的加长，σ 增大；

② 大气处于不稳定状态，随着水平和垂直湍流的强烈交换，σ 较大，在距离源相同的下风处，稳定大气状态的 σ 较小；

③ 在上述两种条件都相同时，粗糙地面上的 σ 较大，而平坦地面的 σ 较小。

（2）帕斯奎尔扩散曲线法

这种方法的要点是首先要根据帕斯奎尔划分大气稳定度的方法来确定大气稳定度级别，然后分别从图 2-18 和图 2-19 中查得对应的扩散参数 σ_y 和 σ_z 的值，最后将 σ_y、σ_z 代入式(2-39)～式(2-45) 中，就可以计算出污染源下风向任一点污染物的浓度和最大着地浓度及其离源的距离。

图 2-18 和图 2-19 中的曲线，是帕斯奎尔（Pasquill）和吉福特（Gifford）根据不同稳定度时 σ_y 和 σ_z 随下风向距离 x 变化的观测资料做成的，因此这种方法又称作 P-G 曲线法。

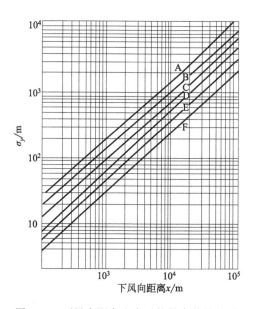

图 2-18　下风向距离和水平扩散参数的关系

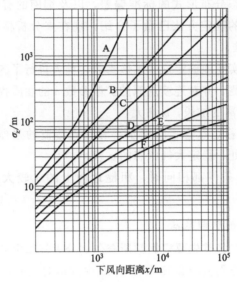

图 2-19　下风向距离和垂直扩散参数的关系

P-G曲线法应用方便，英国伦敦气象局又在此基础上制成表格，直接列出了不同稳定度时，一些σ_y与σ_z的具体数值（见表2-9）。采用内插法，可以按表2-9中的数值求出20km以内的σ_y和σ_z值。

当估算地面最大浓度$C_{\max}$和它出现的距离$x_{C\max}$时，可先按$\sigma_z = \dfrac{H}{\sqrt{2}}$计算出$\sigma_z\big|_{x=x_{C\max}}$，按当时的大气稳定度级别由图2-19查出对应的$x$值，此值即为该稳定度下的$x_{C\max}$。然后从图2-18上查出与$x_{C\max}$对应的$\sigma_y$值，代入式(2-44)即可算出$C_{\max}$值。用该方法计算，在D、C级稳定度下误差较小，在E、F级时误差较大。H越大，误差越小。

表 2-9　帕斯奎尔曲线的 σ_y、σ_z 值　　　　　　单位：m

稳定度	扩散参数	距离/km										
		0.1	0.2	0.3	0.4	0.5	0.6	0.8	1.0	1.2	1.4	1.6
A	σ_y	27.0	49.8	71.6	92.1	112	132	170	207	243	278	313
	σ_z	14.0	29.3	47.4	72.1	105	153	279	456	674	930	1230
B	σ_y	19.1	35.8	51.6	67.0	81.4	95.8	123	151	178	203	228
	σ_z	10.7	20.5	30.2	40.5	51.2	62.8	84.6	109	133	157	181
C	σ_y	12.6	23.3	33.5	43.3	53.5	62.8	80.9	99.1	116	133	149
	σ_z	7.44	14.0	20.5	26.5	32.6	38.6	50.7	61.4	73.0	83.7	95.3

稳定度	扩散参数	距离/km										
		0.1	0.2	0.3	0.4	0.5	0.6	0.8	1.0	1.2	1.4	1.6
D	σ_y	8.37	15.3	21.9	28.8	35.3	40.9	53.5	65.6	76.7	87.9	98.6
	σ_z	4.65	8.37	12.1	15.3	18.1	20.9	27.0	32.1	37.2	41.9	47.0
E	σ_y	6.05	11.6	16.7	21.4	26.5	31.2	40.0	48.8	57.7	65.6	73.5
	σ_z	3.72	6.05	8.84	10.7	13.0	14.9	18.6	21.4	24.7	27.0	29.3
F	σ_y	4.19	7.91	10.7	14.4	17.7	20.5	26.5	32.6	38.1	43.3	48.8
	σ_z	2.33	4.19	5.58	6.98	8.37	9.77	12.1	14.0	15.8	17.2	19.1

稳定度	扩散参数	距离/km									
		1.8	2.0	3.0	4.0	6.0	8.0	10	12	16	20
A	σ_y										
	σ_z										
B	σ_y	253	278	395	508	723					
	σ_z	207	233	363	493	777					
C	σ_y	166	182	269	335	474	603	735			
	σ_z	107	116	167	219	316	409	498			
D	σ_y	109	121	173	221	315	405	488	569	729	884
	σ_z	52.1	56.7	79.1	100	140	177	212	244	307	372
E	σ_y	82.3	85.6	129	166	237	306	366	427	544	659
	σ_z	31.6	33.5	41.9	48.6	60.9	70.7	79.1	87.4	100	111
F	σ_y	54.5	60.5	86.5	102	156	207	242	285	365	437
	σ_z	20.5	21.9	27.0	31.2	37.7	42.8	46.5	50.2	55.8	60.5

2.6.3　有上部逆温时的扩散

前面介绍的估算污染浓度的方法和模式，都是适用于同一类稳定度气层的扩散计算，同时还需要地形平坦以及风速不太小等条件。实际上常常会遇到一些特殊的气象条件，如上部逆温的扩散、漫烟型的扩散和微风情况下的扩散等，原先的公式已不适用，这里仅介绍有上部逆温时的扩散情况。

（1）有上部逆温的扩散

大气边界层常常出现这样的温度分布状况：低层是中性层结或不稳定层结，在离地面几百米到一二千米的高度上存在一个稳定的逆温层，即通常所说的上部逆温，它使污染物的铅直扩散受到抑制。观测表明，逆温层底上下两侧的浓度通常相差 5～10 倍，污染物的扩散实际上被限制在地面和逆温层底之间，上部逆温层底或稳定层底的高度称为混合层厚度。有上部逆温时的扩散是限制在混合层以内的扩散，亦称为封闭型扩散（图 2-20）。

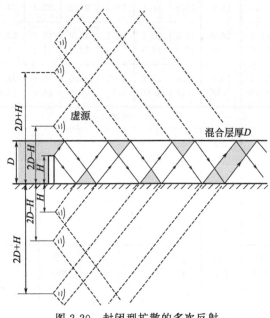

图 2-20　封闭型扩散的多次反射

（2）扩散模式

为推导这种情况下的扩散模式，我们假设扩散到逆温层中的污染物忽略不计，把逆温层底和地面同样看作起全反射作用的镜面。因此，这种类型的扩散公式仍可利用"像源法"导出，此时污染物处于地面和逆温层底之间，受到两个面的"反射"。就像置于两面镜子之间的物体会形成无数对"像"一样，污染物的浓度是实源和无数对"像源"作用之和，图 2-20 是封闭扩散示意图。

根据反射原理可算出实源和每一对像源的贡献，再求所有浓度之和，即得封闭型扩散公式，设混合层厚度为 D，则：

$$C = \frac{Q}{2\pi\bar{u}\sigma_y\sigma_z}\exp\left(-\frac{y^2}{2\sigma_y^2}\right)\sum_{-\infty}^{\infty}\left\{\exp\left[-\frac{(z-H+2nD)^2}{2\sigma_z^2}\right]+\right.$$

$$\left.\exp\left[-\frac{(z+H+2nD)^2}{2\sigma_z^2}\right]\right\} \qquad (2\text{-}46)$$

地面轴线浓度公式则为：

$$C = \frac{Q}{\pi \overline{u} \sigma_y \sigma_z} \sum_{-\infty}^{\infty} \exp\left[-\frac{(H - 2nD)^2}{2\sigma_z^2}\right] \tag{2-47}$$

式中　D——逆温层底高度，m；

n——烟流在两界面之间的反射次数，一般取 3 或 4。

在实际应用中，一般情况下并不采用式(2-46)，而是按简化的经验法则来计算，这个简化法则的关键是确定 x_D，即烟流在垂直方向扩散时，其边缘刚刚触及逆温层底的那一点到污染源的水平距离，如图 2-21 所示，由正态分布扩散模式可以计算出，烟云中心线向上高度为 $2.15\sigma_z$ 处的浓度约等于同距离处烟云中心线浓度的 1/10，可视作烟流边缘。这个高度即为：$H + 2.15\sigma_z$。所以

$$\sigma_z = \frac{D - H}{2.15} \tag{2-48}$$

由式(2-48)求得 σ_z 之后，可以查图 2-19 来确定 x_D 的值。

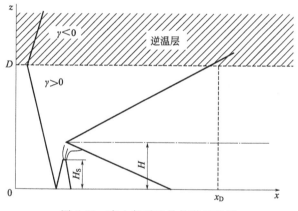

图 2-21　有上部逆温的扩散示意图

当 $D \geqslant H$ 时，式(2-48)可简化为

$$\sigma_z = \frac{D}{2.15} \tag{2-49}$$

确定了 x_D 之后，对于逆温层下混合层中，污染物的浓度可根据下风向距离 x 的不同，分 3 种情况来进行估算。

① $x \leqslant x_D$ 时烟流的垂直扩散尚未达到逆温层底的高度，故其上部扩散不受逆温层影响，烟云在垂直方向上仍有高斯正态分布。因此，$x < x_D$ 时，仍然可以用一般高架连续点源的扩散模式进行计算。

② $x \geqslant 2x_D$ 时对于大于 $2x_D$ 的距离，可以认为污染物经过多次反射，在逆温层下的气层中，它在铅直方向，即 z 方向上的浓度分布已经十分均匀了，

并不再由于铅直扩散而进一步稀释了。此时，仅在 y 方向上浓度为正态分布，由质量连续性可推出 $x \geqslant 2x_D$ 时的浓度计算式：

$$C = \frac{Q}{\sqrt{2\pi}\,\bar{u}D\sigma_y}\exp\left(-\frac{y^2}{2\sigma_y^2}\right) \tag{2-50}$$

③ 在 $x_D < x < 2x_D$ 范围内，污染物浓度变化较复杂。一般取 $x = x_D$ 和 $x = 2x_D$ 两点浓度的内插值。

【例 2-1】 试估算某燃烧着的垃圾堆排放 3g/s 的 NO_x，在风速为 7m/s 的阴天夜间，源的正下风向 3km 处的平均浓度。

解：假定该垃圾堆是一个有效抬升高度为零的地面源，根据风速及阴天条件，可由表 2-2 确定此时的大气稳定度为 D。又已知 $x = 3000m$，因此，由图 2-18 和图 2-19 查得 $\sigma_y = 190m$，$\sigma_z = 65m$，在正下风向，所以 $y = 0$，由式（2-42）求得

$$C(3000,0,0,0) = \frac{Q}{\pi\bar{u}\sigma_y\sigma_z} = \frac{3}{\pi \times 7 \times 190 \times 65} = 1.1 \times 10^{-5}(g/m^3)$$

【例 2-2】 某石油精炼厂排放 SO_2，排放口有效高度 $H = 60m$，SO_2 排放量 $Q = 80g/s$，试估算在有风（$u = 60m/s$）的冬季阴天清晨 8 时，距离该厂正下风向 500m 处的地面轴线的浓度。

解：对于阴天的早晨取稳定度为 D，在 $x = 500m$ 时，由图 2-18 及图 2-19 分别查得 $\sigma_y = 36m$，$\sigma_z = 18.5m$，代入式（2-41）得

$$C(x,0,0,H) = \frac{Q}{\pi\bar{u}\sigma_y\sigma_z}\exp\left(-\frac{H^2}{2\sigma_z^2}\right) = \frac{80}{\pi \times 6 \times 36 \times 18.5}\exp\left(-\frac{60^2}{2 \times 18.5^2}\right)$$

$$= 0.00637 \times \frac{1}{192.35} = 3.3 \times 10^{-5}(g/m^3)$$

【例 2-3】 某发电厂每小时烧 10t 煤，煤的含硫率为 3%，燃烧后的 SO_2 由烟囱排出，其有效高度 $H = 150m$，在一个晴朗的夏季下午，地面上 10m 处风速为 4m/s。据附近气象台站的无线电探空报告，此时该地区上空有锋面逆温，混合层高度 $D = 1665m$，出现这种上空逆温时，试估算出 SO_2 分别在下风向 $x = 0.3km$、0.5km、1.0km、3.0km、11km、30km 及 100km 处地面轴线浓度。

解：（1）先确定 SO_2 的排放量，硫的分子量为 32，并与分子量为 32 的氧融合，因而单位质量的硫燃烧后，就产生两单位质量的 SO_2，排放量 Q 为

$$Q = \frac{64}{32} \times \frac{10 \times 1000 \times 1000}{3600} \times 3\% = 167(g/s)$$

（2）求下风向各已知的地面轴线浓度。因为此时有上部逆温层，所以应先

确定 x_D，再按相应的公式计算。由式（2-48）可得：

$$\sigma_z = \frac{D-H}{2.15} = \frac{1665-150}{2.15} = 705(\text{m})$$

因已知此时是夏季晴朗的下午，日照应当是最强的，由表 2-3 查得太阳辐射等级为 +3，因此 $u=4\text{m/s}$，可由表 2-2 确定大气稳定度为 B，由上面计算出 $\sigma_z=705\text{m}$，查图 2-19 得：

$$x_D = 5.5\text{km}, 2x_D = 11\text{km}$$

因为 $x=0.3\text{km}$、0.5km、1.0km、3.0km 时，$x < x_D = 5.5\text{km}$，仍应按式（2-41）来计算，即

$$C(x,0,0,H) = \frac{Q}{\pi \overline{u} \sigma_y \sigma_z} \exp\left(-\frac{H^2}{2\sigma_z^2}\right)$$

而 x 等于或大于 $2x_D(11\text{km})$ 的 11km、30km 及 100km 点应按式（2-50）计算，即

$$C(x,0,0,H) = \frac{Q}{\sqrt{2\pi}\,\overline{u} D \sigma_y} \exp\left(-\frac{y^2}{2\sigma_y^2}\right)$$

计算结果分别列入表 2-10 中。

表 2-10　计算结果

x /km	u /(m/s)	σ_y /m	σ_z /m	H/σ_z	$\exp\left(-\dfrac{H^2}{2\sigma_z^2}\right)$	C /(g/m³)
0.3	4	52	30	5	3.37×10^{-6}	2.9×10^{-8}
0.5	4	83	51	2.94	1.33×10^{-2}	3.8×10^{-5}
1.0	4	157	110	1.36	0.397	28×10^{-4}
3.0	4	425	365	0.41	0.919	7.1×10^{-5}
5.5	4.5	720	705	0.21	0.978	2.1×10^{-5}

x /km	u /(m/s)	σ_y /m	D /m	C /(g/m³)
11	4.5	1300	1665	6.9×10^{-6}
30	4.5	3000	1665	3.0×10^{-6}
100	4.5	8200	1665	1.1×10^{-6}

2.6.4　非点源扩散模式

（1）线源扩散模式

平坦地形上的公路，可以将其视为一无限长线源，它在横风向产生的浓度处处都相等。所以将点源扩散的高斯模式对变量 y 积分，便可获得线源扩散模式。点源没有方向性，计算点源浓度时，将平均风向取作 x 轴即可，而线

源的情况比较复杂，必须考虑线源与风向夹角及其长度等问题。

当风向与线源垂直时，连续排放的无限长线源下风向浓度模式为

$$C(x,y,0,H)=\frac{\sqrt{2}Q}{\sqrt{\pi}\,\overline{u}\sigma_z}\exp\left(-\frac{H^2}{2\sigma_z^2}\right) \qquad (2\text{-}51)$$

当风向与线源不垂直时，如果风向和线源交角为 φ 且 $\varphi>45°$，线源下风向的浓度模式为

$$C(x,y,0,H)=\frac{\sqrt{2}Q}{\sqrt{\pi}\,\overline{u}\sigma_z\sin\varphi}\exp\left(-\frac{H^2}{2\sigma_z^2}\right) \qquad (2\text{-}52)$$

当 $\varphi<45°$ 时，上式不能应用。

当估算有限长的线源造成的污染物浓度时，必须考虑源末端引起的"边缘效应"。随着接受点与线源距离的增加，"边缘效应"将在更大的横风向距离上起作用。对于横风向有限线源，取通过所关心的接受点的平均风向为 x 轴。线源的范围是从 y_1 延伸到 y_2 且 $y_1<y_2$，则有限长线源扩散模式为

$$C(x,0,H)=\frac{\sqrt{2}Q}{\sqrt{\pi}\,\overline{u}\sigma_z}\exp\left(-\frac{H^2}{2\sigma_z^2}\right)\int_{p_1}^{p_2}\frac{1}{\sqrt{2\pi}}\exp\left(-\frac{p^2}{2}\right)\mathrm{d}p \qquad (2\text{-}53)$$

式中，$p_1=\dfrac{y_1}{\sigma_y}$；$p_2=\dfrac{y_2}{\sigma_y}$。

(2) 面源扩散模式

城市中家庭炉灶和低矮烟囱数量很大，而单个排放量却很小，若按点源处理，计算工作量将十分繁重，这时应将它们当作面源来处理。下面介绍几种比较简便常用的方法。

① **虚拟点源的面源扩散模式Ⅰ**　由于城市的家庭炉灶和低矮烟囱分布不均匀，所以将城市划分为许多小正方形，每一正方形视为一个面源单元。一般在 0.5～10km 之间。这种方法假定：a. 每一面源单元的污染物排放量集中在该单元的形心上；b. 面源单元形心的上风向距离 x_0 处有一虚拟点源（图 2-22），它在面源单元中心线处产生的烟流宽度（$2y_0=4.30\sigma_{y0}$）等于面源单元宽度 W；c. 面源单元在下风向造成的浓度可用虚拟点源在下风向造成的同样的浓度所代替。由假定 b. 可得

$$\sigma_{y0}=\frac{W}{4.3} \qquad (2\text{-}54)$$

由求出的 σ_{y0} 和大气稳定度级别，应用 G-P 曲线图或表 2-9 可查出 x_0，再由 (x_0+x) 查出 σ_y，由 (x_0+x) 查出 σ_z，代入点源扩散的高斯模式 [式(2-41)]，便可求出面源下风向的地面浓度

$$C = \frac{Q}{\pi \bar{u} \sigma_y \sigma_z} \exp\left(-\frac{H^2}{2\sigma_z^2}\right) \tag{2-55}$$

式中　H——面源的平均高度，m。

如果排放源高度相差较大，并且相对较高，也可假定 z 方向上有一虚拟点源，σ_{z0} 由源的最初垂直分布的标准差给出，由 σ_{z0} 求出 x_{z0}，由 $(x + x_{z0})$ 求出 σ_{z0}，由 $(x_0 + x)$ 求出 σ_y，然后代入式(2-55)中就可求出地面浓度。

② 虚拟点源的面源扩散模式 II　本模式是将面源作为在 y 方向污染物浓度是均匀分布的虚拟点源来处理的。假设 a. 及 b. 仍同模式 I，假设 c. 是：在 y 方向扩散的污染物全都集中在长为 $\pi(x + x_0)/8$ 的弧上，且均匀分布（图 2-22），因此，可按式(2-54)求 σ_{y0} 后，按稳定度级别由 P-G 曲线图查取 x_0，再由 $x + x_0$ 求出 σ_z，即可按下式估算下风方向上任一点污染物的地面浓度。

$$C = \left(\frac{2}{\pi}\right)^{1/2} \frac{Q}{\pi \sigma_z \bar{u}(x + x_0)/8} \exp\left(-\frac{H^2}{2\sigma_z^2}\right) \tag{2-56}$$

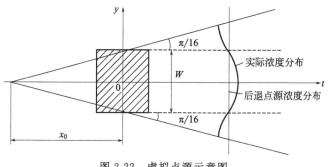

图 2-22　虚拟点源示意图

2.7　烟囱高度的设计

增加排放高度可以减少地面大气污染物浓度。目前，高烟囱排放仍然是减轻地面污染的一项重要措施，地面浓度与烟囱高度的平方成反比，但烟囱的造价也近似地与烟囱高度的平方成正比，如何选定适当的烟囱高度是工业建设中经常遇到的问题。

确定烟囱高度的主要依据，是要保证该排放源所造成的地面污染物浓度不得超过某个规定值，这个规定值就是国家环境保护部门所规定的各种污染的地面浓度值。

2.7.1　烟囱高度的计算方法

目前应用最为普遍的烟囱高度的计算方法是按正态分布模式导出的简化公式，由于对地面浓度的要求不同，烟囱高度的算法也不同，这里只介绍按地面最大浓度公式计算烟囱的高度。

$\sigma_y/\sigma_z =$ 常数时，由地面最大浓度公式，即式（2-44）解出烟囱高度 H_s，即

$$H_s \geqslant \sqrt{\frac{2Q}{\pi e \overline{u} C_{max}} \times \frac{\sigma_z}{\sigma_y}} - \Delta H \tag{2-57}$$

式中，ΔH 是根据选定的烟气抬升公式所计算出的烟气抬升高度。

按照浓度控制法确定烟囱高度，就是要保证地面最大浓度 C_{max} 不超过某个规定值 C_0，通常取 C_0 等于《环境空气质量标准》（GB 3095）规定的浓度限值，若有本底浓度 C_b，则应使 C_{max} 不超过 $C_0 - C_b$，即 $C_{max} < C_0 - C_b$。于是，烟囱高度为

$$H_s \geqslant \sqrt{\frac{2Q}{\pi e \overline{u}(C_0 - C_b)} \times \frac{\sigma_z}{\sigma_y}} - \Delta H \tag{2-58}$$

式中　$\overline{u}$——一般取烟囱出口处的平均风速，m/s；

σ_z/σ_y——一般取 0.5～1.0（不随距离而变），相当于中性至中等不稳定时的情况，此项比值越大，设计的烟囱就越高。

2.7.2　烟囱设计中的几个问题

① 关于设计中气象参数的取值有两种方法：一种是取多年的平均值，另一种是取某一保证频率的值，而后一种更为经济合理。

σ_z/σ_y 值一般在 0.5～1.0 之间变化。$H_s > 100m$ 时，σ_z/σ_y 取 0.5；$H_s < 100m$ 时，σ_z/σ_y 取 0.6～1.0。

② 有上部逆温时，设计的烟囱 $H_s < 200m$，必须考虑上部逆温层的影响。观测证明，当有效源高 H 等于混合层高度 D 时，即 $H = D$ 时最不利。此时地面浓度约为一般情况下的 2～2.5 倍，若按此条件设计，烟囱高度将大大增加。因此，应对混合层高度出现频率做调查，避开烟囱有效高度 H 与出现频率最高或较多的混合层高度 D 相等的情况。

逆温层较低时，烟囱有效高度 $H > D$ 为好。

③ 烟气抬升公式的选择是烟囱设计的重要一环，必须注意烟气抬升公式适用的条件，进行慎重的选择。

④ 烟囱高度不得低于周围建筑物高度的 2 倍，这样可以避免烟流受建筑物背风面涡流区影响，对于排放生产性粉尘的烟囱，其高度从地面算起不得小于 15m，排气口高度应比主厂房最高点高出 3m 以上，烟气出口流速 u_s 应为 20～30m/s，排烟温度也不宜过低。例如，排烟温度若在 100～200℃ 之间，$u=5$m/s，排烟温度每升高 1℃，抬升高度则增大 1.5m 左右，可见影响之显著。

⑤ 增加排气量。由烟气抬升公式可知，即使是同样的喷出速度 u_s 和烟气温度，如果增大排气量，对动量抬升和浮力抬升均有利。因此分散的烟囱不利于产生较高的抬升高度，若需要在周围设置几个烟囱时，应尽量采用多管集合烟囱，但在集合温度相差较大的烟囱排烟时，要认真考虑。

烟囱设计是综合性较强的课题，要考虑多种影响因素，才能得到较合理的设计方案。

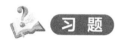

习　题

1. 表 2-11 中的数据是在铁塔上观测的气温资料，试计算各层大气的气温直减率：$\gamma_{1.5\sim10}$、$\gamma_{10\sim30}$、$\gamma_{30\sim50}$、$\gamma_{1.5\sim30}$、$\gamma_{1.5\sim50}$，并判断各层大气的稳定度。

表 2-11　在铁塔上观测的气温资料

高度 z/m	1.5	10	30	50
气温 T/K	298	297.8	297.5	297.3

2. 在气压为 500hPa 处，一干气块的温度为 231K，若气块绝热上升到气压为 400hPa 处，气块的温度将变为多少？

3. 某平原地区一气象站，在晴朗早晨 7 时，测得离地面 10m 处的平均风速为 4m/s，当时大气稳定度为中性，试计算该地 80m 高空处的平均风速。

4. 某电厂的烟囱高度为 160m，烟囱口内径为 1.5m，烟气排出速度为 15m/s，烟气温度为 413K，周围环境温度为 303K，大气稳定度为 D，烟囱口处的平均风速为 4.6m/s，试用《制定地方大气污染物排放标准的技术方法》（GB 3840）推荐的抬升公式、霍兰德式计算烟气的抬升高度值。

5. 一化工厂烟囱有效源高为 65m，SO_2 排放量为 80g/s，烟囱出口处平均风速为 5m/s，$\sigma_z/\sigma_y=0.5$，试求下风向 500m 地面上 SO_2 浓度。

6. 某电厂烟囱有效高度为 180m，SO_2 排放量为 162g/s，在冬季早上出现了辐射逆温，逆温层底高度为 400m，若混合层内平均风速为 4m/s，试计算正下风向 1km、2km、3.5km 和 10km 处 SO_2 的地面浓度。

7. 某锅炉烟囱高 60m，排放口直径为 1.5m，烟气排出速度为 20m/s，烟气温度 405K，大气温度为 295K，烟囱出口处平均风速为 5m/s，SO_2 排放量为 100g/s。试计算在大气稳定度为中性时，SO_2 最大着地浓度及出现的位置。

8. 某烧结厂烧结机的 SO_2 排放量为 120g/s，烟气流量为 300m³/s，烟气温度 405K，大气温度为 293K，工厂区 SO_2 的背景浓度为 0.07mg/m³，若 $\sigma_z / \sigma_y = 0.5$，离地面 10m 处平均风速为 4m/s，$m = 1/4$，试按《环境空气质量标准》(GB 3095—2012) 的二级标准来设计烟囱的高度和烟囱口的内径。

9. 某电厂烟囱有效源高为 150m，SO_2 的排放量为 151g/s，在夏季晴朗的下午，地面风速为 4m/s。由于上部锋面逆温将使垂直混合限制在 1.5km 以内，1.2km 高度的平均风速为 5m/s。试估算正下风向 3km 和 11km 处的 SO_2 浓度。

10. 某城市火电厂的烟囱高 100m，出口内径 5m。出口烟气流速 12.7m/s，温度 100℃，流量 250m³/s。烟囱出口处的平均风速 4m/s，大气温度 20℃，试确定烟气抬升高度及有效高度。

11. 据估计，某燃烧着的垃圾堆以 3g/s 的速率排放氮氧化物。在风速为 7m/s 的阴天夜里，源的正下风方向 3km 处的平均浓度是多少？假设这个垃圾堆是一个无有效源高的地面点源。

12. 在高塔下测得表 2-12 所示的气温资料，试计算各层大气的气温直减率：$r_{1.5\sim10}$、$r_{10\sim30}$、$r_{30\sim50}$、$r_{1.5\sim30}$，并判断各层大气稳定度。

表 2-12　气温资料

高度 z/m	1.5	10	30	50
气温 T/K	298	297.8	297.5	297.3

第 3 章 粉尘及其控制技术

为了深入理解各种除尘机理，能正确选择和应用各种除尘设备，应首先了解粉尘的物理性质和除尘器性能的表示方法，这是气体除尘技术的重要基础。

3.1 粉尘基础

3.1.1 粉尘的粒径及其分布

3.1.1.1 粉尘的粒径

粉尘颗粒的大小不同，不仅其物理化学性质有很大差异，而且对人体和生物也会带来不同的危害，同时对除尘器性能的影响也各有不同。因此颗粒大小是其重要的物理性质之一。

通常将粒径分为代表单个颗粒的单一粒径和代表各种不同大小颗粒的平均粒径。它们的单位为微米（μm）。

（1）单一粒径

粉尘颗粒的形状一般都是不规则的，通常用"粒径"来表示其大小。但是这里所说的粒径，由于测定方法和应用的不同，其定义及表示方法也不同。归纳起来有几种形式：投影径、几何当量径和物理当量径。

① 投影径 投影径是用显微镜观测颗粒时所得粒径，如：

a. 定向直径 d_F，由菲雷特（Feret）于 1931 年提出，故也称菲雷特（Feret）直径，为各颗粒在投影图同一方向上最大投影长度，如图 3-1(a) 所示。

b. 定向面积等分径 d_M，也称为马丁直径，是马丁（Martin）于 1924 年提出来的。各颗粒在平面投影图上，按同一方向将颗粒投影面积分割成二等分的直线的长度即马丁直径，如图 3-1(b) 所示。

c. 圆等直径 d_H，系与颗粒投影面积相等的圆的直径，也称黑乌德（Heywood）粒径，如图 3-1(c) 所示。

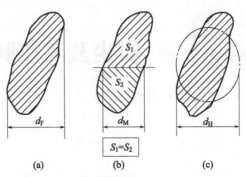

(a)　　　　　　　(b)　　　　　　　(c)

$S_1=S_2$

图 3-1　用显微镜观测颗粒直径的三种方法

一般情况下，对于同一颗粒有 $d_F > d_M > d_H$。

② 几何当量径　取与颗粒的某一几何量（面积、体积）相同的球形颗粒的直径为其几何当量径，如球等直径（d_r）系与被测颗粒体积相等的球的直径。

③ 物理当量径　取与颗粒的某一物理量相同的球形颗粒的直径为颗粒的物理当量径，如：

a. 斯托克斯径（d_{st}）是与被测颗粒的密度相同，终末沉降速度相同的球的直径。当颗粒雷诺数 $Re_p < 1$ 时，按斯托克斯（Stokes）定律得斯托克斯径的定义式：

$$d_{st} = \sqrt{\frac{18\mu v_s}{(\rho_p - \rho)g}} \tag{3-1}$$

式中　μ——流体的黏度，Pa·s；

ρ_p——颗粒的密度，kg/m³；

ρ——流体的密度，kg/m³；

v_s——颗粒在重力场中于该流体中的终末沉降速度，m/s。

b. 空气动力学直径 d_a，系在空气中与颗粒的沉降速度相等的单位密度（$\rho_p = 1\text{g/cm}^3$）的球的直径。

斯托克斯径和空气动力学直径是除尘技术中应用最多的两种直径，原因在于它们与颗粒在流体中的动力学行为密切相关。两者的关系为：

$$d_a = d_{st}(\rho_p - \rho)^{\frac{1}{2}} \tag{3-2}$$

（2）平均粒径

确定一个由粒径大小不同的颗粒组成的颗粒群的平均粒径时，需预先求出各个颗粒的单一粒径，然后加和平均。几种平均粒径的计算方法和应用列于表 3-1 中。表中的 d 表示任一颗粒的单一粒径，n 为相应的颗粒个数。实际工程计算中应根据装置的任务、粉尘的物理化学性质等情况，选择最为恰当的粒径的计算方法。

表 3-1　平均粒径的计算和应用

名称	计算公式	物理意义	应用范围
算术平均值	$d_1 = \dfrac{\sum nd}{\sum n}$	单一径的算术平均值	蒸发、各种粒径的比较
面积长度平均值	$d_4 = \dfrac{\sum nd^2}{\sum nd}$	表面积和除以直径的总和	吸附
体面积平均值	$d_3 = \dfrac{\sum nd^3}{\sum nd^2}$	全部粒子的体积除以总表面积	传质、粒子充填层的流体阻力、充填材料的强度
质量平均值	$d_5 = \dfrac{\sum nd^4}{\sum nd^3}$	质量等于总质量，个数等于总个数的粒子粒径	气体输送、燃烧效率、质量、平衡
平均表面积径	$d_r = \left(\dfrac{\sum nd}{\sum n}\right)^{\frac{1}{2}}$	将总面积除以总个数取其平方	吸收
比表面积径	$d = 6(1-\varepsilon)/a$	由比表面积 a 计算的粒径	蒸发、分子扩散
中位径	d_{50}	粒径分布的累积值为 50% 时的粒径	分离、分级装置性能的表示
众径	d_d	粒径分布中频度最高的粒径	

3.1.1.2　粉尘的粒径分布

粒径分布是指某种粉尘中，不同粒径的颗粒所占的比例，也称粉尘的分散度。粒径分布可以用颗粒的质量分数或个数百分数来表示。前者称为质量分布，后者称为粒数分布。由于质量分布更能反映不同大小的粉尘对人体和除尘设备性能的影响，因此在除尘技术中使用较多。这里重点介绍质量分布的表示方法。

粉径分布的表示方法有列表法、图示法和函数法。下面就以粒径分布的测定数据的整理过程来说明粒径分布的表示方法和相应的意义。

测定某种粉尘的粒径分布，先取尘样（其质量 $m_0 = 4.28\text{g}$）。再将尘样按粒径大小分成若干组，一般分为 8～20 个组，这里分为 9 组。经测定得到各粒径范围 $d_p \sim d_p + \Delta d_p$ 内的尘粒质量为 9 组。经测定得到各粒径范围 $d_p \sim d_p + \Delta d_p$ 内的尘粒质量为 $\Delta m(\text{g})$。Δd_p 称为粒径间隔或粒径宽度，在工业生产中也称为组距。将这一尘样的测定及按计算结果列入表 3-2 中。

表 3-2　粒径分布测定和计算结果

项目	分组号								
	1	2	3	4	5	6	7	8	9
粒径范围 d_p/μm	6~10	10~14	14~18	18~22	22~26	26~30	30~34	34~38	38~42
粒径间隔 Δd_p/μm	4	4	4	4	4	4	4	4	4
尘粒质量 Δm/g	0.012	0.098	0.36	0.64	0.86	0.89	0.8	0.46	0.16
频率分布 g/%	0.3	2.3	8.4	15.0	20.1	20.8	18.7	10.7	3.7
频度分布 f/(%/μm)	0.07	0.57	2.10	3.75	5.03	5.20	4.68	2.67	0.92
筛上累积分布 R/%	100	99.8	97.5	89.1	74.1	54.0	33.2	14.5	3.8
筛下累积分布 G/%	0	0.2	2.5	10.9	25.9	46.0	66.8	85.5	96.2

图 3-2 是根据表 3-2 中的数据所绘制的。

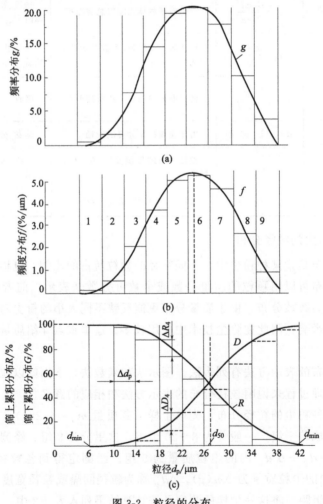

图 3-2　粒径的分布

（1）频率分布 $g(\%)$

粒径 $d_p \sim (d_p + \Delta d_p)$ 之间的尘样质量占尘样总质量的百分数，即

$$g = \frac{\Delta m}{m_0} \times 100\% \tag{3-3}$$

并有

$$\sum g = 100\% \tag{3-4}$$

式中，Δm 为粒径 $d_p \sim (d_p + \Delta d_p)$ 的尘样质量，kg；m_0 为试样总质量，kg。

根据计算出的 g 值（表 3-2），可绘出频率分布直方图，见图 3-2(a)。由计算结果可以看出，g 值的大小与粒径间隔 Δd_p 的取值有关。

（2）频率密度分布 $f(\%/\mu m)$

频率密度分布简称频度分布，系指单位粒径间隔宽度时的频率分布，即粒径间隔宽度 $\Delta d_p = 1\mu m$ 时尘样质量占尘样总质量的百分数，所以：

$$f = \frac{g}{\Delta d_p} \tag{3-5}$$

同样，根据计算结果可以绘出频度分布的直方图，按照各组粒径间隔的平均粒径值，可以得到一条光滑的频度分布曲线 [图 3-2(b)]。

频度分布的微分定义式为

$$f(d_p) = \frac{dg}{ud_p}，即 \ f = \frac{dg}{dd_p} \tag{3-6}$$

它表示粒径为 d_p 的颗粒质量占尘样总质量的百分数。

（3）筛上累积分布 $R(\%)$

筛上累积频率分布简称筛上累积分布。系指大于某一粒径 d_p 的全部颗粒质量占尘样总质量的百分数，即

$$R = \sum_{d_p}^{d_{max}} g = \sum_{d_p}^{d_{max}} \left(\frac{g}{\Delta d_p} \right) \Delta d_p = \sum_{d_p}^{d_{max}} f \Delta d_p \tag{3-7}$$

或

$$R = \int_{d_p}^{d_{max}} f \, dd_p = \int_{d_p}^{\infty} f \, dd_p \tag{3-8}$$

反之，将小于某一粒径 d_p 的全部颗粒质量占尘样总质量的百分数称为筛下累积频率分布 $G(\%)$，简称筛下累积分布，因此：

$$G = \sum_0^{d_p} g = \sum_0^{d_p} f \Delta d_p \tag{3-9}$$

或

$$G = \int_0^{d_p} f \, dd_p \tag{3-10}$$

按照计算所得的 R、G 值，可以分别绘制出筛上累积分布和筛下累积分布的曲线，如图 3-2(c) 所示。

根据累积频率分布的定义可知：

$$G + R = \int_0^\infty f \mathrm{d}d_p = 100 \%$$ (3-11)

即频度分布 f 曲线下面积为 100%。

筛上累积分布和筛下累积分布相等（$R = G = 50\%$）时的粒径为中位径，记作 d_{50}，见图 3-2(c) 中 R 与 G 曲线交点处对应的粒径。中位径是除尘技术中常用的一种表示粉尘粒径分布特性的简明方法。而频度分布 f 达到最大值时相对应的粒径称作众径，记作 d_d。

3.1.1.3　粉尘粒径的分布函数

粉尘的粒径分布用函数形式表示更便于分析，一般来说，粉尘的粒径分布是随意的，近似与某一规律相符，可以用函数表示。常用的有正态分布函数、对数分布函数、罗辛-拉姆勒（Rosin-Rammler）分布函数。这里简单地给出常用函数的形式。

（1）正态分布

粉尘粒径的正态分布（或 Gauss 分布）是相对于频率最高的粒径呈对称分布，其函数形式为：

$$f(d_p) = \frac{100}{\sigma\sqrt{2\pi}} \exp\left[-\frac{1}{2}\left(\frac{d_p - \overline{d}_p}{\sigma^2}\right)^2\right]$$ (3-12)

或 $$R_j = \frac{100}{\sigma\sqrt{2\pi}} \int_0^{d_p} \exp\left[-\frac{(d_p - \overline{d}_p)^2}{2\sigma^2}\right] \mathrm{d}d_p$$ (3-13)

式中，$\overline{d}_p$ 为粒径的算术平均值；σ 为标准偏差，其定义为：

$$\sigma^2 = \frac{\sum(d_p - \overline{d}_1)^2}{N-1}$$ (3-14)

式中，N 为粉尘粒子的个数。

如图 3-3 所示，正态分布的频度分布曲线是关于均值对称的钟形曲线，累积频率分布在正态概率坐标图上为一直线。由该直线可以求取正态分布的特征数 $\overline{d}_p$ 和 σ。累积分布为 50% 的粒径（中位径 d_{50}）即为算术平均径，也就是 $\overline{d}_p = d_{50}$。而标准偏差 σ 等于累积频率 $R = 84.1\%$ 的粒径 $d_{84.1}$ 和中位径 d_{50} 之差，或中位径 d_{50} 和累积频率 $R = 15.9\%$ 的粒径 $d_{15.9}$ 之差，即

$$\sigma = d_{84.1} - d_{50} = d_{50} - d_{15.9} = \frac{1}{2}(d_{84.1} - d_{15.9})$$ (3-15)

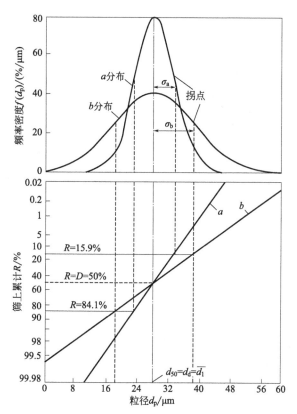

图 3-3　正态分布曲线及特征数的估计

（2）对数正态分布

在正态分布函数中用 $\lg d_p$ 代替 d_p，用 $\lg \overline{d}_p$ 代替 $\overline{d}_p$，即

$$\rho(d_p) = \frac{100}{\sigma_g \sqrt{2\pi}} \exp\left[-\frac{1}{2}\left(\frac{\lg d_p - \lg \overline{d}_g}{\sigma_g}\right)^2\right] \tag{3-16}$$

$$\sigma_g^2 = \frac{\sum(\lg d_p - \lg \overline{d}_g)^2}{N-1} \tag{3-17}$$

$$(d_g)^n = d_1^n 1 d_2^n 2 \cdots d_n^n n$$

式中　$\overline{d}_g$——粒径的几何平均值；

　　　σ_g——几何标准偏差。

将粒径分布绘于对数正态概率坐标图上也会得到一条直线。利用对数正态概率坐标图可以很方便地求得此种分布的特征数 $\overline{d}_g$ 和 σ_g（图 3-4）。对于对数正态分布的几何标准偏差则有

$$\sigma_g = \left(\frac{d_{15.9}}{d_{84.1}}\right)^{\frac{1}{2}} \tag{3-18}$$

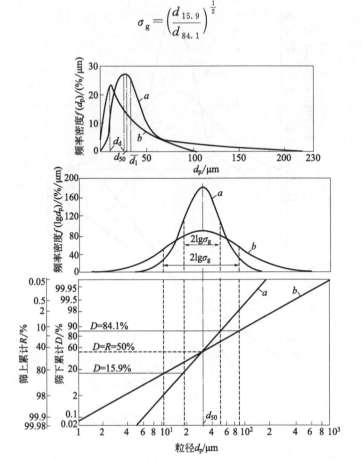

图 3-4 对数正态分布曲线及特征数的估计

(3) 罗辛-拉姆勒 (R-R) 分布函数

尽管对数正态分布函数在解析上比较方便，但是对破碎、研磨、筛分过程中产生的细颗粒以及分布很广的各种粉尘，常有不相吻合的情况。这时可以采用适应范围更广的罗辛-拉姆勒分布函数来表示，简称 R-R 分布函数。R-R 分布函数的一种形式为

$$R(d_p) = 100\exp(-\beta d_p^n) \tag{3-19}$$

或 $$R(d_p) = 100 \times 10^{-\beta' d_p^n} \tag{3-20}$$

式中 d_p——粉尘粒径；

β, β'——分布系数，并有 $\beta = \ln 10 \times \beta' = 2.303\beta'$；

n——粒径的分布指数。

对式（3-20）两端取两次对数可得

$$\lg\left(\lg\frac{100}{R}\right)=\lg\beta'+n\lg d_p \tag{3-21}$$

若以 $\lg d_p$ 为横坐标，以 $\lg\frac{100}{R}$ 为纵坐标作图，则可得到一条直线。直线的斜率分布指数 n，对纵坐标的截距为 $d_p=1\mu m$ 时的 $\lg\beta'$ 值，即

$$\beta'=\lg\left(\frac{100}{R_{d_p=1}}\right) \tag{3-22}$$

若将中位径 d_{50} 代入式（3-19）可求得

$$\beta=\frac{\ln2}{d_{50}^n}=\frac{0.693}{d_{50}^n} \tag{3-23}$$

再将上式代入式（3-19）中，则得到一个常用的 R-R 分布函数表达式

$$R(d_p)=100\exp\left[-0.693\left(\frac{d_p}{d_{50}}\right)^n\right] \tag{3-24}$$

德国国家标准采用 RRS 分布函数，其表达式为

$$R(d_p)=100\exp\left[-\left(\frac{d_p}{d_p'}\right)^n\right] \tag{3-25}$$

式中，d_p' 为粒径特性数，为筛上累积分布 $R=36.8\%$ 时的粒径。分布指数 n 与前面各式一样，是表示粒子分布范围的特征数，n 值越大，粒径分布范围越窄。粒径特性数 d_p' 与中位径的关系：

$$d_{50}=d_p'(0.693)^{\frac{1}{n}} \tag{3-26}$$

在 R-R 坐标图或 RRS 坐标图上标绘的粒径累积分布曲线皆为直线，并能方便地求出特征数 n、β'、d_{50} 或 d_p'。

对于一种粉尘的粒径分布究竟适合上述哪一种，可以用一种简单有效的方法判断，就是将累积分布定值（R 或 G）同时标在按上述三种分布函数绘制的线图上，即标在正态概率图、对数正态概率图和 R-R 分布图上。当实验值的标点能形成那一条直线时，则此分布就服从那种公式。

3.1.1.4　粉尘粒径分布的测定方法

粉尘粒径分布的测定方法分为四类：显微镜法、筛分法、细孔通过法和液体沉降法。

（1）显微镜法

常用放大率 450～600 倍的显微镜，对尘粒逐个测量，从而取得定向径、定向面积等分径等。在测量时要求整个视野范围内的尘粒数不超过 50～70 个。每次测量 200 个以上。为了减轻测量劳动、提高准确率，近年来有人在显微镜

外部加一个电视摄像机，进行扫描测定。

（2）筛分法

筛分法是一个常用的方法。它是取 100g 尘样为标准。通过一套筛子进行筛分，按不同孔组残留率进行计算，找出占总质量的百分数。我国采用泰勒标准筛，最小孔径 $40\mu m$（360 目）。筛分法可用手工和振筛机筛分，任一种筛分都要求每分钟通过每只筛子的尘量不超过 0.5g 或筛上尘量（未通过筛孔，留在筛上的粉尘量）的 0.1%。

（3）细孔通过法

库尔特（Coulter）计数器可以在细孔通过法中应用。使尘粒在电解介质中通过孔口，由于电阻的变化而引起电压波动，其波动值与尘粒的体积成正比。此法测得的是颗粒的球等直径，测定的范围为 $0.6\sim500\mu m$。用此法测定需要的试样少（2mg），分析快，只需几十秒。

（4）液体沉降法

液体沉降法是根据不同大小颗粒在液体介质中的沉降速度各不相同这一原理而得出的，它是气体除尘实验研究应用最广泛的方法。

粉尘颗粒在液体（或气体）介质中做等速自然沉降时所达到的最大速度可用斯托克斯公式表示，即

$$v_s = \frac{d_p^2(\rho_p - \rho)g}{18\mu} \tag{3-27}$$

式中　v_s——尘粒的沉降速度，m/s；

　　d_p——尘粒的直径，m；

　　ρ_p——尘粒的真密度，kg/cm^3；

　　μ——液体的黏度，$Pa \cdot s$；

　　ρ——液体的密度，kg/m^3。

由于直接测得各种尘粒的沉降速度比较困难，因此用尘粒的沉降高度（H）和沉降时间（t）代换沉降速度，则式(3-27) 可改写为

$$d_p = \sqrt{\frac{18\mu H}{(\rho_p - \rho)gt}} \text{ 或 } t = \frac{18\mu H}{(\rho_p - \rho)gd_p^2} \tag{3-28}$$

因此，当液体介质温度一定（即 μ、ρ 一定）时，给定沉降高度 H 之后，便可据式(3-28) 计算出沉降时间为 $t_1, t_2, \cdots, t_n$ 时的尘粒直径 $d_1, d_2, \cdots, d_n$，或进行相反计算。这种粉尘粒径与沉降时间的对应关系，为用沉降法测定粉尘粒径分布提供了理论依据。下面介绍粉尘在液体中的沉降情况。

图 3-5 表示各种不同粒径的粉尘在液体中的沉降情况。状态甲（$t=0$）表

示开始沉降前各种尘粒均匀分散在介质中。经 t_1 时间后，直径等于和大于 d_1 的尘粒全部降至虚线以下（如状态乙），也就是说虚线以上的悬浮液中所含尘粒粒径皆小于 d_1。同理，经 t_2 时间后粒径大于 d_2 的尘粒全部降至虚线之下（如状态丙）。经 t_3 时间后粒径大于 d_3 的尘粒全部降至虚线之下（如状态丁）……当我们设法测出经 $t_1, t_2, \cdots, t_n$ 时间后在虚线以上（或以下）悬浮液中粒径小于（或大于）$d_1, d_2, \cdots, d_n$ 的尘粒的质量 $m_1, m_2, \cdots, m_n$，则可计算出各种粒径粉尘的筛下或筛上累积分布。

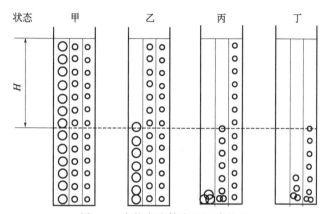

图 3-5　尘粒在液体中的沉降情况

$$G_i = \frac{m_i}{m_0} \times 100\% \quad (i = 1, 2, \cdots, n) \tag{3-29}$$

也可计算出某一粒径范围内粉尘的频率分布

$$g_i = \frac{m_i - m_{i+1}}{m_0} \times 100\% \quad (i = 1, 2, \cdots, n) \tag{3-30}$$

式中，m_0 为原始悬浮液中（$t = 0$ 时）所含粉尘质量。

液体沉降法又可分为移液管法、密度计法、沉降天平法和毛细管法等。

（5）气体沉降法

该方法是使尘粒在气体介质中进行沉降的测定方法，又分为重力沉降法、离心力沉降法和惯性力沉降法。目前常用的测定设备是一种离心力沉降式的巴柯分级粒度测定仪。

3.1.2　粉尘的物理性质

3.1.2.1　粉尘的密度

单位体积中粉尘的质量称为粉尘的密度 ρ_p，其单位是 kg/m³ 或 g/cm³。

由于粉尘的产生情况不同、实验条件不同，获得的密度值也不同。一般将粉尘的密度分为真密度和堆积密度等不同的概念。

（1）真实密度（真密度）

由于粉尘颗粒表面不平和其内部的空隙，所以尘粒表面及其内部吸附着一定的空气。粉尘的真密度是设法将吸附在尘粒表面及其内部的空气排除后测得的粉尘自身的密度，用 ρ_p 表示。

（2）堆积密度

固体研磨而形成的粉尘，在表面未氧化前，其真密度与母料密度相同。呈堆积状态存在的粉尘（即粉体），除了每个尘粒吸附有一定空气外，尘粒之间的空隙中也含有空气。将包括粉体粒子间气体空间在内的粉尘密度称为堆积密度。可见，对同一种粉尘来说，其堆积密度值一般要小于真密度值。如煤粉燃烧产生的飞灰粒子，含有熔凝的空气球（煤胞），其堆积密度为 $1.079\mathrm{g/cm^3}$，真密度为 $2.2\mathrm{g/cm^3}$。

若将粉尘之间的空隙体积与包含空隙的粉尘总体积之比称为空隙率，用 ε 表示，则粉尘的真密度 ρ_p 与堆积密度 ρ_b 之间存在如下关系

$$\rho_b = (1-\varepsilon)\rho_p \tag{3-31}$$

对于一定种类的粉尘来说，ρ_p 是定值，而 ρ_b 随空隙率 ε 而变化。ε 值与粉尘种类、粒径及充填方式等因素有关。粉尘愈细，吸附的空气愈多，ε 值愈大；充填过程加压或进行振动，ε 值减小。

粉尘的真密度应用于研究尘粒在空气中的运动，而堆积密度则可用于存仓或灰斗容积的计算等。

3.1.2.2 粉尘的比表面积

单位体积的粉尘具有的总表面积 S_p 称为粉尘的比表面积（$\mathrm{cm^2/cm^3}$）。对于平均粒径为 d_p、空隙率为 ε 的表面光滑球形颗粒，其比表面积定义为

$$S_p = \frac{\pi d_p^2(1-\varepsilon)}{\dfrac{\pi d_p^3}{6}} = 6\,\frac{1-\varepsilon}{d_p} \tag{3-32}$$

对于非球形颗粒组成的粉尘，其比表面积定义为

$$S_m = 6\,\frac{1-\varepsilon}{\psi_m d_p} \tag{3-33}$$

式中，ψ_m 为颗粒群的形状系数，$\psi_m = \dfrac{S_p}{S_m}$。细砂平均 $\psi_m = 0.75$；细煤粉 $\psi_m = 0.73$；烟灰 $\psi_m = 0.55$；纤维尘 $\psi_m = 0.30$。

比表面积常用来表示粉尘总体的细度，是研究通过粉尘层的流体阻力以及研究化学反应、传质、传热等现象的参数之一。

3.1.2.3　粉尘的含水量及其润湿性

（1）粉尘的含水量

粉尘中所含水分一般可分为以下几类：

① 自由水　附着在表面或包含在凹面及细孔中的水分。

② 结合水　紧密结合在颗粒内部，用一般干燥方法不易全部去除的水分。

③ 化学结合水　颗粒的组成部分，如结晶水。

通过干燥过程可以除去自由水和一部分结合水，其余部分作为平衡水分残留，其量随干燥条件而变化。

在工程中一般将粉尘中所含水量 W_w（g）与粉尘总质量 （g）之比称为含水率 W（%），即

$$W = \frac{W_w}{W_w + W_d} \times 100\%$$

（3-34）

式中，W_d 为干粉尘的质量，g。

工业测定的水分，是指总水分与平衡水分之差，测定水分的方法要根据粉尘的种类和测定目的来选择。最基本的方法是将一定量（约 100g）的尘样放在 105℃ 的烘箱中干燥后，再进行称量。测定水分的方法还有蒸馏法、化学反应法、电测法等。

（2）粉尘的润湿性

粉尘颗粒能否与液体相互附着或附着难易的性质称为粉尘的润湿性。当尘粒与液滴接触时，如果接触扩大而相互附着，就是能润湿；若接触面趋于缩小而不能附着，则是不能润湿。依其被润湿的难易程度，可分为亲水粉尘和疏水粉尘。对于 5μm 以下特别是 1μm 以下的尘粒，即使是亲水的，也很难被水润湿，这是由于细粉的比表面积大，对气体的吸附作用强，表面易形成一层气膜，因此只有在尘粒与水滴之间具有较高的相对运动时，才会被润湿。同时粉尘的润湿性还随压力增加而增加；随温度上升而下降；随液体表面张力减小而增加。各种湿式洗涤器，主要靠粉尘与水的润湿作用来分离粉尘。

值得注意的是，像水泥粉尘、熟石灰及白云石砂等虽是亲水性粉尘，但它们吸水之后即形成不再溶于水的硬垢，一般称粉尘的这种性质为水硬性。水硬性结垢会造成管道及设备堵塞，所以对此类粉尘一般不宜采用湿式洗涤器分离。

3.1.2.4 粉尘的荷电性及导电性

（1）粉尘的荷电性

粉尘在其产生过程中，由于相互碰撞、摩擦、放射线照射、电晕放电及接触带电体等原因，总会带有一定的电荷。粉尘荷电以后，其物理性质如凝聚性、附着性等改变。同时，对人体的危害也有所增加。粉尘的荷电量随着温度的提高、表面积增大及含水量减少而增大。

（2）粉尘的比电阻

粉尘导电性的表示方法和金属导线一样，用电阻率来表示，单位为欧姆·厘米（Ω·cm）。但是粉尘的导电不仅包括粉尘颗粒本体的容积导电，而且还包括颗粒表面因吸附水分等形成的化学膜的表面导电。特别对于电阻率高的粉尘，在低温条件下（<100℃），主要是靠表面导电，在高温条件下（>200℃），容积导电占主导地位。因此，粉尘的电阻率与测定时的条件有关，如温度、湿度以及粉尘的松散度和粗细等。总之，粉尘的电阻率仅是一种可以相互比较的电阻，称为表观电阻，简称比电阻。

3.1.2.5 粉尘的黏附性

粉尘的黏附性是指粉尘颗粒之间凝聚的可能性，或粉尘产生对器壁黏附堆积的可能性。粉尘颗粒由于凝聚变大，有利于提高除尘器的捕集效率。而从另一方面来说，粉尘对器壁的黏附会造成装置和管道的堵塞或引起故障。

一般认为，黏附现象与作用在颗粒之间的附着力以及与固体壁面之间的作用力有关。实践证明，颗粒细、含水率高以及荷电量大的粉尘易于黏附在器壁上，此外，还与粉尘的气流运动状况及壁面粗糙情况有关。所以在除尘系统或气流输送系统中，要根据经验选择适当的气流速度，并尽量把器壁面加工光滑，以减少粉尘的黏附。

3.1.2.6 粉尘的安息角

粉尘的安息角（休止角）是指粉尘通过小孔连续地下落到水平板上时，堆积成的锥体母线与水平面的夹角（也叫静止角或堆积角）。安息角是粉状物料所具有的动力特性之一，它与粉尘的种类、粒径、形状和含水量等因素有关。多数粉尘的安息角的平均值在35°～360°。对于同一种粉尘，粒径愈小，安息角愈大，表面愈光滑和愈接近球形，安息角愈小。而含水率愈大，安息角愈大。安息角是设计除尘设备及管道的主要依据。安息角的测定方法见图3-6。

3.1.2.7 粉尘的爆炸性

有些粉尘（如镁粉、碳化钙粉尘）与水接触后会引起自燃爆炸，称这种粉

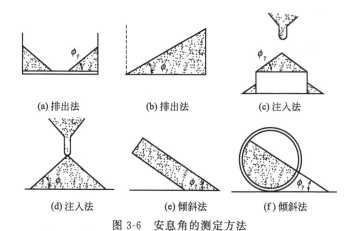

图 3-6 安息角的测定方法

尘为具有爆炸危险性粉尘。对于这种粉尘不能采用湿式除尘方法。另外,有些粉尘(如硫矿粉、煤尘等)在空气中达到一定浓度时,在外界的高温、摩擦、震动、碰撞以及放电火花等作用下会引起爆炸,这些粉尘亦称为具有爆炸危险性粉尘。有些粉尘互相接触或混合后引起爆炸,如溴与磷、锌粉与镁粉接触混合便能发生爆炸。

这里所说的爆炸是指可燃物的剧烈氧化作用,并在瞬间产生大量的热量和燃烧产物,在空间内造成很高的温度和压力,故称为化学爆炸。可燃物除了指可燃粉尘外,还包括可燃气体和蒸气。引起爆炸必须具备两个条件:一是由可燃物与空气或氧构成的可燃混合物具有一定的浓度;二是存在能量足够的火源。可燃混合物中可燃物的浓度只有在一定的范围内才能引起爆炸。能够引起爆炸的最高浓度叫爆炸上限,最低浓度叫爆炸下限。在可燃物浓度低于爆炸下限或高于爆炸上限时,均无爆炸危险。粉尘的爆炸上限,由于浓度值过大(如糖粉的爆炸上限浓度为 13.5kg/m^3),在多数场合下都达不到而无实际意义。粉尘发火的最低温度称为发火点,它们都与火源的强度,粉尘的种类、粒径、湿度,通风情况,氧气浓度等因素有关。一般是粉尘愈细,发火点愈低。粉尘的爆炸下限愈小、发火点愈低,爆炸的危险性愈大。

3.1.3 尘粒在流体中的动力特性

(1) 尘粒的沉降速度

假设直径为 d_p 的球形颗粒,在静止的流体中自由降落。其所受的作用力有三个,即重力 F_1,流体对颗粒的浮力 F_2,流体的阻力 F_3,其合力为 $F_合 = F_1 - F_2 - F_3$,而

$$F_1 - F_2 = \frac{\pi}{6} d_p^3 (\rho_p - \rho) g \tag{3-35}$$

式中　ρ——流体的密度，kg/m^3。

颗粒所受阻力表示为：

$$F_3 = C_D A_p \frac{\rho v^2}{2} \tag{3-36}$$

式中　C_D——流体的阻力系数；

A_p——颗粒在其流动方向上的投影面积，对于球形颗粒，$A_p = \frac{1}{4} \pi d_p^2$，$m^2$；

v——颗粒与流体的相对速度，m/s。

颗粒在合力 F 的作用下，从静止开始做加速下降运动，随着 v 的不断增加，F_3 增大，当 F_3 增大到使合力 $F_合 = 0$ 时，尘粒开始做匀速下降运动。此时尘粒的降落速度达到了最大的恒定值，称为尘粒的终末沉降速度，简称沉降速度。由式(3-35) 和式(3-36) 可得：

$$v_s = \sqrt{\frac{4 d_p g}{3 C_D} \times \frac{\rho_p - \rho}{\rho}} \tag{3-37}$$

上式中所含阻力系数 C_D，在实际中难以应用，需要求出 C_D 的计算式。

尘粒在流体中下降时所受阻力有两种：一种是流体作用于尘粒上的动压引起的阻力；另一种是摩擦引起的阻力。这两种阻力的大小取决于流体绕过尘粒时的流动状况（层流或紊流）。层流时尘粒主要是克服摩擦阻力。紊流时，尘粒是要克服动压阻力，即动力阻力。

由实验可知颗粒在流体中运动阻力系数 C_D 是雷诺数 Re 的函数，可近似地表示为：

$$C_D = \frac{K}{Re^\varepsilon} \tag{3-38}$$

式中，系数 K 及指数 ε 值取决于相应的 Re 值，即尘粒周围的流动状态。而

$$Re = \frac{v_s d_p \rho}{\mu} \tag{3-39}$$

式中　μ——流体的黏度，$Pa \cdot s$。

当 $Re < 1$ 时流动处于层流区，$K = 24$，$\varepsilon = 1$，则 C_D 与 Re 呈简单的直线关系。

$$C_D = \frac{24}{Re} \tag{3-40}$$

当 $Re = 1 \sim 500$ 时，流动处于介流区，$K = 10$，$\varepsilon = 0.5$，则有：

$$C_D = \frac{10}{Re^{0.5}} \tag{3-41}$$

当 $Re = 500 \sim 2 \times 10^5$ 时，流动处于紊流区，$K = 0.44$，$\varepsilon = 0$，则有：

$$C_D = 0.44 \tag{3-42}$$

将式(3-40)~式(3-42)代入式(3-36)中，可分别求出不同雷诺数 Re 范围的流体阻力 F_3。再分别代入式(3-37)可求出不同 v_s。

当 $Re < 1$ 时，适用于斯托克斯阻力定律范围：

$$F_3 = 3\pi \mu d_p v_s \tag{3-43}$$

则

$$v_s = \frac{d_p^2(\rho_p - \rho)g}{18\mu} \tag{3-44}$$

当 $Re = 1 \sim 500$ 时，适用奥伦（Allen）阻力定律范围：

$$F_3 = \frac{5\pi}{4}\sqrt{\mu \rho d_p^3 v_s^3} \tag{3-45}$$

$$v_s = \left[\frac{4}{255} \times \frac{(\rho_p - \rho)^2 g^2}{\mu \rho} \right]^{1/3} \tag{3-46}$$

当 $Re = 500 \sim 2 \times 10^5$ 时，适用于牛顿定律范围：

$$F_3 = 0.55\pi d^2 \rho v_s^2 \tag{3-47}$$

$$v_s = 1.74 \left[d_p(\rho_p - \rho)g \right]^{0.5} \tag{3-48}$$

（2）尘粒在管道中的运动特性

除尘管道内的粉尘运动不仅与粉尘特性、气体状态和雷诺数有关，而且还与管道截面大小、管壁粗糙度、管网布置等因素有关。讨论管道中尘粒的输送速度问题是为了防止尘粒在管道内沉积，并尽可能减少管壁磨损和能量消耗。

单一粉尘粒子在水平管道中的运动轨迹如图 3-7 所示。随气流运动的尘粒，因重力作用逐渐沉降，并在管底停留瞬间，又在气流作用下沿着管底向前滚动（或滑动）。当气流流过沿管底滚动的尘粒时，由绕流的作用，尘粒上部气流速度增高，压力相对降低，尘粒下部气流速度降低，压力增高，从而使尘粒重新悬浮起来，随着气流运动。当尘粒上升到其上下两面气流速度接近相同时，便又开始重力沉降，这样周而复始，呈波浪状向前运动。

若尘粒为球形，管道边界层内水平气流速度 v_m 造成的浮力 F 可按下式计算。

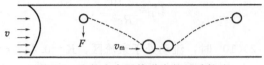

图 3-7　尘粒在水平管道中的运动轨迹

$$F = K \frac{\pi d_{\mathrm{p}}^2}{4} \times \frac{\rho v_{\mathrm{m}}^2}{2} \qquad (3\text{-}49)$$

式中　v_{m}——烟尘粒表面气流水平速度，称为边界层速度，m/s；

　　　K——悬浮系数，取实验值。

当悬浮力 F 等于尘粒重力 F_1（忽略浮力）时，即

$$K \frac{\pi d_{\mathrm{p}}^2}{4} \times \frac{\rho v_{\mathrm{m}}^2}{2} = \frac{\pi}{6} d_{\mathrm{p}}^3 \rho_{\mathrm{p}} g \qquad (3\text{-}50)$$

尘粒便开始上浮。由此得出使尘粒悬浮所需的气流速度（即边界层速度）

$$v_{\mathrm{m}} = 3.62 \left(\frac{d_{\mathrm{p}} \rho_{\mathrm{p}}}{K \rho} \right)^{0.5} \qquad (3\text{-}51)$$

对于球形颗粒而言，悬浮系数 K 与气流垂直流过颗粒时的阻力系数 C_{D} 大致相同，因此，在紊乱状态下近似取 $K = 0.44$，这样，在分散介质为常压的空气（$\rho = 1.2\mathrm{kg/m}^3$）时，上式简化为：

$$v_{\mathrm{m}} = 5.0 \sqrt{d_{\mathrm{p}} \rho_{\mathrm{p}}} \qquad (3\text{-}52)$$

由于管道内气流速度分布不均匀，边界层流速远小于管道内的平均速度，所以水平管道内输送粉尘所需的平均气流速度应随粉尘粒径、管道直径不同而异，取边界层流速的 2～3 倍，即

$$v = (2 \sim 3) v_{\mathrm{m}} = (10 \sim 15) \sqrt{d_{\mathrm{p}} \rho_{\mathrm{p}}} \qquad (3\text{-}53)$$

当粉尘由各种粒径尘粒组成时，则应按最大粒径计算悬浮速度，并应根据管网结构及布置情况选取 $\dfrac{v}{v_{\mathrm{m}}}$，然后决定粉尘输送速度。

尘粒在垂直管道中的运动比较简单，只要保证管道内气流速度大于尘粒的沉降速度 v_{s} 即可。但考虑到管道内气流速度分布的不均匀和能较顺利地输送贴近管壁的尘粒，管内平均气流速度应取沉降速度的 1.3～1.7 倍，即

$$v = (1.3 \sim 1.7) v_{\mathrm{s}} \qquad (3\text{-}54)$$

倾斜管道中尘粒的输送速度应介于水平管道和垂直管道的输送速度之间，视管道的倾斜角度而定。当管道的倾斜角大于粉尘的安息角时，粉尘的输送速度要取较大值。

3.2　除尘器

3.2.1　除尘器性能

3.2.1.1　除尘器性能的表示方法

除尘器性能的主要指标有除尘器处理气体量、除尘效率和压力损失。此外，还包括设备的金属或其他材料耗量，占地面积，设备费和运行费，设备的可靠性和使用年限，以及操作和维护管理的难易等。从大气环境质量控制的角度来看，在这些性能指标中最为重要的应是除尘系统排出口粉尘浓度或排放量。

除尘器处理气体量是代表其处理能力大小的指标，一般用体积流量 $Q(\mathrm{m^3/s}$ 或 $\mathrm{m^3/h})$ 表示，且为给定量。除尘器的压力损失是代表装置消耗能量大小的技术经济指标，通风机所耗功率与除尘器的压力损失成正比。除尘器的除尘效率是代表其捕集粉尘效果的重要技术指标。工业生产中，要根据技术和经济指标，选择效率恰当的除尘器。

3.2.1.2　除尘器的除尘效率

（1）总除尘效率 η

若通过除尘器的气体流参数为 $Q(\mathrm{m^3/s})$、$S(\mathrm{g/s})$、$C(\mathrm{g/m^3})$，相应除尘器进口、出口和进入灰斗的量用角标 i、o 和 c 表示，则粉尘流量情况为：

$$S_i = S_c + S_o \tag{3-55}$$

除尘效率计算式中的有关符号如图 3-8 所示。

除尘器的总除尘效率系指同一时间内除尘器捕集的粉尘质量与进入的粉尘质量之百分比，可表示为

$$\eta = \frac{S_c}{S_i} \times 100\% = \left(1 - \frac{S_o}{S_i}\right) \times 100\% \tag{3-56}$$

因为 $S = CQ$，则

$$\eta = \left(1 - \frac{C_o Q_o}{C_i Q_i}\right) \times 100\% \tag{3-57}$$

由于气体流量（或体积）与气体状态有关，所以应换算为标准状态 $(273\mathrm{K}, 101.325\mathrm{kPa})$ 表示气体流量（或体积），并在相应的符号上加角标 N，则式(3-57)变为：

$$\eta = \left(1 - \frac{C_{oN} Q_{oN}}{C_{iN} Q_{iN}}\right) \times 100\% \tag{3-58}$$

若除尘器本体不漏气，即 $Q_{oN}=Q_{iN}$，则上式简化为

$$\eta=\left(1-\frac{C_{oN}}{C_{iN}}\right)\times100\%$$ (3-59)

当除尘器漏气量大于入口量的 20% 时，应按式(3-58) 计算。

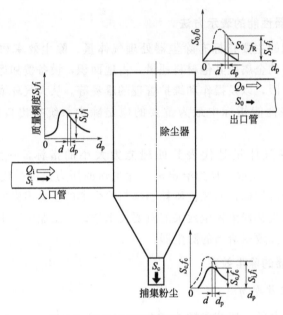

图 3-8 除尘效率计算式中的有关符号

（2）通过率 P

过滤式除尘器，如袋式过滤器和空气过滤器等，除尘效率可达 99% 以上，若表示成 99.9% 或 99.99%，显然不方便，也不明显，因此有时采用通过率 P（%）的表示方法。它指的是从除尘器出口逸散的粉尘量与进口粉尘之百分比，即

$$P=\frac{S_o}{S_i}\times100\%=100\%-\eta$$ (3-60)

例如，某台除尘器的 $\eta=99.0\%$，$P=1.0\%$；另一台除尘器的 $\eta=99.9\%$，$P=0.1\%$。前一台除尘器的通过率为后者的 10 倍。

（3）排出口浓度及排放量

由式(3-58) 得排出口含尘浓度（g/m^3）为

$$C_{oN}=C_{iN}\left(\frac{Q_{iN}}{Q_{oN}}\right)\left(1-\frac{\eta}{100}\right)$$ (3-61)

无漏气时 $Q_{oN}=Q_{iN}$，则式（3-61）可简化为：

$$C_{oN}=C_{iN}\left(1-\frac{\eta}{100}\right) \tag{3-62}$$

因此，除尘器出口的粉尘排放量（g/s）为：

$$S_o=C_{oN}Q_{oN} \tag{3-63}$$

（4）串联运行时的总除尘效率

在实际除尘系统中，常常把两个或多个（多种）形式的除尘器串联起来使用。如当气体含尘浓度较高，若用一个除尘器净化时，排出口浓度可能达不到排放要求，或者即使能达到排放要求，因粉尘负荷过大，会引起装置性能不稳定或堵塞。这时应该考虑采用两级或多级除尘器串联使用。

设第一级除尘器效率为 η_1，第二级的除尘效率为 η_2，则两级除尘器的总除尘效率为：

$$\eta=\eta_1+\eta_2(1-\eta_1)=1-(1-\eta_1)(1-\eta_2) \tag{3-64}$$

同理，n 级除尘器串联后的总除尘效率为

$$\eta=1-(1-\eta_1)(1-\eta_2)\cdots(1-\eta_n) \tag{3-65}$$

（5）分级除尘效率及其与粒径分布和总除尘效率的关系

① 分级除尘效率（η_d）　上述除尘器效率是指在一定条件下的除尘器对一定特性粉尘的总除尘效率。但是，由于同一装置在同一运行条件之下，对粒径分布不同的粉尘的捕集效率不同。所以，为表示除尘效率与粉尘粒径分布的关系，一般采用分级除尘效率的表示方法。

分级除尘效率（简称分级效率）是指除尘器对某一粒径 d_p 或粒径范围 $d_p\sim(d_p+\Delta d_p)$ 内粉尘的除尘效率，以 η_d 表示，则

$$\eta_d=\frac{\Delta S_c}{\Delta S_i}\times100\% \tag{3-66}$$

式中　ΔS_i——除尘器进出口粒径为 d_p ［或 $d_p\sim(d_p+\Delta d_p)$ 范围］的粉尘流量，g/s；

　　　ΔS_c——除尘器捕集的粒径为 d_p ［或 $d_p\sim(d_p+\Delta d_p)$ 范围］的粉尘流量，g/s。

设除尘器入口的粉尘量为 S_i（g/s），粒径频度分布为 f_i，捕集粉尘量为 S_c（g/s），频度分布为 f_c，由式（3-66）可得

$$\eta_d=\frac{\Delta S_c}{\Delta S_i}=\frac{S_c f_c}{S_i f_i} \tag{3-67}$$

式中　f_i——除尘器进口粉尘的频度分布；

f_c——除尘器捕集粉尘的粒径频度分布。

因为总除尘效率 $\eta_d = \dfrac{S_c}{S_i}$，则分级效率可表示成

$$\eta_d = \eta \frac{f_c}{f_i} \qquad (3\text{-}68)$$

因此，捕集粉尘的频率分布为

$$f_c = f_i \frac{\eta_d}{\eta} \qquad (3\text{-}69)$$

分级效率还可以根据除尘器出口逸散粉尘的频度分布 f_o 和入口的 f_i 计算。对于粒径 $d_p \sim (d_p + \Delta d_p)$ 范围的粒子群有

$$S_o f_o = (S_i - S_c) f_o = S_i f_i - S_c f_c$$

等式两边同时除以 S_i 后有

$$\left(1 - \frac{S_c}{S_i}\right) f_o = f_i - \frac{S_c}{S_i} f_c$$

因为 $\dfrac{S_c}{S_i} = \eta$，则

$$(1 - \eta) f_o = f_i - \eta f_c \qquad (3\text{-}70)$$

再由式（3-68）代入上式，则得

$$\eta_d = 1 - (1 - \eta) \frac{f_o}{f_i} \qquad (3\text{-}71)$$

同样，η_d 还可以由 f_c 和 f_o 计算得到：

$$\eta_d = \frac{\eta}{\eta + (1 - \eta) \dfrac{f_o}{f_c}} \qquad (3\text{-}72)$$

这样，测出了除尘器的总除尘效率 η，分析除尘器入口、出口、捕集的粉尘频率分布 f_i、f_o、f_c 中的任意两项，即可按上列公式计算出分级效率。

分级效率与除尘器的种类、气流状况及粉尘的密度和粒径有关。对于旋风除尘器和湿式洗涤器的分级效率 η_d 与粒径 d_p 的关系，一般以指数函数形式表示：

$$\eta_d = 1 - e^{-a d_p^m} \qquad (3\text{-}73)$$

式中，等号右侧第二项表示逸散粉尘的比例。系数 a 与指数 m 均由实验确定。a 值愈大，粉尘逸散量愈小，装置的分级效率愈高。m 值的范围，对旋风除尘器约为 $0.65 \sim 2.30$，对湿式洗涤器约为 $1.5 \sim 4$。m 值愈大，说明粒径 d_p 对 η_d 的影响愈大。

② 总除尘效率与粒径分布和分级效率的关系　如图 3-9，除尘器入口粉尘流量为 $S_i(\mathrm{g/s})$，捕集粉尘量为 $S_c(\mathrm{g/s})$，粒径为 d_p，捕集粉尘的频率分布为 $f_c(\%/\mu\mathrm{m})$，则除尘器总捕集粉尘量为 $\int_0^\infty S_c f_c \mathrm{d}d_p$，由式（3-56）及式（3-69）得：

$$\eta = \frac{\int_0^\infty S_c f_c \mathrm{d}d_p}{S_i} = \int_0^\infty \eta_d f_i \mathrm{d}d_p \tag{3-74}$$

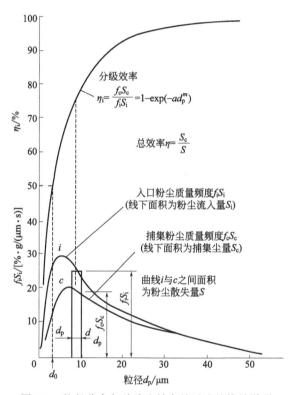

图 3-9　粒径分布与总除尘效率关系式的推导说明

由此，当给出某除尘器的分级效率 η_d 和要净化的粉尘的频度分布 f_i 时，便可按上式计算出能达到的总除尘效率 η，这是设计新除尘器时常用的计算方法。实际上，若给出粒径范围 Δd_p 内的粒径频率分布 g 时，由

$$f_i = g_i/\Delta d_p \tag{3-75}$$

将式（3-74）积分式改成求和的形式则得：

$$\eta = \sum_{d_{\min}}^{d_{\max}} g_i \eta_d \tag{3-76}$$

表 3-3 给出了根据粒径分布和分级效率计算总除尘效率的例子。

表 3-3 　根据粒径分布和分级效率计算总除尘效率

粉尘粒径范围 $d_p/\mu m$		0~5.8	5.8~8.2	8.2~11.7	11.7~16.5	16.5~22.6	22.6~33	33~47	>47
入口粉尘频率分布 $g_i/\%$		31	4	7	8	13	19	10	8
分级效率 $\eta_d/\%$		61	85	93	96	98	99	100	100
总效率 $\eta/\%$	$g_i\eta_d$	18.9	3.4	6.5	7.7	12.7	18.8	10.0	8.0
	$\eta=\sum g_i\eta_d$	86.0							

3.2.2　除尘器分类

从含尘气流中将粉尘分离出来并加以捕集的装置称为除尘装置或除尘器。除尘器是除尘系统中的主要组成部分,其性能如何对全系统的运行效果有很大影响:

按照除尘器分离捕集粉尘的主要机理,可将其分为如下四类。

① 机械式除尘器,它是利用质量力(重力、惯性力和离心力等)的作用使粉尘与气流分离沉降的装置。它包括重力沉降室、惯性除尘器和旋风除尘器等。

② 湿式除尘器,亦称湿式洗涤器,它是利用液滴或液膜洗涤含尘气流,使粉尘与气流分离沉降的装置。湿式洗涤器既可用于气体除尘,亦可用于气体吸收。

③ 过滤式除尘器,它是使含尘气流通过织物或多孔的填料层进行过滤分离的装置,包括袋式除尘器、颗粒层除尘器等。

④ 电除尘器,它是利用高压电场使尘粒荷电,在库仑力作用下使粉尘与气流分离沉降的装置。

以上是按除尘器的主要除尘机理所做的分类。但实际应用中,常常是一种除尘器同时利用了几种除尘机理。此外,还常常按除尘过程中是否用液体而把除尘器分为干式除尘器和湿式除尘器两大类,根据除尘器效率的高低又分为低效、中效和高效除尘器。电除尘器、袋式除尘器和高效文丘里湿式除尘器,是目前国内外应用较广的高效除尘器;重力沉降室和惯性除尘器皆属于低效除尘器,一般只作为多级除尘系统的初级除尘装置;旋风除尘器和其他湿式除尘器一般属于中效除尘器。

上述各种常用的除尘器,对净化粒径在 $3\mu m$ 以上的粉尘是有效的。而小于 $3\mu m$(特别是 $0.1\sim1\mu m$)的微粒,对人体和环境有潜在影响的微粒子去除效率很差。因此，近年来各国十分重视研究新的微粒控制装置。这些新的装置，除了利用质量力、静电力、过滤洗涤等除尘机理外，还利用了泳力（热泳、扩散泳、光泳）、磁力、声凝聚、冷凝、蒸发、凝聚等机理，或者同一装置中同时利用几种机理。

3.3　机械式除尘

3.3.1　重力沉降室

（1）重力沉降室的工作原理及捕集效率

重力沉降室是通过重力作用使尘粒从气流中分离的。如图 3-10 所示，含尘气流进入重力沉降室后，由于突然扩大了过流面积，流速便迅速下降，此时气流处于层流状态，其中较大的尘粒在自身重力作用下缓慢向灰斗沉降。

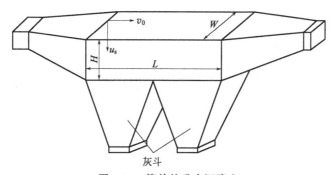

图 3-10　简单的重力沉降室

在沉降室内，尘粒一方面以沉降速度 v_s 下降，另一方面随着气流继续向前运动，如果气流平均流速为 $u(\mathrm{m/s})$，则气流通过沉降室的时间为 $t(\mathrm{s}) = L/u$。要使沉降速度为 v_s 的尘粒在重力沉降室内全部沉降下来，必须使气流通过沉降室的时间大于或等于尘粒从顶部沉降到底部灰斗所需的时间 $\left(t' = \dfrac{H}{v_s}\right)$，即

$$\frac{L}{u} \geqslant \frac{H}{v_s} \tag{3-77}$$

式中　L——沉降室长度，m；

　　　u——沉降室内气流运动速度，m/s；

　　　H——沉降室高度，m；

　　　v_s——尘粒的沉降速度，m/s。

室内气流速度 u 应尽可能小，一般取值范围是 $0.2 \sim 2 \mathrm{m/s}$。这样当沉降高度 H 确定之后，由式（3-77）可求出沉降室的最小长度 L；反之，若 L 已定，可求出最大高度 H，沉降室宽度 W 取决于处理气体流量 $Q(\mathrm{m^3/s})$。

$$Q = WHu = \frac{WHL}{t} \leqslant \frac{WHLv_s}{H} = WLv \qquad (3\text{-}78)$$

所以

$$\frac{H}{v_s} \leqslant \frac{L}{u} = WHL/Q \qquad (3\text{-}79)$$

式（3-78）说明，尘粒室的处理气体量 Q，在理论上仅与沉降室的水平面积（WL）及尘粒的沉降速度有关。在 H、L 确定之后，便可由 Q 确定出宽度 W。

在 t 时间内，粒径为 d_p 的尘粒（沉降速度为 v_s）的垂直降落高度为 h，即

$$h = v_s t \qquad (3\text{-}80)$$

显然当 $h \geqslant H$ 时，粒径为 d_p 的尘粒可全部降落至室底，即对 d_p 的分级除尘效率 η_d 达到 100%；当 $h < H$ 时，粒径为 d_p 的尘粒不能全部捕集，即 $\eta_d < 100\%$，粒径 d_p 不同的尘粒具有不同的沉降速度 v_s，因而在 t 时间之内降落的距离 h 也不同。因此用 h/H 表示沉降室对某一粒径粉尘的分级除尘效率，即

$$\eta_d = \frac{h}{H} = \frac{v_s L}{Hu} = v_s LW/Q \qquad (3\text{-}81)$$

对一定结构的沉降室，可求出对不同粒径粉尘的分级除尘效率或作出分级效率曲线，从而计算出总除尘效率。当沉降室的尺寸和气流速度 u（或流量 Q）确定后，用斯托克斯式求得该沉降室 100% 所能捕集的最小尘粒的粒径 $d_{\min}$

$$d_{\min} = \sqrt{\frac{18Hu\mu}{\rho_p gL}} = \sqrt{\frac{18\mu Q}{\rho_p gWL}} \qquad (3\text{-}82)$$

理论上，$d_p \geqslant d_{\min}$ 的尘粒可全部捕集下来，但实际上，由于气流运行状况、浓度分布等影响，沉降效率会有所降低。

分析式（3-82）可知，提高重力沉降室的捕集效率可以采取三种措施：①降低室内气流速度 u；②降低沉降室的高度 H；③增大沉降室长度 L。这些措施在沉降室的工艺设计中是可以实现的。但是 u 过小或 L 过大，都会使沉降室体积庞大。图 3-11 所示的 Howard 多层沉降室，在室内沿水平方向设置了多层隔板，若设置 n 层隔板，其沉降高度就降为 $H/(n+1)$。气流速度要根

据粉尘的密度和粒径来确定，一般 u 为 $0.2\sim2.0\mathrm{m/s}$。

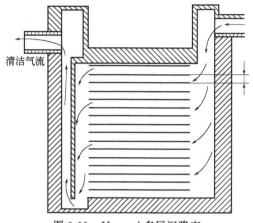

图 3-11　Howard 多层沉降室

（2）重力沉降室的设计计算和应用

设计重力沉降室的主要步骤是：首先根据需要确定该沉降室应能捕集的最小尘粒的粒径，并根据粉尘的密度计算出尘粒的沉降速度 v_s；选取沉降室内气流速度 u，并根据现场情况确定沉降室高度 H（或宽度 W），然后按下列公式计算沉降室的长度 L 和宽度 W（或高度 H）。

$$\text{沉降室长度 } L(\mathrm{m}) = \frac{H}{v_s}u \tag{3-83}$$

$$\text{沉降室宽度 } W(\mathrm{m}) = \frac{Q}{3600Hu} \tag{3-84}$$

式中　Q——沉降室处理的空气量，$\mathrm{m^3/h}$。

沉降室适用于净化密度大、颗粒粗的粉尘，特别是磨损性很强的粉尘。它能有效地捕集 $50\mu\mathrm{m}$ 以上的尘粒，但不宜捕集 $20\mu\mathrm{m}$ 以下的尘粒。重力沉降室体积虽大，效率不高（一般仅为 $40\%\sim70\%$），但它具有结构简单、投资少、压力损失小（$50\sim100\mathrm{Pa}$）及维护管理方便等优点，一般作为第一级或预处理设备。

【例 3-1】　设计锅炉烟气重力沉降室，已知烟气量 $Q=2800\mathrm{m^3/h}$，烟气温度 $t_s=150℃$，烟气真密度 $\rho_p=2100\mathrm{kg/m^3}$，要求能去除 $d_p \geqslant 30\mu\mathrm{m}$ 的烟尘。

解：查表得 $t=150℃$ 时黏性系数 $\mu=2.4\times10^{-5}\mathrm{Pa\cdot s}$。

$$v_s = \frac{d_p^2\rho_p g}{18\mu} = \frac{(30\times10^{-6})^2\times2100\times9.8}{18\times2.4\times10^{-5}} = 0.0428(\mathrm{m/s})$$

取沉降室内流速 $u=0.25\mathrm{m/s}$，$H=1.5\mathrm{m}$，则

$$L = \frac{Hu}{v_s} = 1.5 \times \frac{0.25}{0.0428} = 8.8(\text{m})$$

由于沉降室过长，可采用三层水平隔板，即四层沉降室，取每层高 $\Delta H = 0.4\text{m}$（总高调整为 1.6m），则此时所需沉降室长度为

$$L = \frac{\Delta Hu}{v_s} = 0.4 \times \frac{0.25}{0.0428} = 2.34(\text{m})$$

若取 $L = 2.5\text{m}$，则沉降室宽度为：

$$W = \frac{Q}{3600(n+1)\Delta Hu} = \frac{2800}{3600 \times (3+1) \times 0.4 \times 0.25} = 1.94(\text{m})$$

式中　n——隔板层数。

因此沉降室的尺寸（$L \times W \times H$）为 $= 2.5 \times 1.94 \times 1.6\text{m}$，其能捕集的最小粒径为

$$d_{min} = \sqrt{\frac{18Q\mu}{\rho_p g W L(n+1)}} = \sqrt{\frac{18 \times \frac{2800}{3600} \times 2.4 \times 10^{-5}}{2100 \times 9.8 \times 1.94 \times 2.5 \times (3+1)}}$$

$$= 2.9 \times 10^{-5}(\text{m}) = 29.0(\mu\text{m})(\text{满足要求})$$

式中的气量由于设三层隔板，所以每层气量应为 $Q/4$，用 q 表示。

所以 $q = 2800/4 = 700(\text{m}^3/\text{h})$

3.3.2　惯性除尘器

惯性除尘器是使含尘气流冲击在挡板上，气流方向发生急剧转变，借助尘粒本身的惯性力作用使其与气流分离的装置。

惯性除尘器的工作原理如图 3-12 所示。当含尘气流冲击到挡板 B_1 上时，惯性力大的粗粒（d_1）首先被分离下来，而被气流带走的尘粒（如 d_2，且 $d_2 < d_1$）由于挡板 B_2 使气流方向改变，借助离心力的作用又被分离下来。假设该点气流的旋转半径为 R_2，切线速度为 u_θ，这时尘粒 d_2 的分离速度与 $d_2^3 u_0^2/R_2$ 成正比。可见，这类除尘器不仅依靠惯性力分离粉尘，还利用了离心力和重力的作用。

惯性除尘器的结构形式各种各样，可分为碰撞式、回转式两类。图 3-13 示出四种形式。图 3-13（a）为单级碰撞式，

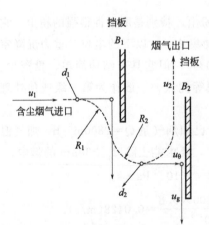

图 3-12　惯性除尘器的工作原理

第 3 章 粉尘及其控制技术

图 3-13(b) 为多级碰撞式，当含尘气流撞击到挡板上后，尘粒丧失了惯性力，而靠重力沿挡板落下。图 3-13(c)、图 3-13(d) 都是因气流发生回转，粉尘靠惯性力冲入下部灰斗中。图 3-13(c) 为回转式，图 3-13(d) 为百叶窗式。一般惯性除尘器，气速愈高，气流方向转变角度愈大，转变次数愈多，净化率愈高，压力损失愈大。惯性除尘器用于净化密度和粒径较大的金属或矿物粉尘具有较高的除尘效率。对于黏结性和纤维性粉尘，易堵塞，不宜采用。多用于多级除尘的第一级，捕集 $10\sim20\mu m$ 以上的粗尘粒。其压力损失一般为 $100\sim1000Pa$。

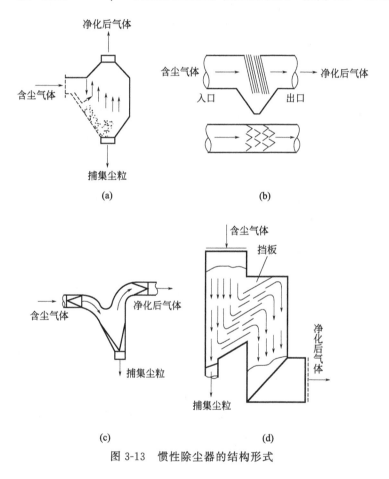

图 3-13　惯性除尘器的结构形式

3.3.3　旋风除尘器

旋风除尘器是利用旋转气流的离心力使尘粒从气流中分离的，它通常用于分离粒径大于 $10\mu m$ 的尘粒。普通的旋风除尘器的除尘效率很少大于 90%，因此也常和其他除尘器配合使用。

93

3.3.3.1 工作原理

(1) 旋风除尘器内气流与尘粒的运动

如图 3-14 所示，普通旋风除尘器是由进气管、筒体、锥体和排出管组成的。含尘气流从切线进口进入除尘器后，沿外壁由上向下做旋转运动，这股向下旋转的气流称为外旋流。外旋流到达锥体底部之后，转而向上旋转，最后经排出管排出。这股向上旋转的气流称为内旋流。向下的外旋流和向上的内旋流的旋转方向是相同的。气流做旋转运动时尘粒在离心力的推动下移向外壁，达到外壁的尘粒在气流和重力的共同作用下，沿壁面落入灰斗。

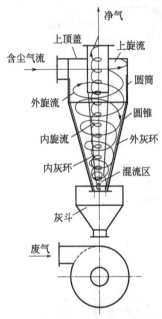

图 3-14 普通旋风除尘器的
结构及内部气流

气流从除尘器顶部向下高速旋转时，顶部压力下降。一部分气流会带着细小的尘粒沿外壁旋转向上。到达顶部后，再沿排出管外壁旋转向下，最后到达排出管下端附近，被上升的内旋流带走。随着上旋流将有微量细尘粒被带走。这是设计旋风除尘器结构时应注意的问题。

由于实际气体具有黏性，旋转气流与尘粒之间存在着摩擦损失，所以外旋流不是纯自由涡旋，而是准自由涡流。内旋流类同于刚体的转动，称为强制涡旋。

简单地说，外旋流是旋转向下的准自由涡流，同时有向心的径向运动，内旋流是旋转向上的强制涡流，同时有离心的径向运动。为研究方便，通常把内、外旋流的全速度分解成三个速度分量：切向速度、径向速度和轴向速度。

① 切向速度　旋风除尘器内气流的切向速度分布如图 3-15 所示。从图中可以看出，外旋流的切向速度 v_c 是随半径 r 的减小而增加，在内外旋流的交界处 v_c 达到最大值。可以近似地认为：内、外旋流交界面的半径 r_0 为 $0.5\sim0.6(d/2)$，d 为排出管直径。内旋流的切向速度是随 r 的减小而减小的。

旋风除尘器内某一断面上的切向速度分布规律可用下式表示

$$外旋流 \quad v_c r^n = 常数 \tag{3-85}$$

$$内旋流 \quad v_c r^{-1} = \omega \tag{3-86}$$

式中　r——距轴心距离；

v_c——切向速度；

n——常数，$n=-1\sim+1$，通过实验确定，$n=1$ 时为自由涡，$n=0.5\sim$
0.9 时为外旋流中的实际流动状态，$n=1$ 时，$v_c=$ 常数，即处于
内外旋流交界面上，v_c 达到最大值，$n=-1$ 时，是内旋流的强
制涡流；

ω——旋转角速度。

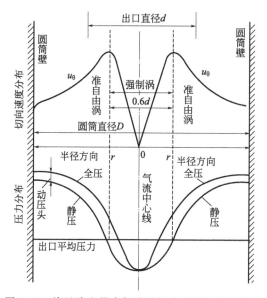

图 3-15　旋风除尘器内气流的切向速度和压力分布

② 径向速度　假设内、外旋流的交界面是一个圆柱面，外旋流气流均匀
地经过该圆柱面进入内旋流，那就可以近似地认为，气流通过这个圆柱面时的
平均速度就是外旋流气流的平均径向速度 v_r

$$v_r=\frac{Q}{F}=Q/(2\pi r_0 H')\qquad(3\text{-}87)$$

式中　Q——旋风除尘器的处理气量，m^3/s；

　　F——交界圆柱面的表面积，m^2；

　　r_0——交界圆柱面的半径，m；

　　H'——出口管底至锥体底部的高度，即交界圆柱面的高度，m。

③ 轴向速度　外旋流外侧的轴向速度向下，内旋流的轴向速度向上，因
而在内、外旋流之间必然存在一个轴向速度为零的交界面。在内旋流中，随着
气流的逐渐上升，轴向速度不断增大，在排出管底部达到最大值。

（2）压力分布

从图 3-15 可以看出，全压和静压沿径向变化较大，由外壁向轴心逐渐降低，轴心部分静压为负值，并且一直延伸至灰斗。气流压力沿径向的这种变化，不是摩擦而主要是由离心力引起的。

3.3.3.2　压力损失

旋风除尘器的压力损失，一般认为与气体进口速度的平方成正比，即

$$\Delta p = \zeta \frac{\rho v_i^2}{2} \tag{3-88}$$

式中　Δp——压力损失，Pa；

　　　v_i——进口气流平均速度，m/s；

　　　ζ——旋风除尘器阻力系数，无量纲。

在缺乏实验数据时用式（3-89）估计 ζ

$$\zeta = \frac{KA\sqrt{D}}{d^2\sqrt{L+H}} \tag{3-89}$$

式中　K——常数，取 $20\sim40$；

　　　A——除尘器进口截面积，m^2；

　　　D——外筒体直径，m；

　　　d——排出管直径，m；

　　　L——外圆筒部分长度，m；

　　　H——锥体长度，m。

另外，当气体温度、湿度和压力变化较大时，将引起气体密度发生较大变化，此时必须对旋风除尘器的压力损失按式（3-90）式（3-91）予以修正。

$$\Delta p = \Delta p_N \frac{\rho}{\rho_N} \tag{3-90}$$

$$\Delta p = \Delta p_N \frac{T_N p}{T p_N} \tag{3-91}$$

式中，ρ、p、T 分别为气体密度、压力和热力学温度；下角标"N"表示标准状况；无下角标的量表示实际状况。

3.3.3.3　除尘效率

（1）旋风除尘器的临界粒径

计算旋风除尘器效率的方法多是以分割粒径，即临界粒径这一概念为基础的。临界粒径是指分级效率为 50% 时的粒径。

在旋风除尘器内，尘粒在径向上受到力 P，P 为尘粒惯性离心力 f_c 和向

心运动的气流对尘粒的阻力 f_d 之合力，即 $P = f_c + f_d$，若设尘粒为球形颗粒，其粒径为 d_p，密度为 ρ_p，则有

$$f_c = \frac{\pi d_p^3}{6} \rho_p \frac{v_c^2}{r} \tag{3-92}$$

式中　d_p——球形颗粒粒径，m；

$\quad\quad \rho_p$——颗粒的密度，kg/m^3；

$\quad\quad r$——颗粒旋转半径，m。

当 $Re < 1$ 时

$$f_d = 3\pi \mu d_p v_r$$

惯性离心力的方向是向外的，气流的径向运动是向心的，两者方向相反，因此

$$P = \frac{\pi}{6} d_p^2 \rho_p \frac{v_r^2}{r} - 3\pi \mu d_p v_r \tag{3-93}$$

在内外旋流的交界上，外旋流的切向速度最大，作用在尘粒上的惯性离心力也最大。在交界面上，如果 $f_c > f_d$，尘粒在惯性离心力的推动下移向外壁；如果 $f_c < f_d$，尘粒在向心气流的推动下进入内旋流，最后由排出管排出；如果 $f_c = f_d$，则作用在尘粒上的外力之和等于零，根据理论分析，尘粒应在交界面上不停地旋转。实际上由于各种随机因素的影响，可以认为处在这种状态的尘粒有 50% 可进入内旋流，另外 50% 能移向外壁，它的分级除尘效率为 50%。此时的粒径即为除尘器的分割粒径，或者称作临界粒径，用 d_{cp} 来表示。

当交界面上 $f_c = f_d$ 时，由式(3-93) 得

$$d_{cp}(m) = \left(\frac{18\mu v_r r_0}{\rho_p v_c^2} \right)^{1/2} = \left(\frac{18\mu Q r_0}{\rho_p v_c^2 2\pi r_0 H'} \right)^{1/2} = \left(\frac{9\mu Q}{\pi \rho_p v_c^2 H'} \right)^{1/2} \tag{3-94}$$

式中　v_c——交界面上气流的切向速度，m/s。

由式(3-94) 可以看出，d_{cp} 是随 v_c 和 ρ_p 的增大而减小，而随 v_r 和 r_0 的减小而减小。其中，主要作用是切向速度 v_c，进口速度愈大，则切向速度也愈大。

（2）影响除尘效率的因素

影响旋风除尘器除尘效率的主要因素有以下几个。

① 入口流速 v_i 的影响　由式(3-94) 看出，旋风除尘器的临界粒径 d_{cp} 是随 v_i 的增大而减小。d_{cp} 愈小，除尘效率愈高。但是 v_i 也不能过大，否则旋风除尘器内的气流运动过强，会把有些已分离的尘粒重新扬起带走，除尘效率

反而下降。同时由式（3-88）可知，压力损失 Δp 是与进口速度平方成正比的。v_i 过大，旋风除尘器的阻力会急剧上升。进口气速一般控制在 $12\sim25m/s$ 之间为宜。

② 旋风除尘器尺寸的影响　由式（3-92）不难看出，在同样的切线速度下，筒体直径愈小，尘粒受到的惯性离心力愈大，除尘效率愈高。但若筒体直径过小，以致筒体直径与排出管直径相近时，尘粒容易逃逸，使效率下降。

经研究证明：内、外旋流交界面的直径 d_0 近似于排出管直径 d 的 0.5 倍。内旋流的范围随排出管直径 d 的减小而减小。减小内旋流有利于提高除尘效率，但 d 不能过小，否则阻力太大，一般筒体直径与排出管直径之比为 $1.5\sim2.0$。

从直观上看，增加旋风除尘器的筒体高度和锥体高度，似乎增加了气流在除尘器内的旋转圈数，有利于尘粒的分离。实际上由于外涡流有向心的径向运动，当外旋流由上而下旋转时，气流会不断流入内旋流，同时筒体与锥体的总高度过大，还会使阻力增加。实践证明，筒体与锥体的总高度一般以不大于 5 倍筒体直径为宜。在锥体部分断面缩小，尘粒到达外壁的距离也逐渐减小，气流切向速度不断增大，这对尘粒的分离都是有利的。相对来说，筒体长度对分离的影响不如锥体部分。

③ 除尘器下部的严密性　由图 3-15 可以看出，由外壁向中心，静压是逐渐下降的。旋风除尘器即使在正压下运行，锥体底部也会处于负压状态。如果除尘器下部不严密，就必定渗入外部空气，会把正在落入灰斗的粉尘重新带起，除尘器效率将显著下降。因此在不漏气的情况下进行正常排灰是旋风除尘器运行中必须重视的问题。收尘量不大的除尘器可在下部设固定灰斗，定时排除。当收尘量较大，要求连续排灰时，可设双翻板式和回转式锁气器，如图 3-16 所示。

④ 人口含尘浓度增高时，多数情况下除尘效率有所提高。

⑤ 粉尘性质也是很重要的，其密度和粒径增大，效率明显提高。而气体温度和黏度增大，效率下降。

3.3.3.4　结构形式

目前，生产中使用的旋风除尘器类型较多，有 100 多种。常见的有 CLT、CLT/A、CLP/A、CLP/B、CLK、CZT 等多种形式。其代号是：C 或 X——除尘器；L——离心式；T——筒式；P——旁路式；K——扩散式；A、B等——产品代号。

（1）CLT 型

它是普通的旋风除尘器。这种除尘器制造方便，阻力小，但分离效率低。

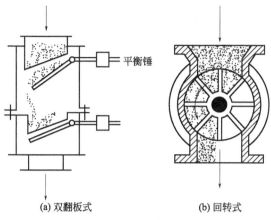

(a) 双翻板式   (b) 回转式

图 3-16 锁气器

对于 $10\mu m$ 左右的尘粒的分离效率，一般低于 $60\%\sim70\%$。以前有广泛的应用，但目前已逐渐被其他高效旋风除尘器代替。

（2）CLT/A 型

它是 CLT 型的改进型，又名 XLT/A 型，结构特点是具有螺旋下倾顶盖的直接式进口，螺旋下倾角为 15°，筒体和锥体均较长。其结构不但减少入口的阻力损失，而且有助于消除上旋流的带灰问题。其入口速度选 $12\sim18m/s$，阻力系数 $\zeta=5.5\sim5.6$，适用于干的非纤维粉尘和烟尘等的净化，除尘效率在 $80\%\sim90\%$。

（3）CLP/A 型

其结构简单、性能好、造价低，对 $5\mu m$ 以上的尘料有较高的分离效率。其结构如图 3-17。特征是带有半螺旋或整螺旋线型的旁路分离室，使在顶盖形成的粉尘从旁路分离室引至锥体部分，以除掉这部分较细的尘粒，因而提高了分离效率。同时由旁路引出部分气流，使除尘器内下旋流的径向速度和切向速度稍有降低，从而降低了阻力。

（4）扩散式旋风除尘器

扩散式旋风除尘器又称 XLK 型或 CLK 型旋风除尘器。其主要构造特点，是在器体下部安装有倒圆锥和圆锥形反射屏，如图 3-18 所示。在一般旋风除尘器中，有一部分气流与粉尘一起进集尘斗，当气流自下而上流向排出管时，产生内旋流。内旋流的吸引作用力，使已经分离的尘粒被上旋气流重新卷起，并随出口气流带走。而在扩散式旋风除尘器内，含尘气流沿切线方向进入圆筒体后，由上而下地旋转到达反射屏。此时，已净化的气流大部分形成上旋气流从排出管排出。少部分气流则与因离心力作用已被分离出来的尘粒一起，沿着倒圆锥体壁螺旋向下，经反射屏周边器壁的环隙间进入灰斗，再由反射屏中心小孔向上与上旋气流汇合而排出。已分离的粉尘，沿着反射屏的周边从环隙间落入灰斗。在反射屏上部，即除尘器底部中心部位则无粉尘聚积。由于反射屏的作用，防止了返回气流重新卷起粉尘，因此提高了除尘效率。

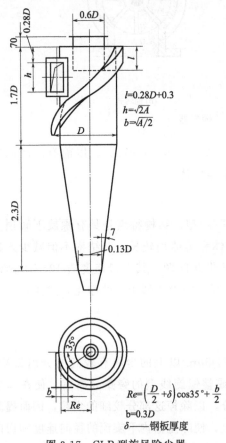

图 3-17　CLP 型旋风除尘器

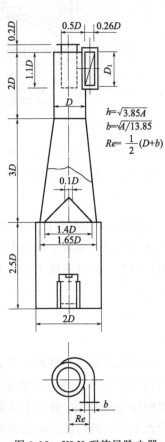

图 3-18　XLK 型旋风除尘器

（5）组合式多管旋风除尘器

为了提高除尘效率或增加处理气体量，常常将多个旋风除尘器串联或并联起来使用。串联使用可以提高净化效率；并联使用可增大气体处理量。

① 串联式旋风除尘器组合　为了净化大小不同的特别是细粉量多的含尘气体，一般多是将除尘效率不同的旋风除尘器串联起来。图 3-19 是同直径不同锥体长度的三级串联式旋风除尘器组。这种方式布置紧凑，阻力损失小。第

一级锥体较短，去除粗颗粒粉尘，第二、三级锥体逐次加长，净化较细的粉尘。

串联式旋风除尘器的处理气量取决于第一级除尘器的处理量；总压力损失等于各除尘器及连接件的压损之和，再乘以 1.1~1.2 的系数。

② 并联式旋风除尘器组合　并联式旋风除尘器组合增加了处理气体量，在处理气量相同的情况下，以小直径的旋风除尘器代替大直径的旋风除尘器，可以提高净化效率。为了便于组合且均匀分配气量，通常采用同直径的旋风除尘器并联。

并联式旋风除尘器组合的形式有：四管

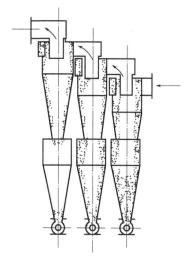

图 3-19　三级串联式旋风除尘器

错列并联旋风除尘器组、立式多管除尘器、直流卧式多管除尘器。与一般旋风除尘器相比，多管除尘器具有效率高、处理量大及金属耗量大等特点，不如一般旋风除尘器制造简单、运行可靠，所以仅在要求除尘效率高和处理气体量大时才选用。我国定型生产的有 CLG 型多管除尘器，共筒体直径为 150mm 和 250mm 两种，并有多种规格。

图 3-20 为 12 筒并联式旋风除尘器组，特点是布置紧凑，风量分配均匀，实际应用效果好。并联式旋风除尘器的压损为单体压损的 1.1 倍，气体量为各单元气体量之和。

近年来，在小型电厂锅炉（35t/h 以下）烟气除尘中有使用陶瓷多管除尘器的，其省钢材、耐磨，防腐性能好。

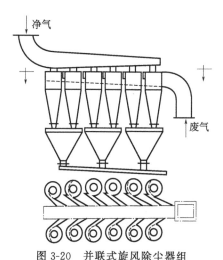

图 3-20　并联式旋风除尘器组

3.3.3.5　设计选型

目前多根据生产数据进行选型

（1）选定形式

根据粉尘的性质、分离要求、允许的阻力和制造条件等因素全面分析，一般粗短型的除尘效率低，阻力小，适用于大风量、低阻力和净化效率低的情况；细长型的除尘效率高，阻力大，操作费用要增加。

（2）确定进口气速

根据使用时允许的压力损失确定进口气速 v_i。假如制造厂已提供在各种操作温度下，进口速度与压力损失的关系，则根据工艺条件的压力损失即可选定气速 v_i，若没有气速与压力损失的数据，则根据允许的压力损失计算进口气速。

$$v_i = \sqrt{\frac{2\Delta p}{\zeta p}} \qquad (3\text{-}95)$$

若没有提供允许的压力损失数据，一般进口气速 $v_i = 12 \sim 25\text{m/s}$。

（3）确定旋风除尘器的进口截面积

根据处理气量由式(3-96)决定进门截面积 A

$$A = bh = \frac{Q}{3600v_i} \qquad (3\text{-}96)$$

式中　Q——处理气量，m^3/h。

（4）确定各部分几何尺寸

由进口截面积 A 确定宽度 b 及高度 h，并定出各部分的几何尺寸。

3.4　湿式除尘

3.4.1　概述

3.4.1.1　湿式除尘器的分类

湿式除尘器是使废气与液体（一般为水）密切接触，将污染物从废气中分离出来的装置，又称湿式气体洗涤器。湿式气体洗涤器既能净化废气中的固体颗粒污染物，也能脱除气态污染物（气体吸收），同时还能起到气体的降温作用。湿式除尘具有结构简单、造价低和净化效率高等优点，适用于净化非纤维性和不与水发生化学作用的各种粉尘，尤其适宜净化高温、易燃和易爆气体。其缺点是管道设备必须防腐、污水和污泥要进行处理、能使烟气抬升高度减小以及冬季烟囱会产生冷凝水等。

采用湿式除尘器可以有效地除去粒度在 $0.1 \sim 20\mu\text{m}$ 的液滴或固体颗粒，其压力损失在 $250 \sim 1500\text{Pa}$（低能耗）和 $2500 \sim 9000\text{Pa}$（高能耗）之间。

根据净化机理，可将湿式除尘器分为 7 类：①重力喷雾洗涤器；②旋风式洗涤器；③自激喷雾洗涤器；④泡沫洗涤器；⑤填料床洗涤器；⑥文丘里洗涤器；⑦机械诱导喷雾洗涤器。

以上 7 类洗涤器的结构形式中，本章将主要讨论①、②、⑥三种。

3.4.1.2　湿式除尘器的除尘机理

惯性碰撞和拦截是湿式除尘器捕获尘粒的主要机理。当气流中某一尘粒接近小水滴时，因惯性脱离绕过水滴的气流流线，并继续向前运动而与水滴碰撞，发生了惯性碰撞的捕集作用，这是捕集密度较大的尘粒的主要机理。另一是拦截作用，在此情况下，尘粒随着绕过水滴的气流流线移动，当流线距液滴表面的距离小于尘粒半径时，便发生拦截作用（图 3-21）。

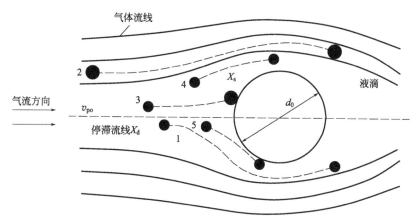

图 3-21　不同粒径的球形颗粒在液滴（捕集体）上捕获示意图

含尘气体在运动过程中如果同液滴相遇，在液滴前 X_d 处气流改变方向，绕过液滴流动，而惯性大的尘粒要继续保持其原有的直线运动，这时尘粒运动主要受两个力支配，即它本身的惯性力以及周围空气对它的阻力，而在阻力的作用下，尘粒最终将停止运动，尘粒从脱离流线到惯性运动结束，总共移动的直线即离为 X_s，通常称为停止距离。假如停止距离 X_s 大于 X_d，尘粒和液滴就发生碰撞。我们将停止距离 X_s 和液滴直径 d_D 的比值称为碰撞数 N_1

$$N_1 = \frac{X_s}{d_D} \tag{3-97}$$

尘粒和液滴的碰撞效率，也就是尘粒从气流中被捕集的效率 η 和碰撞数 N_1 有关。

假定尘粒运动符合斯托克斯定律，我们可以推导求出 X_s 的表达式。根据尘粒上力的平衡，即尘粒本身的惯性力 F 和周围空气的阻力 F_d 平衡时，则有

$$F_1 + F_d = 0 \tag{3-98}$$

或 $$m_p \frac{dv_p}{dt} + 3\pi\mu d_p v_p = 0 \tag{3-99}$$

式中 v_p——尘粒相对于液滴的速度。

为了简化计算，阻力项中 v_p 可用尘粒在整个运动中的平均速度 v_{pm} 代替；另外假定尘粒为密度 ρ_p 的球体，则其质量 $m_p = \frac{\pi}{6} d_p^3 \rho_p$，上式可写为

$$-dv_p = \frac{18 v_{pm} \mu dt}{d_p^2 \rho_p} \tag{3-100}$$

将等式两边积分：

$$\int_{v_{po}}^{0} -dv_p = \int_{0}^{t} \frac{18 v_{pm} \mu}{d_p^2 \rho_p} dt \tag{3-101}$$

式中 v_p——气体的黏度系数，Pa·s；

$\quad\quad v_{po}$——尘粒脱离气体流线时的相对速度，一般认为与气速相同，也就是气液相对速度。

积分后有

$$v_{po} = \frac{18 v_{pm} \mu t}{d_p^2 \rho_p} \text{ 或 } t = \frac{d_p^2 \rho_p v_{po}}{18 v_{pm} \mu}$$

在 t 时间段内，尘粒移动的距离为

$$X_s = v_{pm} t = v_{pm} \frac{d_p^2 \rho_p v_{po}}{18 v_{pm} \mu} = \frac{d_p^2 \rho_p v_{po}}{18 \mu} \tag{3-102}$$

在多数情况下，v_{po} 也可以表示为气流相对液滴的速度。

将式（3-102）代入式（3-97）后有

$$N_1 = \frac{X_s}{d_D} = \frac{d_p^2 \rho_p v_{po}}{18 \mu d_D} \tag{3-103}$$

此处应当注意的是，有些研究者把碰撞数定义为停止距离 X_s 和除尘器半径之比。碰撞数为无量纲量，计算时要注意各变量的单位。

尘粒的粒度 d_p 和密度 ρ_p 确定之后，碰撞数与相对速度 v_{po} 成正比，与液滴的直径成反比。由式（3-103）可以看出，工艺条件确定之后，要想提高 N_1，则必须提高气液的相对速度 v_{po}，并减小液滴直径。目前工程上常用的湿式除尘器，大多数都是围绕这两个因素发展起来的。

从另一方面来说，液滴的直径也不是愈小愈好。直径过小的液滴容易随气流一起运动，减小了气液的相对运动速度。因此对于给定尘粒的除尘效率有一个最佳液滴直径。斯台尔曼德（Statrmand）对尘粒和水滴尺寸对喷雾塔除尘效率的影响进行研究，其结果如图 3-22 所示。图中表明：对于各种尘粒尺寸

的最高除尘效率，水滴直径大部分在 $500\sim1000\mu m$ 的范围之间，而产生水滴直径刚好在 l_{am} 以下的粗喷嘴能满足这一要求。

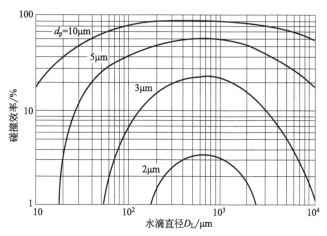

图 3-22　喷雾塔中的碰撞效率

3.4.2　重力喷雾洗涤器

重力喷雾洗涤器又称喷雾塔或洗涤塔，是湿式洗涤器中最简单的一种。在塔内，含尘气体通过喷淋液体所形成的液滴空间时，由于尘粒和液滴之间的碰撞、拦截和凝聚等作用，使较大较重的尘粒靠重力作用沉降下来，与洗涤液一起从塔底排走。通常在塔的顶部安装除沫器，既可除去那些十分小的清水滴，又可除去很小的污水滴，否则它们会被气流夹带出去。

按尘粒和水滴流动方式可分为逆流式、并流式和横流式，图 3-23 为逆流式喷雾塔。

通过喷雾室洗涤器的水流速度应与气流速度一并考虑。水速与气速之比大致为 $0.015\sim0.075$。气体入口速度范围一般为 $0.6\sim1.2m/s$。耗水量为 $0.4\sim1.35L/m^3$。一般工艺中液体循环使用，但因为有蒸发，应不断地给予补充。在工厂内应设置沉淀池，循环液体沉淀后复用。

喷雾塔的压力损失较小，一般在 250Pa 以下。对于 $10\mu m$ 尘粒的捕集效率低，因而多用于净化大于 $50\mu m$ 的尘粒。捕集粉尘的最佳液滴直

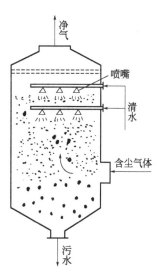

图 3-23　逆流式喷雾塔

径约 $800\mu m$，为了防止喷嘴堵塞或腐蚀，应采用喷口较大的喷嘴。喷水压力为 $1.5\times10^6\sim8\times10^6\,Pa$。

喷雾塔的特点是结构简单、阻力小、操作方便、稳定，但其设备庞大，耗液量及占地面积都比较大。

3.4.3 旋风式洗涤器

旋风式洗涤器与干式除尘器相比，由于附加了水滴的捕集作用，除尘效率明显提高。在旋风式洗涤器中，由于带水现象比较少，则可以采用比喷雾塔中更细的喷雾。气体的螺旋运动所产生的离心力，把水滴甩向外壁，形成壁流而流到底部出口，因而水滴的有效寿命较短，为增强捕集效果，采用较高的入口气流速度（一般 $15\sim45\,m/s$），并从逆向或横向对螺旋气流喷雾，使气液间相对速度增大，提高惯性碰撞效率，喷雾细，捕集尘粒的概率增大。水滴愈细，它在气流中保持自身速度和有效捕集能力的时间愈短。从理论上估算出最佳水滴直径为 $100\mu m$ 左右，如图 3-24，实际采用的水滴直径为 $100\sim200\mu m$。

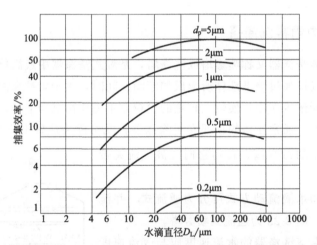

图 3-24　离心力为重力的 100 倍时单个水滴的碰撞效率

旋风式洗涤器适于净化大于 $5\mu m$ 的粉尘，在净化亚微米级的粉尘时，常将其串联在文丘里洗涤器之后，作为凝聚水滴的脱水器。其也用于吸收某些气态污染物。

旋风式洗涤器的除尘效率一般可以达 90% 以上，压力损失为 $0.25\sim1\,kPa$，特别适用于气量大和含尘浓度高的烟气除尘。

（1）环形喷液旋风洗涤器

在干式旋风分离器内部以环形方式安装一排喷嘴，就构成一种最简单的旋风式洗涤器。喷雾发生在外旋流处的尘粒上，载有尘粒的液滴在离心力的作用下被甩向旋风洗涤器的内壁上，然后沿内壁而落入器底。在气体出口处要安装除雾器。

（2）旋风水膜除尘器

它的构造是筒体的上部设置切向喷嘴，如图 3-25，水雾喷向器壁，使内壁形成一层很薄的不断向下流的水膜，含尘气体由筒体下部切向导入旋转上升，靠离心力作用甩向器壁的粉尘被水膜所黏附，沿器壁流向下端排走。净化后的气体由顶部排除。因此净化效率随气体入口速度增加和筒体直径减小而提高，但入口速度过高，压力损失会大大增加，有可能破坏水膜层，从而降低除尘效率。入口速度一般控制在 15～22m/s。筒体高度对净化效率影响也比较大，对于小于 2μm 的细粉尘影响更为显著。筒体高度应大于筒径的 5 倍。

旋风水膜除尘器不但净化效率比干式旋风除尘器高得多，而且对器壁磨损也较轻，效率一般在 90％以上，有的可达 95％，气流压力损失为 500～750Pa。

（3）旋筒式水膜除尘器

旋筒式水膜除尘器又称卧式旋风水膜除尘器，其构造如图 3-26 所示，含尘气体由切线式入口导入，沿螺旋形通道做旋转运动，在离心力的作用下粉尘被甩向筒外。当气流以高速冲击到水箱内的水面上时，一方面尘粒因惯性作用落于水中；另一方面气流冲击水面激起的水滴与尘粒碰撞，也将尘粒捕获。其效率一般为 90％以上，最高可达 98％。

（4）中心喷雾式旋风洗涤器

如图 3-27，含尘气体由圆柱体的下部切向引入，液体通过轴向安装的多头喷嘴喷入，径向喷出的液体与螺旋形气流相遇而黏附粉尘颗粒，加以去除。入口处的导流板可以调节气流入口速度和压力损失。如需进一步控制，则要调

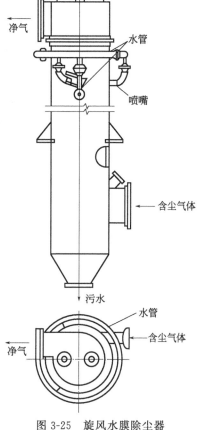

图 3-25　旋风水膜除尘器

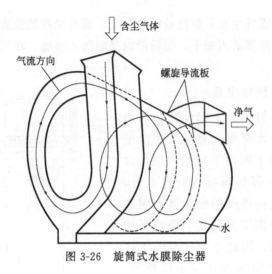

图 3-26　旋筒式水膜除尘器

节中心喷雾管入口处的水压。如果在喷雾段上端有足够的高度，圆柱体上段就起着除沫的作用。

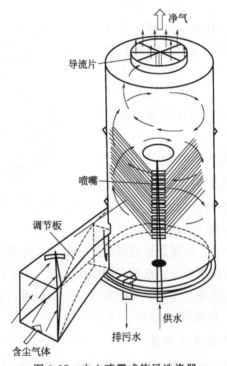

图 3-27　中心喷雾式旋风洗涤器

这种洗涤器的入口风速通常在 15m/s 以上，洗涤器断面风速一般为 1.2～

24m/s，压力损失为 500～2000Pa，耗水量为 0.4～1.3L/m³，对于各种大于 5μm 粉尘的净化率可达 95％～98％。这种洗涤器也适于吸收锅炉烟气中的 SO₂，当用弱碱溶液洗涤液时，吸收率在 94％以上。

3.4.4　文丘里洗涤器

（1）文丘里洗涤器的构造

它是一种高效湿式洗涤器，常用在高温烟气降温和除尘上。如图 3-28 所示，文丘里洗涤器由引水装置（喷雾器）、文氏管（文丘里管）本体及脱水器三部分组成。文氏管本体由渐缩管、喉管和渐扩管组成。含尘气流由风管进入渐缩管之后，流速逐渐增大，气流的压力逐渐变成动能；进入喉管时，流速达到最大值，静压下降到最小值；之后在渐扩管中进行着相反的过程，流速渐小，压力回升。除尘过程如下：水通过喉管周边均匀分布的若干小孔进入，然后被高速的含尘气流撞击成雾状液滴，气体中尘粒与液滴凝聚成较大颗粒，并随气流进入旋风分离器中与气体分离，因此文丘里洗涤器必须和旋风分离器联合使用。概括起来说，文丘里洗涤器的除尘过程可分为雾化、凝聚和分离除尘（脱水或除雾）阶段。前两个阶段在文丘里管内进行，后一个阶段在除雾器内进行。

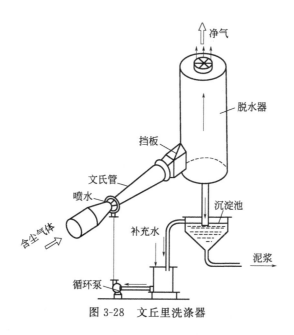

图 3-28　文丘里洗涤器

要提高尘粒与水滴的碰撞效率，喉部的气体速度必须较大，在工程上一般

保证此处气速为 $50 \sim 80 \mathrm{m/s}$，而水的喷射速度控制在 $6 \mathrm{m/s}$，这是由于水的喷射速度过低时，会被分散成细滴而被气流带走。反之，液滴喷射速度过高，则气液的相对速度较低，水则不可能很好地分散成小液滴，可能散落在渐缩管壁上，从气流中白白分离出来，这样都将会降低除尘效率。除尘效率还与水气比有关，一般为 $0.5 \sim 1 \mathrm{L/m^3}$。

文丘里管结构尺寸如图 3-29 所示。文丘里管的进口直径 D_1 由与之相连的管道直径来确定，管道中气体流速约为 $16 \sim 22 \mathrm{m/s}$。文丘里管的出口直径按 v_2 为 $18 \sim 22 \mathrm{m/s}$ 来确定。而喉管直径 D_r 按喉管的气速 v_r 来确定。这样文丘里进口、出口和喉口处的管径可按下式计算：

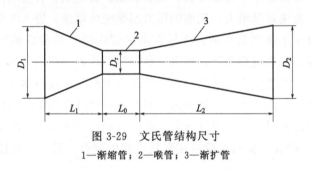

图 3-29　文氏管结构尺寸

1—渐缩管；2—喉管；3—渐扩管

$$D(\mathrm{mm}) = 18.8 \sqrt{\frac{Q}{v}} \tag{3-104}$$

式中　Q——气体通过计算管段的实际流量；

　　　v——气体通过计算管段膨胀流速。

渐扩管的中心角 α_1 一般取 $23° \sim 25°$，渐扩管的中心角 α_2 取 $6° \sim 7°$，当选定这两个角之后，便可计算渐缩管长 L_1 和渐扩管长 L_2，即

$$L_1 = \frac{D_1 - D_\mathrm{r}}{2} \cot \frac{\alpha_1}{2} \tag{3-105}$$

$$L_2 = \frac{D_2 - D_\mathrm{r}}{2} \cot \frac{\alpha_2}{2} \tag{3-106}$$

喉管长度 L_r 对文丘里管的凝聚效率和阻力皆有影响。实验证明，$L_\mathrm{r}/D_\mathrm{r} = 0.8 \sim 1.5$ 为宜，通常取 $L_\mathrm{r} = 200 \sim 500 \mathrm{mm}$。

（2）文氏管的压力损失

为了计算文丘里洗涤器的压力损失，有些学者提出了一个模式，该模式认为气流的全部能量损失仅用在喉部将液滴加速到气流速度，当然模式是近似的，由此而导出的压力损失表达式为：

$$\Delta p = 1.03 \times 10^{-6} v_r^2 L \tag{3-107}$$

式中 Δp——文丘里洗涤器的气体压力损失，cmH_2O（$1cmH_2O = 100Pa$）；

v_r——喉部气体速度，cm/s；

L——液气体积比，L/m^3；

文丘里洗涤器穿透率可按下式来计算，即

$$p = \exp(-6.1 \times 10^{-9} \rho_L \rho_p K_c d_p^2 f^2 \Delta p / \mu_g^2) \tag{3-108}$$

式中 Δp——压力损失，cmH_2O；

μ_g——气体黏度，$10^{-1} Pa \cdot s$；

ρ_L——液体密度，g/cm^3；

ρ_p——尘粒密度，g/cm^3；

d_p——尘粒直径，μm；

f——实验系数，一般取 $0.1 \sim 0.4$；

K_c——库宁汉（Ctnninghun）修正系数。

当空气温度 $t = 20℃$，$p = 101.325kPa$ 时

$$K_c = 1 + 0.172/d_p \tag{3-109}$$

文丘里洗涤器对细粉尘具有较高的净化效率，且对高温气体的降温也有很好的效果。因此，其常用于高温烟气的降温和除尘，如在炼铁高炉、炼钢电炉烟气以及有色冶炼和化工生产中的各种炉窑烟气的净化方面都常使用。文丘里洗涤器具有体积小、构造简单、除尘效率高等优点，其最大缺点是压力损失大。

3.5 过滤式除尘

3.5.1 袋式除尘器除尘原理

3.5.1.1 除尘原理

袋式除尘器是将棉、毛或人造纤维等材料加工成织物作为滤料，制成滤袋对含尘气体进行过滤。当含尘气体穿过滤料孔隙时粉尘被阻留下来，清洁气流穿过滤袋之后排出。沉积在滤袋上的粉尘通过机械振动，从滤料表面脱下来，降至灰斗中。简单的袋式除尘器如图 3-30 所示。

滤材本身的网孔较大，一般为 $20 \sim 50 \mu m$，

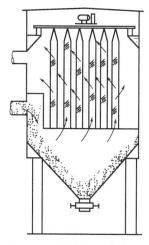

图 3-30 机械清灰袋式除尘器

111

即使是表面起绒的滤料，网孔也在 $5\sim10\mu m$ 左右。因此，新用滤袋的除尘效率是不高的，当滤袋使用一段时间后，陆续产生筛滤、惯性碰撞、拦截、扩散、静电和重力沉降等除尘机理，使得粗尘粒首先被阻留，并在网孔之间产生"架桥"现象，很快在滤布表面形成一层粉尘初层（见图 3-31）。在以后的除尘过程中，初层便成了滤袋的主要过滤层，而滤布只不过起着支撑骨架作用。粉尘初层形成之后，使滤布成为对粗、细粉尘皆有效的过滤材料，过滤效率剧增。对于 $1\mu m$ 以上的尘粒，主要靠惯性碰撞；对于 $1\mu m$ 以下的尘粒，主要靠扩散，总的过滤效率可达 99% 以上。因此，研究在不同条件下各种机制对除尘效率的影响，有助于控制袋式除尘器的工作条件，改善袋式除尘器的工作性能。袋式除尘器捕集粉尘的机理见图 3-31。

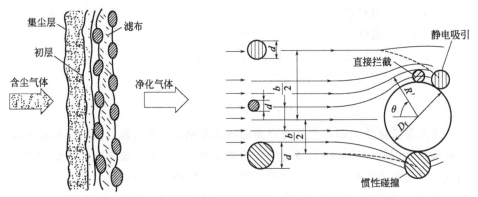

图 3-31　滤布捕集粉尘的过程及袋式除尘器的几种除尘机理

（1）筛滤作用

当粉尘粒径大于滤料中纤维间的孔隙或沉积在滤料上的尘粒间孔隙时，粉尘即被阻留下来。对于新的织物滤料，由于纤维间的孔隙远大于粉尘粒径，所以滤筛作用很小。但当滤料表面沉积大量粉尘形成粉尘初层后，滤筛作用显著增大。

（2）惯性碰撞作用

当含尘气流接近滤料纤维时，气流将绕过纤维，而大于 $1\mu m$ 的尘粒由于惯性作用，脱离气流流线前进，撞击到纤维上而被捕集，所有处于粉尘轨迹临界内的大尘粒均可到达纤维表面而被捕获。这种惯性碰撞的作用随着粉尘粒径和流速的增大而增强。

（3）拦截作用

当含尘气流接近滤料纤维时，较细尘粒随气流一起绕流，若尘粒半径大于尘粒中心到纤维边缘的距离时，尘粒即因与纤维接触而被拦截。

（4）扩散作用

小于 $1\mu m$ 的尘粒，特别是小于 $0.2\mu m$ 的亚微米级粒子，在气体分子的撞击下脱离流线，像气体分子一样做布朗运动，如果在运动中和纤维接触，即可从气流中分离出来。这种作用称为扩散作用，它随流速的降低、纤维和粉尘直径的减小而增强。

（5）静电作用

一般粉尘和滤料都可能带有电荷，当两者所带电荷相反时，粉尘易被吸附在滤料上，有利于提高除尘效率，但粉尘却难以清除下来。反之，若两者带有同性电荷，粉尘将受到排斥，导致除尘效率降低，但清灰却比较容易。一般当粉尘粒径小于 $1\mu m$ 且气流速度很低时，静电效应才能显示出来。如果有外加电场，则可强化静电效应，从而提高除尘效率。

（6）重力沉降作用

当缓慢运动的含尘气流进入除尘器后，粒径和密度大的尘粒，可能因重力作用自然沉降下来。

上述捕集机理，通常并非同时有效，而是只有一种或两三种联合起作用。根据粉尘性质、袋式除尘器结构特性及运行条件等实际情况的不同，各种作用的重要性也不相同。随着粉尘在滤袋上的积聚，除尘器效率和阻力（即压力损失）都相应增加。当滤袋两侧的压力差很大时，会把已附在滤料层上的细尘粒挤压过去，使除尘效率明显下降，同时除尘器阻力过大会使除尘器系统的风量显著下降，以致影响生产系统的排风。因此，除尘器阻力达到一定数值后，要及时进行清灰，而清灰时又不能破坏粉尘初层，以免降低除尘效率。

3.5.1.2 过滤速度

过滤速度对袋式除尘效率也有较大影响。过滤速度（比负荷）V_F 是指气体通过滤料层的平均速度，单位为 cm/s 或 m/min。它代表了袋式除尘器处理气体的能力，是一个重要的技术经济指标。过滤速度的选择因气体性质和所要求的除尘效率不同而异，一般选用范围为 $0.2\sim6m/min$。从经济上考虑，过滤速度高，则相应的滤布面积小，除尘器体积及占地面积也将减少，但同时也将带来压力损失和耗电量加大的缺点。

若以 Q 表示通过滤布的气体量（m^3/h），以 A 表示滤布的面积（m^2），则过滤速度可表示为

$$v_F(m/min) = \frac{Q}{60A} \tag{3-110}$$

工程上常用比负荷 q_F 的概念，它是指 $1m^2$ 滤布每小时所滤过的气体量，单位为 m^3 气体/(m^2 滤布·h)，因此

$$q_F[m^3/(m^2 \cdot h)] = \frac{Q}{A} \tag{3-111}$$

则

$$q_F = 60v_F \tag{3-112}$$

实践表明：过滤细粉尘时 v_F 取最小值（约 $0.6 \sim 1.0m/min$）；过滤粗粉尘时 v_F 应取 $2m/min$ 左右。

3.5.1.3 压力损失

袋式除尘器的压力损失是其重要的技术经济指标之一，它决定装置的能量消耗，同时也决定装置的除尘效率和清灰的间隔时间。

袋式除尘器的压力损失 Δp 是由清洁炉料的压力损失 Δp_0 和过滤层的压力损失 Δp_d 两者组成的。由于过滤速度 v_F 很小，流动处于层流状态，所以压力损失可表示为：

$$\Delta p = \Delta p_0 + \Delta p_d = \xi \mu v_F = (\xi_0 + \alpha m)\mu v_F \tag{3-113}$$

式中　ξ——总阻力系数，m^{-1}；

ξ_0——清洁滤料的阻力系数，m^{-1}；

μ——气体黏性系数，$Pa \cdot s$；

v_F——过滤速度，m/s；

α——粉尘层的平均比阻力，m/kg；

m——滤料上的粉尘负荷，kg/m^2。

上式说明：袋式除尘器的压力损失与过滤速度和气体黏性系数成正比，而与气体密度无关。这是由于过滤速度小，使气体的动压小到可以忽略的程度，这是其他各类除尘器所不具备的特征。实际上滤布本身的压力损失很小，可忽略不计，其阻力系数 ξ_0 为 $10^7 \sim 10^8 m^{-1}$，如玻璃丝布为 $1.5 \times 10^7 m^{-1}$，涤纶为 $7.2 \times 10^7 m^{-1}$，被捕集堆积的粉尘层的压力损失则受滤布特性的影响，粉尘层的平均比阻力 α 约为 $10^{10} \sim 10^{11} m/kg$，滤料上的粉尘负荷 m 为 $0.1 \sim 0.3kg/m^2$。α 与 m 和滤布的特性关系如图 3-32 所示。由图可见，α 随 m 和滤料特性不同而变化。

假设除尘器进口含尘浓度为 $C_i(kg/m^3)$，出口处粉尘浓度忽略不计，过滤时间为 $t(s)$，则滤布上积存的粉尘负荷为

$$m = C_i v_F t \tag{3-114}$$

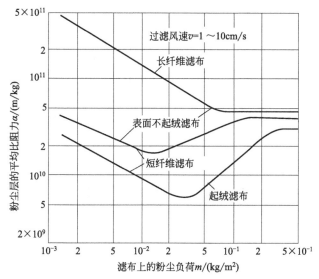

图 3-32 滤布上粉尘层平均比阻力的变化

则 t 时间后粉尘层的压力损失为

$$\Delta p_d = \alpha \mu v_F^2 C_i t \qquad (3-115)$$

一般袋式除尘器的压力损失多控制在 $800 \sim 1500 \text{Pa}$ 的范围之内,当除尘器的阻力达到预定值时,就要加以清灰。入口浓度 C_i 大时,清灰周期短,即时间间隔短。由于清灰次数多,滤料寿命短。袋式除尘器的压力损失和气体流量随时间的变化情况如图 3-33 所示。从图中可以看出,滤袋清灰之后并不能恢复到初始阻力值,而只能恢复到图 3-33(b) 所示处。其差值称为粉尘层的残留阻力,也就是应保护的粉尘初层的阻力。一般情况下残留阻力约为 $700 \sim 100 \text{Pa}$。

【例 3-2】 以袋式过滤器处理常温常压的含尘气体,过渡速度 $v_F = 1 \text{m/min}$,滤布阻力系数 $\xi_0 = 2 \times 10^7 \text{m}^{-1}$,除尘层比阻力 $\alpha = 5 \times 10^{10} \text{m/kg}$,堆积粉尘负荷 $m = 0.1 \text{kg/m}^2$,试求压力损失 $[\mu = 1.8 \times 10^{-5} \text{kg/(m} \cdot \text{s)}]$。

解:

$$\begin{aligned}
\Delta p &= \Delta p_0 + \Delta p_d = (\xi_0 + \alpha m) \mu v_F \\
&= (2 \times 10^7 + 5 \times 10^{10} \times 0.1) \times 1.8 \times 10^{-5} \times 1 \div 60 \\
&= 1506 (\text{Pa})
\end{aligned}$$

【例 3-3】 用脉冲喷吹袋式除尘器净化常温气体,采用 $\xi_0 = 4.8 \times 10^7 \text{m}^{-1}$ 的涤纶绒布过滤,风速 $v_F = 3.0 \text{m/min}$,试估算除尘器压力损失。

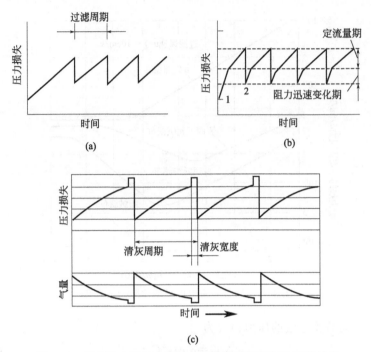

图 3-33　袋式除尘器压力损失与气体流量随时间的变化关系

解：取 $m=0.1\text{kg/m}^2$，$\alpha=1.5\times10^{10}\text{m/kg}$，常温下 $\mu=1.81\times10^{-5}\text{kg/(m·s)}$，则

$$\Delta p = (\xi_0 + \alpha m)\mu v_\text{F}$$
$$= (4.8\times10^7 + 1.5\times10^{10}\times0.1)\times1.81\times10^{-5}\times3.0\div60$$
$$= 1401(\text{Pa})$$

【例 3-4】　在例 3-2 给定条件下，若 $C_i=7.5\text{g/m}^3$，$\Delta p_d\leqslant1200\text{Pa}$，求所需清灰的最大周期 T_max。

解：

$$T_\text{max} = \frac{\Delta p_d}{\alpha\mu v_\text{F}^2 C_i}$$

$$= \frac{1200}{1.5\times10^{10}\times1.81\times10^{-5}\times(3.0/60)^2\times7.5/1000} = 235.7(\text{s}) = 3.9(\text{min})$$

3.5.2　袋式除尘器的滤料和结构形式

3.5.2.1　滤料

滤料的性能对袋式除尘器的工作影响最大，选用滤料时必须考虑含尘气体的特性，如粉尘和气体的性质、温度、湿度及粒径等。要求滤料应具有耐磨、耐腐、阻力低、成本低及使用寿命长等优点。滤料的特性除了与纤维本身的性质有关之外，还与滤料的表面结构有很大关系。表面光滑的滤料容尘量小，清灰方便，适用于含尘浓度低、黏性大的粉尘，此时采用的过滤速度不宜太高。表面起毛（有绒）的滤料（如羊毛毡）容尘量大，粉尘能深入滤料内部，可以采用较高的过滤速度，但清灰周期短，应及时清灰。

近年来，由于化学工业的发展，出现了许多耐高温的新型滤料，如芳香族聚酰胺（尼龙和锦纶）可长期在 200℃ 左右条件下使用。聚四氟乙烯、聚酯纤维（涤纶）等新型材料的出现，扩大了袋式除尘器的应用领域。几种常用纤维的特性列于表 3-4。

棉毛织物一般适用于无腐蚀性，温度在 80～90℃ 以下的含尘气体净化。尼龙织布最高使用温度为 80℃，它的耐酸性不如毛织物，耐磨性却较好，适合过滤磨损性强的粉尘，如黏土、水泥熟料、石灰石等。奥纶的耐酸性好，耐磨性差，最高使用温度在 130℃ 左右，可用于有色金属冶炼中的含 SO_2 烟气的净化。涤纶的耐热、耐酸性能较好，耐磨性能仅次于尼龙，长期使用温度在 140℃ 左右。涤纶绒布是国内性能较好的一种滤布。针刺呢是国内最新研制成的一种滤料，它以涤纶、锦纶为原料织成底布，然后在底布上针刺短纤维，使表面起绒。这种滤料具有容尘量大、除尘效率高、阻力小、清灰效果好等特点。经过聚硅氧烷树脂处理的玻璃纤维滤料可在 250℃ 下长期使用，它具有化学性质稳定、不吸湿、表面光滑等特点。玻璃纤维较脆，织成滤袋之后不柔软，经不起揉折和摩擦，使用上有一定的局限性。

滤布的编制方法有三种：①平纹，纱线上下交替通过纬线，交织靠得很近，纱线相压较紧，受力时不易发生变形和伸长；②斜纹，纱线不是交替地通过纬线，因此容易发生位移，但弹性较好；③缎纹，织纹平坦，弹性较好，不易粘尘。对它们的选择也应视粉尘的性质和含尘浓度及颗粒而定。

3.5.2.2 袋式除尘器的结构形式

袋式除尘器的结构形式多种多样，按不同特点可做如下分类。

（1）按滤袋形状

按滤袋形状可分为圆筒形或扁形。圆袋应用较广，直径一般为 120～300mm，最大不超过 600mm，袋长度一般为 2～6m，有的长达 12m 以上。袋长与直径之比，一般取 16～40，其取值与清灰方式有关。袋式除尘器，一般都分成若干室，每室袋数少则 8～15 只，多达 200 只，每台除尘器的室数，少则 3～4 室，多达 16 室以上。扁袋的断面形状有楔形、梯形和矩形等，其特点是单位容积内过滤面积大，占地面积小，布置紧凑。

表 3-4　各种纤维的物理化学性质

序号	品名	纤维种类	密度/(kg/cm³)	直径/μm	受拉强度/(N/mm²)	伸长度/%	耐腐蚀性能		耐温性能/℃		吸水率/%	湿与干状态下强度比较/%
							酸	碱	经常	最高		
1	棉	植物短纤维	1.47~1.6	751	343	5~10	差	良	60~85	100	16~22	110
2	蚕丝	动物长纤维	1.33	18	432		良	差	80~90	100		85
3	羊毛	动物短纤维		5~15	138~245	19~25	良	良	80~90	100	16~18	
4	玻璃纤维	矿物纤维（有机硅处理）	2.4~2.7		981~2943	35	良	良	260	300	0	
5	维尼龙	聚氯乙烯	1.39~1.44		503~824		冷良，热差	良	40~50	65		100
6	尼龙	聚氨酯	1.15~1.39		294~638	10~42	良	可	75~85	95	0.04	90
7	奥纶	（纯）聚丙烯腈	1.14~1.17				良	可	125~135	150		90~95
8	奥纶	聚丙烯腈与聚氨酯混合聚合物	1.14~1.17						110~130	140		90
9	涤纶	聚酯	1.38		324	13	良	良	140~160	170		93~97
10	特氟龙	聚四氟乙烯	1.8		343		优	优	200~250		0	100
11	麻	植物长纤维		16~50					80			

（2）**按进气方式**

按进气方式可分为上进气与下进气两种方式（图 3-34）。上进气的特点是粉尘的沉降速度与气速相重叠，粉尘在袋内迁移距离较下进气远，能在滤袋上形成较均匀的粉尘层，过滤性能好。但因配气室设在壳体上部，将使除尘器高度增大，并由于上部增加了一块花板，不仅提高了造价，且不易调整滤袋张力。此外，上进气方式还会使灰斗滞积空气，增加了结露的可能。

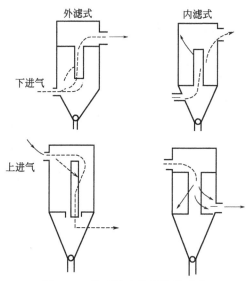

图 3-34　袋式除尘器的结构形式

采用下进气方式，粗尘粒可直接沉降于灰斗中，只是小于 $3\mu m$ 的细尘接触滤袋，滤袋磨损少。这种进气方式中只需使用一块花板，滤袋安装与调整容易，降低了清灰效果。与上进气式相比，下进气式设计合理，结构简单，造价便宜，因而使用较多。

（3）**按过滤方式**

按过滤方式分为内滤式和外滤式。内滤式是使含尘气流进入滤袋内部，粉尘被截留于滤袋内表面，净气穿过滤袋逸至袋外。与之相反，采用外滤式时，粉尘被截留于滤袋外表面，净气由袋内排走。外滤式的滤袋内部通常设有支架，滤袋易磨损，维修困难。

（4）**按清灰方式分**

清灰是袋式除尘器运行中十分重要的环节。袋式除尘器的效率、压力损失（压损）、滤速及滤袋寿命等均与清灰方式有关，因此实际中多按清灰方式对袋式除尘器进行分类和命名。通常可分为简易清灰、机械清灰和气流清灰三种。

① 简易清灰　这类袋式除尘器的清灰，主要是依靠粉尘自重或风机启、停时滤袋的变形而自行脱落的，也有人工定期拍打或使用手控机构抖动的。图 3-35 为一种简易袋式除尘器结构示意。简易清灰式除尘器过滤风速一般取 0.2~0.75m/min，压损约为 600~700Pa，滤尘效率为 99%左右。简易清灰式除尘器结构简单、投资省，但其体积庞大和操作条件差，故应用较少。

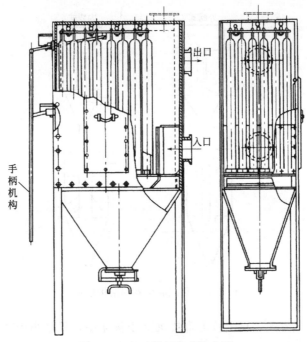

图 3-35　人工振打袋式除尘器

② 机械清灰　这种清灰方式是利用机械传动使滤袋振动，将沉积在滤布上的粉尘抖入灰斗中。机械清灰大致有三种方式，如图 3-35 所示。图 3-36(a) 是滤袋水平摆动的方式，又可分为上部摆动和腰部摆动两种；图 3-36(b) 是滤袋沿垂直方向振动的方式，既可采用定期提升滤袋框架的方式，也可利用偏心轮振打框架的方式；图 3-36(c) 是利用机械转动定期将滤袋扭转一定角度，使沉积于袋上的粉尘层破碎而落入灰斗中。机械振动清灰袋式除尘器的过滤风速一般取 1.0~2.0m/min，相应压力损失为 800~1200Pa。

③ 气流清灰　这种清灰方式是利用反吹空气从相反方向通过滤袋和粉尘层，使粉尘从滤袋上脱落。采用气流清灰时，滤袋内必须有支撑结构，如撑环或网架，避免把滤袋压扁。气流清灰又分为下列几种。

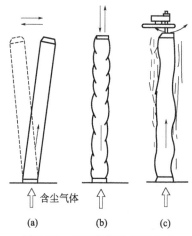

图 3-36　机械清灰的振动方式

a. 逆（反）气流清灰　如图 3-37，反吹气流均匀通过整个滤袋，反吹空气可以由专用风机或压气机供给，也可以利用除尘器本身的负压从外部吸入吹尘空气，它适用于粉尘黏性小、滤料易磨损的情况。

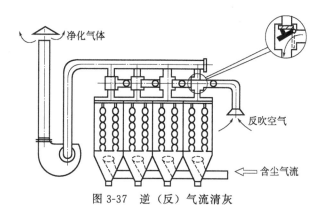

图 3-37　逆（反）气流清灰

b. 脉冲喷吹清灰　脉冲喷吹袋式除尘器如图 3-38 所示。其滤尘过程大致为：含尘气体由下锥体引入脉冲喷吹袋式除尘器，粉尘阻留在滤袋外表面上，透过滤袋的净气经文氏管进入上箱体，从出气管排出。清灰过程是：由控制仪表定期控制脉冲阀的开启，使气包中的压缩空气通过脉冲阀经吹气管上的小孔喷出（一次风），通过文氏管诱导数倍于一次风周围的空气吹进滤袋，造成滤袋内瞬时正压，滤料及袋内空间急剧膨胀，加之气流的反向作用，可抖落积附于滤袋外表面上的粉尘层，落入下部灰斗中。这种清灰的方式具有脉冲的特征，一般每 60s 左右喷吹一次，每次喷吹 0.1～0.2s，故称之为脉冲喷吹清扫。

其优点是清灰过程中不中断滤袋工作，清灰时间间隔短，过滤风速高，净化效率在 99％以上，压力损失在 1200～1500Pa 左右，过滤负荷高，滤布的磨损小。其主要缺点是需要（6～8）×10⁵Pa 的压缩空气作为清灰动力，清灰用的脉冲控制仪复杂，对浓度高、潮湿的含尘气体净化效果较差。

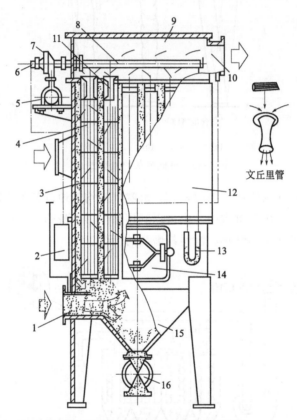

文丘里管

图 3-38　脉冲喷吹袋式除尘器的结构

1—进气口；2—控制仪；3—滤袋；4—滤袋框架；5—气包；6—排气阀；7—脉冲阀；
8—喷吹管；9—净气箱；10—净气出口；11—文氏管；12—除尘箱；13—U 形压力计；
14—检修门；15—灰斗；16—卸尘阀

3.5.3　袋式除尘器的选型、设计和应用

3.5.3.1　袋式除尘器的选型与设计

（1）选定除尘器的形式、滤料及清灰方式

首先决定采用的除尘器的形式。例如，对要求处理程度高，厂房面积受限制，投资和设备订货有条件的地方，可以采用脉冲喷吹袋式除尘器；否则采用

定期人工拍打的简单袋式除尘器，或其他形式。其次要根据含尘气体的特性，选择合适的滤袋。如气体温度超过 140℃，但低于 260℃时，可选用玻璃丝袋；对纤维性粉尘则选用光滑的滤料，如平绸、尼龙等。对一般工业粉尘，可采用涤纶布、棉绒布。根据除尘器滤料种类、要求的压力损失及气体含尘浓度等，即可初步确定清灰方式和清灰制度。

（2）计算过滤面积

根据废气的含尘浓度、滤料种类及清灰方式等，即可确定过滤风速 v_F（m/min），并算出总过滤面积 A（m^2）。

$$A = \frac{Q}{60 v_F} \tag{3-116}$$

式中　Q——除尘器的处理风量，m^3/h；

　　　v_F——过滤风速。

不同清灰方式的过滤风速见表 3-5。

表 3-5　不同清灰方式的过滤风速

清灰方式	过滤风速 m/min
简易清灰	0.2～0.75
机械清灰	1.0～2.0
逆气流清灰	2.0～3.0
脉冲喷吹清灰	2.0～4.0

（3）除尘器设计

如果选择定型产品，则根据处理风量和总过滤面积 A 即可选定除尘器的型号规格。若需自行设计，其主要步骤如下。

① 确定滤袋尺寸：直径 d 和高度 L。

② 计算每只滤袋面积 a（m^2）。

$$a = \pi d L \tag{3-117}$$

③ 计算滤袋只数 n（只）。

$$n = A/a \tag{3-118}$$

④ 滤袋布置　在滤袋只数多时，根据清灰方式及运行条件（连续式或间歇式）等将滤袋分成若干组，每组内相邻两滤袋之间的净距一般为 50～70mm。组与组之间及滤袋与外壳之间的距离，应考虑到检修、换袋等操作空间需要。如对于简易布袋除尘器，考虑到人工清灰等，其间距一般为 600～800mm。

⑤ 壳体的设计　包括除尘箱体、排气、进气风管形式、灰斗结构、检修孔及操作平台等。

⑥ 清灰机构的设计和清灰制度的确定。

⑦ 粉尘的输送、回收及综合利用系统的设计，包括回收有用粉料和防止粉尘的再次飞扬。

3.5.3.2 袋式除尘器的应用

袋式除尘器的除尘效率高，广泛地用于各种工业生产除尘中。它比电除尘器的结构简单、投资少、运行稳定，可以回收有用粉料。它与文丘里洗涤器相比，动力消耗小，回收的干粉尘便于综合利用，不产生泥浆。因此，对于细小而干燥的粉尘，采用袋式除尘器是适宜的。

袋式除尘器不适用于含有油雾、凝结水和粉尘黏性大的含尘气体，一般也不耐高温。还要注意，若在袋式除尘器附近有火花，则可能有爆炸的危险。此外，袋式除尘器占地面积较大，更换滤袋和检修不太方便。

3.5.4 颗粒层除尘器

颗粒层除尘器是干式除尘器的一种，其利用颗粒状物料（如硅石、砾石）作为填料层。其除尘机理与袋式除尘器相似，主要靠惯性、拦截及扩散作用等，使粉尘附着于干颗粒层滤料表面上。因此，过滤效率随颗粒层厚度及在其上面沉积的粉尘层厚度的增加而提高，压力损失也随之增高。

此种除尘器的特点是能适用于温度高、浓度大、粒径小、粉尘的比电阻过低或过高的含尘气体净化。其结构简单、维修方便、效率较高。其简单结构和运行方式如图 3-39 所示。

图 3-39(a) 为正常运行状态，含尘气体以低速切向引入旋风筒，此时粗粒料被分离下来。然后经中心管进入过滤室，由上而下地通过滤层，使细粉尘被阻留在硅石颗粒表面或颗粒层空隙中。气体通过净气室和打开的切换阀从出口排出。

过滤层厚度一般为 100～200mm，滤料常用表面粗糙的硅石（1.5～5mm），它的耐磨性和耐腐蚀性都很强。

图 3-39(b) 为清灰状况，这时关闭切换阀，使单筒和净气口切断，反吹空气按相反方向进入颗粒层，使颗粒层处于流态化状态。与此同时，梳耙旋转搅动颗粒层，这样便将沉积粉尘吹走，同时颗粒层又被梳平。被反吹风带走的粉尘通过中心管进入旋风筒，由于气流速度突然降低和急转弯，使其中所含大部分粉尘沉降下来。含有少量粉尘的反吹空气由入口管排出，同含尘气体总管汇合在一起，进入其他单筒内净化。

单层耙式颗粒层除尘器的比负荷一般为 2000～3000m³/(m² · h)，含尘浓

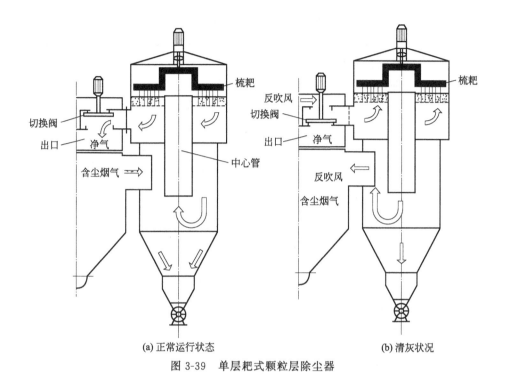

(a) 正常运行状态　　　　　　　　(b) 清灰状况

图 3-39　单层耙式颗粒层除尘器

度高时采用 $1500\text{m}^3/(\text{m}^2 \cdot \text{h})$，进口含尘浓度最高可到 $20\text{g}/\text{m}^3$，一般在 $5\text{g}/\text{m}^3$ 以下，除尘效率约为 90%，设备的压力损失约为 $1000 \sim 2000\text{Pa}$。承受温度一般在 $350℃$，短时可耐 $450℃$。反吹空气量约为处理气体量的 $3\% \sim 8\%$。

3.6　静电除尘

3.6.1　概述

静电除尘是利用高压电场产生的静电力，使粉尘从气体中分离净化的方法。与其他除尘方法相比，其根本区别在于实现粉尘与气流分离的力直接作用于粉尘上，这种力是由电场中粉尘荷电引起的库仑力，因此，在实现粉尘与气流分离的过程中，电除尘器可分离的粒度范围为 $0.05 \sim 200\mu\text{m}$，除尘效率为 $80\% \sim 99\%$，处理气体的量愈大，经济效果愈明显。

3.6.1.1　工作原理

电除尘过程首先需要产生大量的供粒子荷电的气体离子。现今的所有工业电除尘器中，都是采用电晕放电的方法实现的。

图 3-40 为一管式电除尘器的示意图，接地的金属圆管叫集尘电极，与高压直流电源相接的细金属线叫放电电极（又称电晕电极）。放电电极置于圆管的中心，靠下端的吊锤拉紧，含尘气体从除尘器下部的进气管进入，净化后的清洁气体从上部排气管排出。放电电极为负极，集尘电极接地为正极。

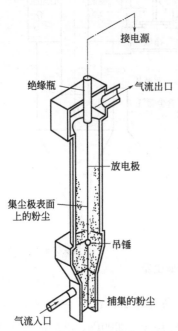

图 3-40 管式电除尘器的示意图

由于辐射、摩擦等原因，空气中含有少量的自由离子，单靠这些自由离子是不可能使含尘空气中的尘粒充分荷电的。电除尘器内设置了高压电场，在电场作用下空气中的自由离子将向两极移动，外加电压愈高，电场强度愈大，离子的运动速度愈快。离子的运动在极间形成了电流。开始时，空气中的自由离子少，电流较小。当电压升高到一定数值后，电晕极附近离子获得了较高的能量和速度，它们撞击空气中性分子时，中性分子会电离成正、负离子，这种现象称为空气电离。空气电离后，由于连锁反应，在极间运动的离子数大大增加，表现为极间电流（电晕电流）急剧增大。当电晕极周围的空气全部电离后，形成了电晕区，此时在电晕极周围可以看见一圈蓝色的光环，这个光环称为电晕放电，如图 3-41 所示。

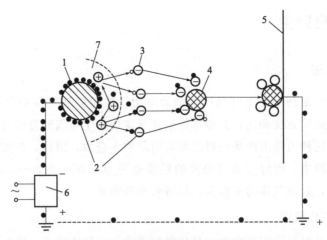

图 3-41 电除尘器除尘过程示意图

1—电晕极；2—电子；3—离子；4—粒子；5—集尘极；6—供电装置；7—电晕区

在离电晕极较远的地方，电场强度小，离子的运动速度也较小，那里的空气还没有被电离。如果进一步提高电压，空气电离的范围逐渐扩大，最后导致极间空气全部电离，这种现象为电场击穿，发生火花放电，电路短路，电除尘器停止工作。

为了保证电除尘器的正常运行，电晕的范围一般应局限于电晕区。电晕区以外的空间称为电晕外区。电晕区内的空气电离之后，正离子很快向负极（电晕极）移动，只有负离子才会进入电晕外区，向阳极移动。含尘空气通过电除尘器时，由于电晕区的范围很小，只有少量的尘粒在电晕区通过，获得正电荷，沉积在电晕极上。大多数尘粒在电晕外区通过，获得负电荷，最后沉积在阳极板上。此过程如图 3-41 所示，因此，阳极板称为集尘极。

3.6.1.2　除尘过程

电除尘器的除尘过程分为四步，如图 3-41 所示。

（1）气体电离

在放电电极与集尘电极之间加上直流的高电压，在电晕极附近形成强电场，并发生电晕放电，电晕区内空气电离，产生大量的负离子和正离子。

（2）粉尘荷电

在放电电极附近的电晕区内，正离子立即被电晕极表面吸引而失去电荷，自由电子和负离子则因受电场力的驱使和扩散作用，向集尘电极移动。于是在两极之间的绝大部分空间内部都存在着自由电子和负离子，含尘气流通过这部分空间时，粉尘与自由电子、负离子碰撞而结合在一起，实现了粉尘荷电。

（3）粉尘沉积

在电场库仑力的作用下，荷电粉尘被驱往集尘电极，经过一定时间后，到达集尘电极表面，放出所带电荷而沉积在表面上，逐渐形成一粉尘薄层。

（4）清灰

当集尘电极表面上粉尘集到一定厚度时，要用机械振打等方法将沉积的粉尘清除，隔一定的时间也需要进行清灰。

为了保证电除尘器在高效率下运行，必须使上述四个过程进行得十分有效。

3.6.1.3　电除尘器的分类

根据电除尘器的结构特点，有以下几种分类方式。

① 按集尘极的形式可分为管式和板式电除尘器。管式电除尘器的集尘极一般为多根并列的金属圆管（或呈六角形），适用于气体量较小的情况。板式电除

尘器采用各种断面形状的平行钢板作集尘极，极板间均布电晕线（图 3-42）。

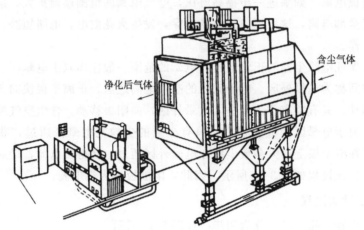

图 3-42　板式电除尘器示意图

② 按气流流动方向可分为立式和卧式电除尘器。管式电除尘器都是立式的，板式电除尘器也有立式的。在工业废气除尘中，卧式的板式电除尘器应用最广。

③ 按粒子荷电段和分离段的空间布置不同，可分为单区式和双区式电除尘器。静电除尘的四个过程都在同一空间区域完成的叫作单区式电除尘器。而荷电和除尘分设在两个空间区域的称为双区式电除尘器。目前应用最广的是单区式电除尘器。

④ 按沉降粒子的清除方式电除尘器可分为干式和湿式。湿式电除尘器是用喷雾或溢流水等方式使集尘极表面形成一层水膜，将沉积到极板上的尘粒冲走。用湿式清灰，可避免二次飞扬，但存在腐蚀及污水和污泥的处理问题。一般在气体含尘浓度较低，要求除尘效率较高时才采用干式清灰，便于处置和利用可以回收的干粉尘。但振打清灰时存在二次扬尘等问题。

3.6.2　粉尘的捕集

(1) 粒子的驱进速度

带电尘粒在电场中受到的静电力为

$$F = qE \tag{3-119}$$

式中　q——粉尘的荷电量，C；

E——电场强度，V/m。

尘粒在电场内做横向运动时，要受到空气的阻力，空气阻力为

$$F_d(N) = 3\pi\mu d_p\omega \tag{3-120}$$

式中　ω——尘粒的驱进速度。

当静电力等于空气阻力时，尘粒在横向做等速运动，这时的尘粒运动速度称为驱进速度。驱进速度是荷电粉尘颗粒向集尘极迁移的终末沉降速度，所以

$$\omega = \frac{qE}{3\pi\mu d_p} \tag{3-121}$$

由式(3-121)可以看出：尘粒的驱进速度与尘粒的荷电量、电场强度、气体的黏性及粒径有关。其方向与电场方向一致，即垂直于集尘电极的表面。

按上式计算的驱进速度，只是尘粒的平均驱进速度的近似值，因为电场中各点的电场强度不同，且粉尘的荷电量计算值也是近似的。

（2）捕集效率

电除尘器对粉尘的捕集效率与粉尘的性质、电场强度、气流速度、气体性质及除尘器结构等因素有关，严格地从理论上推导捕集效率方程式是困难的。

德意希（Deutsch）于 1922 年在推导捕集效率方程式的过程中，作了一系列的基本假定，其中主要有：①电除尘器中的气流处于紊流状态，通过除尘器任一横断面的粉尘浓度均匀分布；②进入除尘器的粉尘立刻达到了饱和荷电；③忽略气流和电场分布的不均匀及二次扬尘等的影响。在以上假定的基础上，可进行如下的推导。

如图 3-43 所示，设除尘器内气体的流向为 x，气体和粉尘的流速皆为 $v(\text{m/s})$，气体的流量为 $Q(\text{m}^3/\text{s})$，气体的含尘浓度为 $c(\text{g/m}^3)$，流动方向上每单位长度的集尘极板面积为 $a(\text{m}^2/\text{m})$，总集尘极面积为 $A(\text{m}^2)$，电场长度为 $L(\text{m})$，流动方向上的横截面积为 $F(\text{m}^2)$，粉尘的驱进速度为 $\omega(\text{m/s})$，则在 dt 时间内于 dx 空间捕集的粉尘量为

$$dm = a\,dx\,\omega c\,dt = -F\,dx\,dc \tag{3-122}$$

式中，负号表示浓度沿气流方向递减。

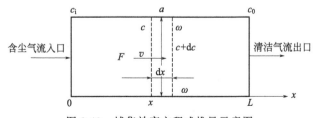

图 3-43　捕集效率方程式推导示意图

由于 $v\,dt = dx$，代入上式整理后得

$$\frac{a\omega}{Fv}\mathrm{d}x = \frac{-\mathrm{d}c}{c} \qquad\qquad (3\text{-}123)$$

将其由除尘器入口（含尘浓度为 c_i）到出口（含尘浓度为 c_0）进行积分，并考虑到 $Fv=Q$，$aL=A$，则有：

$$\frac{a\omega}{Fv}\int_0^L \mathrm{d}x = -\int_{c_i}^{c_0} \frac{\mathrm{d}c}{c} \qquad\qquad (3\text{-}124)$$

$$\frac{A}{Q}\omega = -\ln\frac{c_0}{c_i}, \quad \text{即}\, e^{-\frac{A}{Q}\omega} = \frac{c_0}{c_i}$$

于是得到理论捕集效率为

$$\eta = 1 - \frac{c_0}{c_i} = 1 - \exp\left(-\frac{A}{Q}\omega\right) \qquad\qquad (3\text{-}125)$$

这就是德意希（Deutsch）方程式。

对于板式电除尘器，当电场长度为 L，电晕线与集尘极板的距离为 s，气流速度为 v 时，则理论捕集效率方程式可化为

$$\eta = 1 - \frac{c_0}{c_i} = 1 - \exp\left(-\frac{L}{sv}\omega\right) \qquad\qquad (3\text{-}126)$$

对于半径为 b 的管式电除尘器，则有

$$\eta = 1 - \exp\left(-\frac{2L}{bv}\omega\right) \qquad\qquad (3\text{-}127)$$

德意希（Deutsch）方程能够概括描述捕集效率与集尘极表面积、气体流量和粉尘驱进速度之间的关系，显示提高电除尘器捕集效率的途径，因而被广泛应用在电除尘器的性能分析和设计中。

但是，德意希方程毕竟是根据一些假设的理想条件推导而来的，与实际工艺生产条件有所不同，使得用公式计算的捕集效率要比实际值高得多。为此，实际中往往是根据在一定除尘器结构形式和运行条件下测得的捕集效率值，代入德意希方程式中反算相应的驱进速度值，称之为有效驱进速度 ω_p。据估算，理论计算的驱进速度值，比实测有效驱进速度大 $2\sim10$ 倍。这样便可用有效驱进速度来描述除尘器的性能，并作为类似电除尘器设计中确定尺寸的基础。通常将按有效驱进速度表达的捕集效率方程式称为安德逊-德意希方程式，其表达式为

$$\eta = 1 - \exp\left(-\frac{A}{Q}\omega\right) \qquad\qquad (3\text{-}128)$$

在工业用电除尘器中，有效驱进速度大致在 $0.02\sim0.2\mathrm{m/s}$ 范围内。

驱进速度值随粉尘粒径不同而异，使得捕集效率也随之变化。所以在电除尘器之前设置机械除尘器时，电除尘器的除尘效率和有效驱进速度都有所降

低。同时由于电除尘器捕集的粉尘较细，还会使电极清灰困难，故通常不在电除尘器前设置机械除尘装置。

（3）粉尘的比电阻

粉尘的比电阻是评定粉尘导电性能的一个指标。如前所述，粉尘的比电阻是面积为 $1cm^2$、厚度为 $1cm$ 粉尘层的电阻。其值可以通过下式计算：

$$R_b = \frac{V}{I} \times \frac{F}{\delta} \tag{3-129}$$

式中　V——通过粉尘的电压降，V；

　　　I——通过粉尘层的电流，A；

　　　F——粉尘试样的横断面积，cm^2；

　　　δ——粉尘层的厚度，cm。

尘粒达到集尘极表面后，依靠静电力和黏性附着在集尘极上，形成一定厚度的粉尘层。若粉尘的比电阻小，说明粉尘的导电性能好。实践表明：比电阻 $R_b < 10^4 \Omega \cdot cm$ 的粉尘到达集尘极之后，会立即放出电荷，极板对其产生的吸引力消失，因此容易产生粉尘的二次飞扬。

而粉尘的比电阻 $R_b = 10^4 \sim 2 \times 10^{10} \Omega \cdot cm$ 是正常的工作范围。粉尘到达集尘极之后，会以适当的速度放出电荷。这种粉尘比电阻范围处于电除尘器运行最理想的区域，捕集效率较高。

比电阻 $R_b > 2 \times 10^{10} \Omega \cdot cm$ 的粉尘到达集尘极之后，会迟迟不放出电荷，在极表面形成一个带负电的粉尘层。同性相斥，使随后到来的粉尘的驱进速度不断下降，甚至由于比电阻过大，会产生反电晕现象。这是由于集尘极上的粉尘层出现裂缝时，因粉尘层本身的电阻比较大，电力线会向裂缝集中，使裂缝内的电场强度增高，裂缝内的空气产生电离。同样在空气电离之后，负离子要向阳极移动，正离子要向负极（电晕极）移动，这个电晕的离子运动方向与原来的恰好相反，故称为反电晕。反电晕产生的正离子与极间原有的负离子接触，发生电性中和，而中性离子不再向集尘极移动，这时电除尘器的除尘效果会大大降低。

当捕集粉尘的比电阻较高时，为了提高捕集效率，可以考虑采取以下两种方法：①设计或采用比正常情况下更大的除尘器，以适应较低的沉降率，或强振打以及改变电除尘器结构。②对烟气进行调节，降低其比电阻。

烟气的温度和湿度（含湿量）是影响粉尘比电阻的两个重要因素。图 3-44 描绘了在不同温度和含湿量情况下，水泥粉尘和锅炉飞灰的比电阻变化曲线。从图中可以看出，温度较低时，粉尘的比电阻是随温度的升高而增加的。当比电阻增大到某一值后，又随温度的升高而下降。这是由于在低温范围内，粉尘的导电主要是沿尘粒表面所吸附的水分和化学膜进行的，称为表面比电阻，此时电子沿尘粒表面的吸附层（如水蒸气或其他吸附层）传递，温度低，尘粒表面吸附的水蒸气多，故表面导电性能好，比电阻低。随着温度的升高，尘粒表面吸附的水蒸气受热蒸发，比电阻逐渐增加，导电主要是通过粉尘本体内部的电子或离子进行的，称之为容积比电阻。

从图 3-44 中还可以看出，在低温范围内粉尘的比电阻是随烟气湿度的增加而下降的；当温度较高时（例如 300℃ 以上），烟气的湿度对比电阻的影响已基本消失。

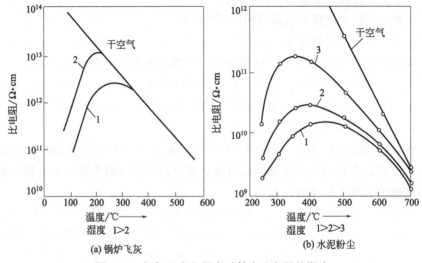

图 3-44 烟气温度和湿度对粉尘比电阻的影响

调节比电阻的另一种方法是通过添加化学调节剂来增大粉尘的表面导电性。常用的添加剂有三氧化硫、氨（NH_3）及水雾等。在冶炼炉、水泥窑及城市垃圾焚烧烟气的除尘中，常用喷雾的方法，即在降温的同时实现增湿。

3.6.3 电除尘器的主要部件及简单结构

电除尘器的形式是多样的，但不论哪种类型的电除尘器都包括以下几个主要部分：电晕电极、集尘电极、电极清灰装置、气流分布装置，除此之外，还有壳体、保温箱、供电装置及输灰装置等。

（1）电晕电极

电晕电极是电除尘器中使气体产生电晕放电的电极。其简单结构如图 3-45 所示。它主要包括电晕线、电晕框架吊架、悬吊杆和绝缘套管等。

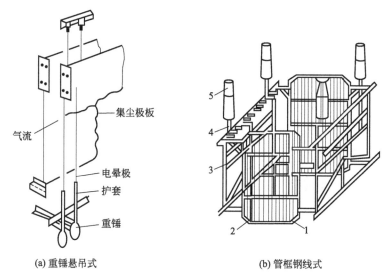

图 3-45　电晕电极的两种固定方式

1—电晕框架；2—电晕极；3—电晕框悬吊架；4—悬吊杆；5—绝缘套管

对电晕极（电晕电极）的要求是放电性能良好，即起晕电压低，电晕电流大。除此之外，要有一定的机械强度和耐腐蚀性，能维持较准的极距，且容易清灰。电晕极的形式很多，目前常用的如图 3-46 所示。

（2）集尘电极

集尘极的结构对粉尘的二次飞扬及除尘器的金属消耗量有很大影响。一般情况下集尘电极占金属总消耗量的 30%～50%，性能良好的集尘极应符合以下几个基本条件。

① 振打时粉尘的二次飞扬少；

② 单位质量的集尘面积大，即表面要大，质量要轻；

③ 极板高度较大，应有一定的刚性，应不易变形；

④ 振打时易于清灰；

⑤ 造价低。

集尘极板的结构形式很多，常用的几种形式见图 3-47，集尘极板的两侧通常设置有沟槽或挡板，避免主气流直接冲刷板上的粉尘层，以减少粉尘的二次飞扬。

极板一般用厚度为 1.2～2.0mm 的钢板轧制而成，极板间距为 250～350mm。极板间距小，电场强度高，有利于提升除尘效率，但安装和检修困难。

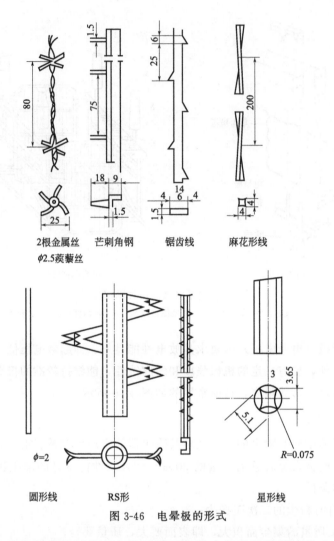

2根金属丝 芒刺角钢 锯齿线 麻花形线
φ2.5蒺藜丝

圆形线 RS形 星形线

图 3-46 电晕极的形式

集尘极和电晕线的制作和安装质量对电除尘器的性能影响较大。在安装之前，极板、极线必须调直，安装时要严格控制极距，偏差不得大于 5mm。如果个别区域极距偏小，会先发生击穿现象。

（3）电极清灰装置

① 湿式电除尘器的清灰　在液体粒子气溶胶捕集器，如焦油分离器和酸雾捕集器等中，沉降到极板上的液滴凝聚成大液滴，靠自重流下而排掉。对于固体粒子捕集器，则用喷雾或溢流水冲洗极板的方式除掉。湿式清灰的主要优点是二次扬尘少，不存在粉尘比电阻高的问题，空间电荷增强，不会产生反电晕。水滴凝聚在小尘粒上便于捕集。

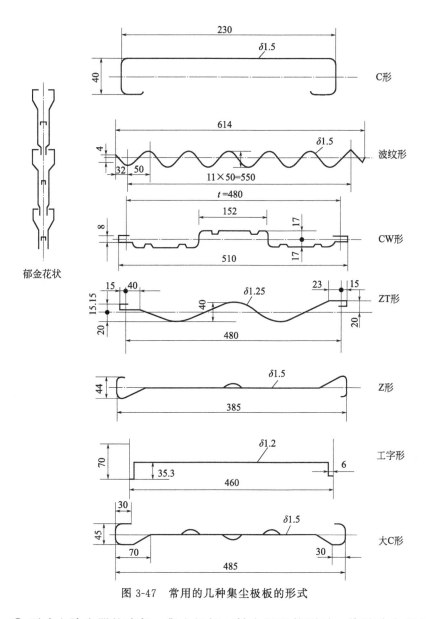

图 3-47 常用的几种集尘极板的形式

② 干式电除尘器的清灰 集尘极板上粉尘沉积较厚时，将导致火花电压低，除尘器效率大大下降。因此，不断地将集尘极板上沉积的粉尘清除干净，是维持电除尘器稳定运行的重要条件。

极板的清灰有机械振打、电磁振打及电容振打等方式。目前应用最广的是挠臂锤振打清灰。机械振打清灰的效果，主要取决于振打强度和振打制度（即振打频率）。振打强度的大小取决于锤头质量和挠臂的长度。振打强度用极板面法向产生的加速度表示，用重力加速度 $g(9.8\mathrm{m/s^2})$ 的倍数表示。一般要求极板上各点的振打强度均匀而且不应小于 $(50\sim200)g$。振打强度也不宜过大，否则二次扬尘增多，结构损害加重。振打制度有连续振打和间歇振打等方式。采用哪种制度合适，要视电除尘器容量、极板安装方式、振打方向、粉尘的黏附性和比电阻及气体温度等具体条件而定。

电晕电极上沉淀粉尘一般较少，但对电晕放电的影响较大。电晕线上结疤，不但使除尘效率降低，甚至能使除尘器完全停止运行。因此一般采用连续振打清灰方式，使电晕极沉积的粉尘很快被振打干净。常用的电晕极振打方式有提升脱钩振打或挠臂锤振打等。

（4）气流分布装置

电除尘器中的气流能否均匀分布对其除尘效率有较大影响。气流分布均匀程度取决于除尘器断面与其进、出口管道断面的比例和形状，同时也受扩散管内设置气流分布装置状况的影响。在占地面积没有特殊限制时，一般水平布置进气管，并通过一段渐扩管与除尘器相连。在气流进入除尘器中的电场之前，应先使其通过 $1\sim3$ 层气流分布孔板，此时气流分布的均匀程变取决于渐扩管的扩角和分布板的构造，气流分布板形式多为圆孔板和方孔板，也有采用百叶窗式分布板的。

分布板通常采用厚度为 $3\sim3.5\mathrm{mm}$ 的钢板打眼而成，圆孔径 $30\sim50\mathrm{mm}$，其开孔率应由试验确定。

在新的除尘器正式投入运行之前，必须进行测试、调整，检查气流分布的情况。对气流均匀分布的具体要求是：

① 任何一点的气流不能超过该断面平均气流的 $\pm40\%$。

② 在任何一个测定断面上，85% 以上测点的流速与平均流速不得相差 25%。

如果不符合上述要求，必须重新调整，直到满足要求才能投入运行。

（5）电除尘器外壳

电除尘器外壳必须保证密封、不漏气。在处理高温气体时，冷空气的渗入可能使局部烟气温度降到零点温度以下，长时间之后会导致腐蚀甚至破坏。因此，对外壳与进出口的连接处应特别注意。尤其是在高压或负压下运行时，对外壳的密封性要求就更严格。

电除尘器外壳材料常选用普通钢板、不锈钢板、铅板、混凝土等，具体选材时，应根据处理烟气的性质和操作温度而定。

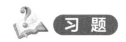 习 题

1.一台表面积为 $1000m^2$ 的袋式除尘器，滤料为涤纶布，其阻力系数 $\xi_0 = 7.2 \times 10^7 m^{-1}$，用该除尘器净化含尘气体，气体流量 $Q = 10m^3/s$，粉尘浓度 $C_i = 0.001kg/m^3$，粉尘层比阻力 $\alpha = 5 \times 10^{10} m/kg$，气体黏性系数 $\mu = 2.01 \times 10^{-5} Pa \cdot s$，如果允许的压力损失 Δp 为 1100Pa，该袋式除尘器的清灰周期是多长？

2.某工厂拟用袋式除尘器净化含尘气流，若气量为 $6.0m^3/s$，若用长为 5m，直径为 200mm 的滤袋，分两室，每室 3 排，每排 12 只滤袋，试计算该除尘器的过滤速度和过滤负荷。

3.某工厂用涤纶绒布作滤袋的逆气流清灰袋式除尘器处理含尘气体，若含尘气体流量（标准状态）为 $12000m^3/h$，粉尘浓度为 $5.6g/m^3$，烟气性质近似空气，温度为 393K，试确定：（1）过滤速度；（2）过滤负荷；（3）除尘器压力损失；（4）滤袋面积；（5）滤袋尺寸及只数；（6）清灰制度（袋式除尘器压力损失不超过 1200Pa）。

4.某石墨厂拟用袋式除尘器处理含尘气体，气体流量为 $5000m^3/h$，根据车间条件，滤袋直径为 120mm，滤袋长度为 2500mm，分别按逆气流反吹清灰袋式除尘器和脉冲喷吹袋式除尘器计算所需要的滤袋数量。

5.某厂正在运行的电除尘器的电晕线半径为 1mm，集尘圆管直径为 200mm，运行时空气压力为 $1.013 \times 10^{-5} Pa$，温度为 150℃。试计算该除尘器的起始电晕场强和起始电晕电压。

6.已知某电除尘器电晕电场的特性如下：场强 $E = 6 \times 10^5 V/m$，离子迁移率 $K = 2.2 \times 10^{-4} m^2/(V \cdot s)$，气体温度 $T = 300K$，粒子的相对介电常数 $\varepsilon = 5$。离子的算术平均速度 $u = 467m/s$。试回答：

（1）粒径为 $1\mu m$ 导电粒子的饱和电荷和荷电时间常数；

（2）荷电达 90% 时所需荷电时间；

（3）说明电场荷电和扩散荷电综合作用下粒子荷电量随时间的变化，并求出 $10.5\mu m$ 粉尘粒子的荷电时间为 0.1s、10s 时的荷电量。

7.某板式电除尘器的平均电场强度 $E = 3 \times 10^6 V/m$，离子质量为 $5 \times 10^{-25} kg$，粉尘的相对介电常数 $\varepsilon = 1.5$，粉尘在电场中的停留时间为 5s，试计算：

（1）粒径为 $0.2\mu m$ 的粉尘荷电量；

（2）粒径为 $5\mu m$ 的粉尘饱和荷电量；

（3）上述两种粒径粉尘的驱进速度。

8.在 298K 的空气中 NaOH 飞沫用重力沉降室收集。其大小为宽 914cm，高 457cm，长 1219cm。空气的体积流量为 1.2m³/s。计算能被 100%捕集的最小雾滴的直径。假设雾滴的相对密度为 1.21。

9.应用一管式电除尘器捕集流量为 0.075m³/s 的烟气中的粉尘，若该除尘器的圆筒形集尘板直径 $D=0.3$m，筒长 $L=3.66$m，粉尘粒子的驱进速度为 12.2cm/s，试确定当烟气气体均匀分布时的除尘效率。

10.对某厂的旋风除尘器进行现场测试得到：除尘器进口气体流量为 10000m³/h，含尘浓度为 4.2g/m³，除尘器出口的气体流量为 12000m³/h，含尘浓度为 340mg/m³，试计算该除尘器的处理气体流量、漏风率和除尘效率（分别按考虑漏风和不考虑漏风两种情况计算）。

11.某燃煤电厂电除尘器的进口和出口的烟尘粒径分布数据见表 3-6，若电除尘的总除尘效率为 98%，试确定分级效率曲线。

表 3-6 烟尘粒径分布数据

粒径间隔/μm		<0.6	0.6~0.7	0.7~0.8	0.8~1.0	1~2	2~3	3~4
质量频率/%	进口 g_{1i}	2.0	0.4	0.4	0.7	3.5	6.0	24.0
	出口 g_{2i}	7.0	1.0	2.0	3.0	14.0	16.0	29.0
粒径间隔/μm		4~5	5~6	6~8	8~10	10~20	20~30	
质量频率/%	进口 g_{1i}	13.0	2.0	2.0	3.0	11.0	8.0	
	出口 g_{2i}	6.0	2.0	2.0	2.5	8.5	7.0	

12.某种粉尘的粒径分布和分级效率数据见表 3-7，试确定总除尘效率。

表 3-7 某种粉尘的粒径分布和分级效率数据

平均粒径/μm	0.25	1.0	2.0	3.0	4.0	5.0	6.0	7.0	8.0	10.0	14.0	20.0	23.5
质量频率/%	0.2	0.7	9.5	20.0	20.0	15.0	11.0	9.5	5.5	5.5	4.0	0.8	0.2
分级效率/%	8	30	47.5	60	68.5	75	81	86	89.5	95	98	99	100

13.哪些因素影响净化效率？

14."效率"如何测得？

15.对某种粉尘进行实验测定，得表 3-8 数据。

表 3-8　某种粉尘实验测定数据

粒径范围	0～5	5～10	10～15	15～20	20～25	25～30
质量/g	9	28	66	121	174	198
粒径范围/μm	30～35	35～40	40～45	50～55	55～60	
质量/g	174	174	121	28	9	

试回答：

（1）该粉尘的粒径分布属于哪一种？

（2）绘出该粉尘频数分布、频率密度分布、筛上及筛下累积分布曲线。

（3）在图上标出该粉尘的粒径平均数、众径和中位径的位置及数值。

第 4 章　环境噪声及其控制技术

4.1　环境噪声

4.1.1　噪声对人体的影响

环境噪声污染是当今世界公认的环境问题之一。从 20 世纪 50 年代起，随着工业、运输业的迅猛发展，噪声也随之增加，污染日益严重。在城市化发展的今天，城市快速道路、高架复合道路、轨道交通、大型健身娱乐场所、空调系统等的相继出现，几乎人人都受到噪声的影响。据统计，环保部门收到的污染投诉，很大一部分与噪声有关。环境噪声控制不仅已成为环保部门的紧迫任务，而且也是落实科学发展观，构建和谐社会的重要内容。

声音带给人们各种信息。依靠语言声音的交流，人类的知识才能得以持续地传递、积累和发展。和谐的声音，对人们来说是一种美的享受。有些声音是人们不需要的，称为噪声。噪声可能是强度和频率杂乱无序的声音，也可能是节奏和谐的音乐。

噪声影响人们的正常工作和休息，危害人体健康。研究表明，噪声害是多方面的。

（1）噪声对听力的影响

人在较强的噪声环境下暴露一定时间后，会使听力下降。研究表明，长期接触 80dB 以上的噪声，听力就有可能受到损害；在大于 85dB 的噪声环境中工作 20 年，将有 10% 的人出现耳聋；环境噪声大于 90dB 时，耳聋患者的比例将超过 20%。

人从高强噪声环境回到安静场所停留一段时间，听力尚能恢复，这种现象称为暂时性听域偏移，也称为听觉疲劳。但长期在高强噪声环境中工作，不断地受高强噪声刺激，听力就不能恢复，内耳感觉器官会发生器质性病变，导致所谓的噪声性耳聋或永久性听力损失。

所谓听力损失，是指某耳在一个或几个频率的听阈比正常耳的听阈高出的值（dB）。听力损失 10～25dB 尚能完全恢复；听力损失 25dB 以上，经数小时或数十小时尚能恢复，为暂时性耳聋；不能完全恢复的，即为永久性耳聋。听力损失 15～25dB 时，尚接近正常；听力损失 25～40dB 则是轻度耳聋，这时听清 1.5m 外的讲话就会有些困难；听力损失 40～65dB 是中度耳聋，无法听清 1.5m 外的大声讲话；听力损失 65dB 以上则是重度耳聋，听清大声喊叫都有些困难。据统计，当今世界上有 7000 多万名耳聋患者，其中相当一部分是由噪声所致。研究证明，家庭室内噪声是造成儿童耳聋的主要原因。

（2）噪声对人的生理和心理的影响

噪声对人的生理影响除前面介绍的听觉系统外，还涉及对人的心血管系统、消化系统、神经系统和其他脏器的影响及危害。

美国心理学家经研究发现，在洛杉矶机场附近学校就读的孩子与在较"安静"的学校就读的孩子相比，前者血压较高，做数学作业的速度较慢。并且不少人认为，20 世纪生活中的噪声是造成心脏病的一个重要原因。

噪声能引起消化系统方面的疾病。早在 20 世纪 30 年代，就有人注意到长期暴露在噪声环境下的工作者其消化功能有明显改变。在某些吵闹的工业行业里，溃疡的发病率比安静环境下的发病率高 5 倍。

在神经系统方面，神经衰弱是最明显的症状，噪声引起失眠、疲劳、头晕、头痛、记忆力减退等症状。古代教会用钟声惩处异教徒，第二次世界大战期间法西斯分子用噪声折磨战俘，就是利用噪声使受害者的神经错乱。

噪声主要使人烦恼、激动、易怒，甚至失去理智。因噪声干扰引发的纠纷十分常见，甚至导致极端的命案。据报道，在 20 世纪 90 年代，某日浙江几位青年聚会，打开音响放大音量听音乐，隔壁的陈某抱怨声音太大，双方发生争吵，陈某当即用刀刺死青年。

研究表明，噪声会使孕妇产生紧张反应，引起子宫血管收缩，影响胎儿发育所必需的营养和氧气供给。噪声还影响胎儿的体重。此外，因儿童发育尚未成熟，各组织器官十分娇嫩和脆弱，不论是孕妇体内的胎儿还是刚出生的婴儿，噪声均可损伤听觉器官，使听力减退或丧失。

此外，噪声还会影响人的休息、干扰语言交流、引起劳动生产率下降，同时可使自动化高精度仪表失灵、对建筑物造成损坏等。

4.1.2　我国声环境状况

根据声环境质量标准，我国目前声环境状况总体较好。2019 年，开展昼间区域声环境监测的 321 个地级及以上城市平均等效声级为 54.3dB。昼间区域声环境质量为一级的城市占 2.5%，二级的占 67.0%，三级的占 28.7%，四级的占 1.8%。开展昼间道路交通声环境监测的 322 个地级及以上城市平均等效声级为 66.8dB。昼间道路交通声环境质量为一级的城市占 68.6%，二级的占 26.1%，三级的占 4.7%，四级的占 0.6%。开展功能区声环境监测的 311 个地级及以上城市各类功能区昼间达标率平均为 92.4%，夜间达标率平均为 74.4%。

但是，环境噪声控制形势依然严峻，集中表现在：高速交通，包括高速公路、高速铁路和城市高架、轻轨、快速路的迅速发展，使交通噪声的污染日趋严重，并由城市蔓延到农村；随着城市化进程的加快，第三产业的快速发展，使得社会生活噪声的污染日益严重。

控制噪声污染已受到国际社会的关注。国际标准化组织以 A 声级为评价噪声的标准，并规定 90dB（A）为保护人体听力和健康的最高限，这个标准已为世界各国普遍接受。为了控制噪声污染，我国早在 20 世纪 80 年代就制定了声环境质量标准和环境噪声排放标准等一系列标准，把区域分为五类，以保证居民的安宁。在各种产品的噪声控制方面，除了对一般高噪声产品采取限制措施外，还要求生产者在产品的铭牌上标明噪声指标，以鼓励生产者在降低产品噪声的工作中的主动性。

此外，国家和地方环境保护管理部门的监督检查，以及环境声学知识的普及等，也都是改善声环境质量工作的重大措施。

4.1.3 噪声控制技术

声学系统一般是由声源、传播途径和接收器三个环节组成。因此，对于噪声污染，必须从上述三个环节分别采取控制噪声的技术措施。

首先应在声源处抑制噪声。这是最根本的措施，包括降低激励力，减小系统各环节对激励力的响应，以及改变操作程序或改造工艺过程等。

其次在声传播途径中控制噪声。这是噪声控制中的普遍技术，包括隔吸声、消声、隔振等措施。

最后在接收器上加载保护设施隔离噪声。在某些情况下，由于噪声特别强烈，在采用上述两种措施后仍不能达到要求，或者工作过程中不可避免有噪声时，就需要从接收器保护的角度采取措施。对于人，可佩戴耳塞、耳罩、有源消声头盔等；对于精密仪器设备，可将其安置在隔声间内或隔振台上。

改善声环境要求加强基础研究、技术措施和组织管理。在采取措施时，重点应放在声源上，但在声源改变较为困难，甚至不可能时，则要更多地注意传播途径和接收器。此外，还要注意经济、技术和规范（或标准）问题，有时还要注意建筑艺术和设计艺术等问题。

4.2 声波的基本性质和传播规律

4.2.1 声波的产生及分类

（1）声波的产生

从物理学的观点看，声波是一种机械波，是机械振动在弹性介质中的传播，因此它的产生和传播必须具备两个条件：一是声源的机械振动；二是声源周围存在弹性介质。

图4-1表明了声波的产生机理。把连续的弹性介质划分为A、B、C、D等介质元，每个介质元中包含大量具有质量的介质分子。在宏观上，每个介质元可以看成一个质点，质点之间存在弹性作用，即各质点间看作是以小弹簧相互连接。

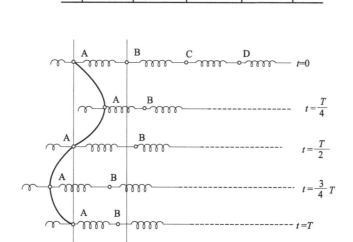

图4-1 声波产生机理

设某一声源的振动对弹性介质的某一局部区域产生扰动，使该区域的介质元A（质点A）离开平衡位置开始向右运动，质点A的运动带动了相邻的质点B，压缩了这部分弹性介质，被压缩的介质产生反抗压缩的力再作用于质点A，使A向左回到原来的平衡位置，由于惯性，A到达平衡位置后继续向左运动，压缩左侧相邻介质，左侧的介质被压缩后也会产生反抗压缩的力，再使质点 A 向右回到平衡位置。可见，介质的弹性和质点的惯性，使得最初受到声源扰动的质点 A 在其平衡位置附近振动。由于同样的原因，被质点 A 带动的质点 B，以及更远的质点 C、D 等都将在各自的平衡位置附近振动，只不过各自的振动状态依次滞后一些时间而已。

（2）声波的分类

传播声波的弹性介质可以是气体、液体或固体，声波在这些介质中的传播，相应地称为空气声、液体声和固体声。

4.2.2 描述声波的基本物理量

（1）频率、波长和声速

弹性介质中的介质元在单位时间内所完成振动的次数称为声波的频率，单位为赫兹（Hz），振动一次所需要的时间称为周期，单位为秒（s），显然频率 f 和周期 T 互为倒数，即

$$f = \frac{1}{T} \tag{4-1}$$

两个相邻的同相位点之间的距离称为波长，单位为米（m），声波在弹性介质中传播的速度称为声速，单位为米/秒（m/s）。

声速 c 和频率 f（或周期 T）及波长 λ 的关系如下：

$$\lambda = cT = \frac{c}{f} \tag{4-2}$$

声波的频率由声源的振动频率决定，与介质的性质无关；声速由介质的性质决定，与声源的振动状况无关。

（2）声压

对介质内体积元的振动情况，可以用它们的位移、速度、加速度来描述，但在声学中，一般以体积元的压强来描述介质的振动。

把没有声波传播时空气中某点的压强 p_0 称为该点的静压强，当有声波传播时，它的压强变为 p'，p' 总是以静压强为平衡点反复变化的，在一个振动周期中，有时候比 p_0 大，有时候比 p_0 小。我们把压强的该变量（$p' - p_0$）称为声压 p。国际单位制中，声压的单位是牛顿/米^2（N/m^2），也称为帕斯卡（Pa）。人耳对声压是极敏感的，在 1000Hz 的频率下，声压为 2×10^{-5} Pa 时，人耳就能感觉到。

介质中任何一点的声压都是随时间变化的，每一时刻的声压 p 称为瞬时

声压，它总是以静压强为平衡点正负反复变化着。某段时间 T 内瞬时声压的均方根称为有效声压 p_e，即

$$p_e = \sqrt{\frac{1}{T}\int_0^T p^2(t)\mathrm{d}t}\tag{4-3}$$

当未加特别说明时，我们所说的声压都是指有效声压，有效声压的数值都是正值。

（3）声能量、声能密度

声波传播到静止介质时，一方面使介质在平衡位置做往复振动，获得振动动能；另一方面使介质产生膨胀和压缩的疏密过程，介质获得形变势能。这两部分能量都是由于声扰动而获得的，其总和称为声能量，声能量的单位是焦耳（J）。单位体积内的声能量称为声能密度 ω。

（4）声功率、声强

声源在单位时间内辐射的声能量称为声功率，单位为瓦（W）。一台机器在运转时，其总功率只有极少的一部分转化为声功率。一台百万千瓦的大型发电机，其辐射的声功率可能只有数十瓦；一只声功率为 0.1W 的扬声器发出的语言广播声，在安静的教室内就可以清晰听到。

当声波在介质中传播的时候，声源辐射的声能量将沿着声波传播的方向传播，我们把单位时间内通过垂直于声波传播方向面积 S 的平均声能量称为平均声能量流或平均声功率 $\overline{W}$，单位为瓦（W）。

把单位时间内通过垂直于声波传播方向上单位面积的平均声能量称为声强 I，它的单位 $\mathrm{W/m^2}$：

$$I = \frac{\overline{W}}{S} = \overline{\omega}c\tag{4-4}$$

$$I = \overline{\omega}c = \frac{p_e^2}{\rho_0 c}\tag{4-5}$$

式中　ρ_0——静态时空气的密度；

c——声速。

声压和声强都可以用来表示声音的大小。

（5）声强级、声压级和声功率级

对于 1000Hz 的声音，人耳刚能感觉到的声强为 $10^{-12}\,\mathrm{W/m^2}$，声压是 $2\times10^{-5}\,\mathrm{Pa}$。人耳能够承受的最大声强为 $1\,\mathrm{W/m^2}$，声压是 20Pa，即人耳能够感觉到的声音的强弱范围非常大，因此直接用声强或声压来表示不同声音的大小非常不方便；而且，人耳对声音大小的感觉与声强或声压的对数值相关，因此我

们常用声强或声压的对数值来表示声音的大小，分别称为声强级和声压级。

① 声强级　声音的声强级 L_I 定义为其声强 I 与基准声强 I_0 之比的常用对数，单位为贝尔（B）。常用的单位为分贝尔（其值为贝尔的 1/10），简称分贝（dB），即

$$L_I = \lg \frac{I}{I_0} = 10\lg \frac{I}{I_0} \tag{4-6}$$

② 声压级　因为声强与声压的平方成正比，因此声压级 L_p 的定义为

$$L_p = \lg \frac{p^2}{p_0^2} = 20\lg \frac{p}{p_0} \tag{4-7}$$

上面两式中的基准声强 I_0 和基准声压 p_0 分别取 $10^{-12}\,\text{W/m}^2$ 和 $2\times10^{-5}\,\text{Pa}$。

③ 声功率级　声功率级定义为声功率 W 与基准声功率 W_0 之比的常用对数，单位为贝尔（B），通常用分贝（dB）表示，即

$$L_W = \lg \frac{W}{W_0} = 10\lg \frac{W}{W_0} \tag{4-8}$$

基准声功率 W_0 在空气中取 $10^{-12}\,\text{W}$。

④ 声强级和声压级的关系　基准声强取 $10^{-12}\,\text{W/m}^2$，与其相对应的基准声压为 $2\times10^{-5}\,\text{Pa}$，得出这些值的条件是取空气的特性阻抗 $\rho_0 c$ 为 $400\,\text{Pa}\cdot\text{s/m}$。由此可得出声压级和声强级数值上近似相等的结论：

$$L_I = 10\lg \frac{I}{I_0} = L_p + 10\lg \frac{400}{\rho_0 c}$$

如果对噪声进行测量时，条件刚好是 $\rho_0 c = 400\,\text{Pa}\cdot\text{s/m}$，则有 $L_I = L_p$，即当 $\rho_0 c = 400\,\text{Pa}\cdot\text{s/m}$ 时，声压级和声压级相等。

通常情况下，$\rho_0 c$ 并不正好等于 $400\,\text{Pa}\cdot\text{s/m}$，则声强级和声压级之间有一个修正量 $10\lg \frac{400}{\rho_0 c}$。通常空气的 $\rho_0 c$ 与所在地海拔高度有关。

4.2.3　声波的叠加

如果在不同位置有两个声源，它们发出的声波分别传播到介质中的同一点上，该点处质点受两个声源共同影响而振动，则称为两个声波在该点叠加。声波的叠加是一个比较复杂的问题。

以声压的叠加为例，先讨论瞬时声压，瞬时声压是符合叠加原理的，即两个声源的共同影响是：声场中的某个位置上的瞬时声压，等于每个声源单独影响时该位置的瞬时声压的和。

若在同一时刻，声源 1 和声源 2 的影响都使某一位置 A 点的压强比静压强大，则叠加后 A 点的声压比原来大，即当两个声源存在时，我们听起来的声音比只有一个声源时要响一些；但是，如果在同一时刻，声源 1 的影响使 A 点的压强比静压强小，即瞬时声压为负，则两个声波叠加后，总声压的绝对值反而比只有一个声源影响时小了，也就是听起来反而比一个声源单独影响时更轻了；如果正负瞬时声压的绝对值刚好相等，我们就会完全听不到声音。当然，这种情况是非常少的，实际上，对于绝大多数情况，即使某一瞬间两声源对 A 点的作用相互抵消，下一瞬时并不一定也能抵消，因此在一段时间内，两个声源影响的情况听起来通常比一个声源要响些。

如果两个声源的影响在一段时间内总是相互抵消或增长的，则它们在这段时间内的有效声压也会相互抵消或增长，则称它们为相干声波。相干声波在现实中几乎是不存在的，但是在现代科技条件下，我们可以人为地制造出与某一声源声波相干的声波，使两个声源一起发声，并在一段时间内的每一时刻都相互抵消，从而起到降低声音、控制噪声的效果。

现实中任意两个声波通常都是不相干的，可以证明，此时它们的声强符合叠加原理，有效声压的平方符合叠加原理，即

$$p_e^2 = p_{e1}^2 + p_{e2}^2 \tag{4-9}$$

因为声压级是声压平方的对数，因此声压不符合叠加原理，即如果某受声点在声源 1 和声源 2 的单独影响下的声压级都是 50dB，则两个声源共同影响的声压级就不是 50dB＋50dB＝100dB。

由式(4-7) 和式(4-9) 两式可以推出，两个声源共同影响下的声压级为

$$L_p = 10\lg(10^{0.1L_{p1}} + 10^{0.1L_{p2}}) \tag{4-10}$$

式中　L_{p1}、L_{p2}——声源 1、声源 2 单独存在时某点的声压级，dB；

　　　　L_p——声源 1、声源 2 同时存在时该点的声压级，即叠加后的声压级，dB。

多个声源发出的声波对某一点的声压的叠加，可参照两个声波的叠加进行计算，总声压级为

$$L_{pT} = 10\lg\left(\sum_{i=1}^{n} 10^{0.1L_{pi}}\right) \tag{4-11}$$

同理，级的相减公式为

$$L_{pS} = 10\lg(10^{0.1L_{pT}} - 10^{0.1L_{pB}}) \tag{4-12}$$

式中，L_{pB} 为背景噪声（本底噪声）的声压级，即对测量产生干扰的外界噪声的声压级，dB。

4.2.4　声波的反射、透射和衍射

声波的反射、透射和衍射是声波在传播过程中遇到不同介质的界面或障碍物时所产生的现象。

（1）**声波的反射和透射**

当声波在传播过程中遇到两种不同介质的界面，例如空气中的声波遇到墙面、地面等，一部分声能量会在界面上发生反射，另一部分声能量穿过介质界面投射到第二种介质中。

根据相关公式及声压边界条件等推算：

定义声压的反射系数 r_p 为反射声压幅值和入射声压幅值之比

$$r_p = \frac{p_{rA}}{p_{iA}} = \frac{\rho_2 c_2 - \rho_1 c_1}{\rho_2 c_2 + \rho_1 c_1} \tag{4-13}$$

定义声压的透射系数 τ_p 为透射声压幅值和入射声压幅值之比

$$\tau_p = \frac{p_{tA}}{p_{iA}} = \frac{2\rho_2 c_2}{\rho_2 c_2 + \rho_1 c_1} \tag{4-14}$$

由式（4-13）及式（4-14）可知，声压的反射系数和透射系数与入射、反射和透射声波的声压大小无关，只与两介质的特性有关，我们把介质密度和该介质中的声速之乘积 ρc 称作该介质的声阻抗率或声特性阻抗。

根据声强与声压的关系，还可以求出声强的反射系数 r_1 和声强的透射系数 τ_1，且 $r_1 + \tau_1 = 1$，这是能量守恒定律的必然结果。

通常把 r 值小的材料称为吸声材料，把 τ 值小的材料称为隔声材料，在噪声控制技术中，必须了解材料的吸声和隔声性能，从而合理地选择材料。

（2）**声波的衍射**

当声波在传播途径中遇到障碍物或者遇到带有小孔的障碍板时，若障碍物的尺寸或小孔的尺寸与声波的波长相比很小，则声波能够绕过障碍物或小孔的边缘前进，并引起声波传播方向的改变，称为声波的衍射或绕射。

声波的衍射与声波的频率、波长以及障碍物或者小孔的大小有关。若声波频率较低，即波长较长，而障碍物或小孔的尺寸比波长小得多，这时声波能绕过障碍物或透过小孔继续传播，见图 4-2(a)；若声波频率较高，即波长较短，而障碍物或小孔的尺寸比波长大很多，这时衍射现象不明显，在障碍物或者小孔后侧形成声影区，见图 4-2(b)。

隔声屏障或房间的墙体、门、窗上有孔、缝时，因声波的衍射，隔声性能

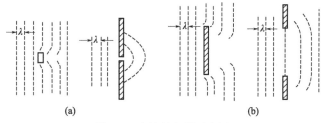

图 4-2　声波的衍射示意图

会大大降低。高频声波和低频声波的衍射能力不同，因此采用隔声屏障对高频声有较好的降噪效果，而低频声可以绕过屏障传到较远的地方，降噪效果差。

4.3　环境噪声与振动的评价

机械振动在空气中传播直接产生环境噪声污染，而在固体中传播则直接产生环境振动污染。噪声与振动对人的影响主要包括心理和生理影响两个方面，它们是制定环境噪声、环境振动相关标准的重要依据。开展环境噪声与振动评价首先应制定人们对环境噪声和振动反应的主观评价量和评价方法。

噪声变化特性的差异，以及人们对噪声的主观反应与其对噪声的认知、体验、情绪状态等多种因素有关，使得对噪声的评价较为复杂。多年来各国学者对噪声的危害和影响程度进行了大量的研究，提出了各种评价指标和方法，期望得出与主观反应相对应的评价量和评价方法，以及所允许的数值和范围。在这方面，大致可概括为：与人耳听觉特征有关的评价量，与心理情绪有关的评价量，与人体健康有关的评价量，与人们室内活动有关的评价量等几方面。以这些评价量为基础，各国都建立了相应的环境噪声标准。这些不同的评价量及标准分别适用于不同的环境、时间、噪声源特性和评价对象。由于环境噪声的复杂性，已经提出的评价量（或指标）很多，迄今已有几十种，在本章中主要介绍一些已被广泛认可和使用比较频繁的一些评价量和相应的环境噪声标准，同时阐述典型环境噪声的测量方法。本章对环境振动相关的评价量和测量方法也作了简要介绍。

4.3.1　噪声的评价量

噪声评价量的建立必须考虑噪声对人的影响的特点。频率特性不同的噪声对人的影响是不同的，如相同强度的中、高频噪声比低频噪声对人的影响更大；时间特性不同的噪声对人的影响也是不同的，噪声涨落对人的影响存在差异，涨落大的噪声及脉冲噪声比稳态噪声更能使人烦恼；噪声出现时间的不同对人的影响也不一样，同样的噪声出现在夜间比出现在白天对人的影响更明显，不同心理和生理特征的人群对相同的声音反应不同，一些人认为优美的音乐，而另一些人听起来却是噪声，休闲时的动听歌曲在需要休息时会成为烦人的噪声。噪声的评价量就是在研究了人对噪声反应的方方面面的不同特征后提出的。

(1) 纯音的响度、响度级和等响曲线

当外界声振动传入人耳时，人们在主观感觉上会形成听觉上的"声音强弱"的概念。人耳对声振动的响度感觉近似与其强度的对数成正比。深入的研究表明，人耳对声音的感觉存在许多独特的特性，以至于即使到目前为止，还没有一个人工仪器能实现人耳的奇妙功能。

人耳能接受的声波的频率范围为 20～20000Hz，宽达 11 个倍频程频带（中心频率）。在人耳听觉范围以外，低于 20Hz 的声波通常称为次声波。而高于 20000Hz 的声波通常称为超声波。同时，人耳又具有灵敏度高和动态范围大的特点：一方面，可以听到小到近于分子大小的微弱振动；另一方面，又能正常听到强度为其 10^{12} 倍的很强的声振动。一般把外耳道或鼓膜上纯音声压的可听最低限称为听阈，除听觉以外另有痒、不适及痛觉时的最低声压分别称为痒阈、不适阈和痛阈。对于频率在 50～10000Hz 的纯音，在声压级超过听阈 50dB 时，人耳大约可以分辨 1dB 的声压级变化，在理想的隔声室中，用耳机提供声音时，在中频范围，人耳可察觉到 0.3dB 的声压级变化；与大脑相配合，人耳还能从有其他噪声存在的环境中听出某些频率的声音，也就是说人的听觉系统具有滤波的功能，这种现象通常称为"酒会效应"，当频率为 1000Hz 而声压级超过 40dB 时，人耳察觉到的频率变化约为 0.3%。此外，人耳还能判别声音的音色、音调以及声源的方位等。

人对声音的感觉不仅与声振动本身的物理特性有关，而且包含了人耳结构、心理、生理等因素，涉及人的主观感觉。例如，同样一段音乐在人们期望聆听时会感到悦耳，而在人们不想听到时会感到烦躁；同样强度不同特性的声音会给人悠闲或危险等截然相反的主观感觉。

人们简单地用"响"与"不响"来描述声音的强度，但这描述与声波的强度又不完全等同。人耳对声音响度的感觉还与声波的频率有关，即使相同声压级但频率不同的声音，人耳听起来也会不一样响。例如，同样是 60dB 的两种声音，一种声音的频率为 100Hz，而另一种声音为 1000Hz，人耳听起来 1000Hz 的声音要比 100Hz 的声音响。要使频率为 100Hz 的声音听起来和频率为 1000Hz、声压级为 60dB 的声音同样响，则其声压级要达到 67dB。

　　为了定量地描述声音的轻或响的程度，通常采用响度级这一参量。当某一频率的纯音和 1000Hz 的纯音听起来同样响时，这时 1000Hz 纯音的声压级就定义为该待定纯音的响度级。

　　响度级的符号为 L_N，单位为方（phon）。例如，1000Hz 纯音的响度级等于其声压级，对于其他频率的纯音通过调节 1000Hz 纯音的声压级，使它和待定纯音听起来一样响，这时，1000Hz 纯音的声压级就等于该待定纯音的响度级。对各个频率的纯音作这样的试听比较，得出达到同样响度级时频率与声压级的关系曲线，通常称为等响曲线。图 4-3 是自由声场测听条件下所得到的一系列等响曲线，每条曲线上各个频率的纯音听起来都一样响，但其声压级差别却很大。例如，图中 80phon 曲线表明，110dB 的 31.5Hz 纯音，90dB 的 125Hz 纯音，以及 78dB 的 4000Hz 纯音听起来和 80dB 的 1000Hz 纯音一样响。图 4-3 中最下方的一条曲线表示人耳刚能听到的纯音，其响度级为零，此等响曲线即为听阈，一般低于此曲线的声音人耳无法听到。

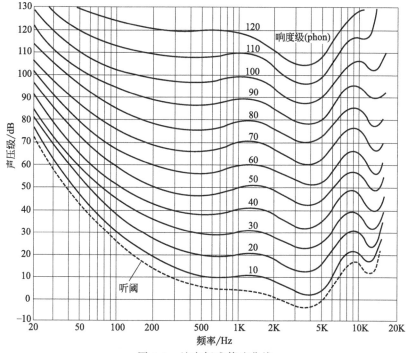

图 4-3　纯音标准等响曲线

（双耳自由声场测听，前向入射）

　　响度级的数值，实质上仍是 100Hz 纯音声压级的数值。所不同的是，响度级的数值与其声压级数值的差异随频率而变化。响度级仍是一种对数标度单位，并不能线性地表明不同响度级声音之间主观感觉上的轻响程度，也就是说，纯音的响度级为 80phon 并不意味着比 40phon 响一倍。与主观感觉的轻响程度成正比的参量为响度，符号为 N，单位为宋（sone），其定义为正常听者判断一个纯音比响度级为 40phon 参考声响的倍数，规定响度级为 40phon 时响度为 1sone。2sone 的纯音是 1sone 的 2 倍响，3sone 的纯音是 1sone 的 3 倍响。经实验得出，响度级每增加 10phon，响度增加一倍。例如响度级为 50phon 时响度为 2sone，响度级为 60phon 时响度为 4sone。响度 N 与响度级 L_N 的关系为

$$L_N(\text{phon}) = 40 + 10\lg_2 N \tag{4-15}$$

$$N(\text{sone}) = 2^{0.1(L_N - 40)} \tag{4-16}$$

（2）宽频带噪声响度：斯蒂文斯响度

上述讲到的仅是简单的纯音响度、响度级与声压级的关系。然而，大多数实际声源产生的是宽频带噪声，并且不同频率的噪声之间还会产生掩蔽效应。斯蒂文斯（Stevens）和茨维克（Zwicker）注意了这种复合噪声响度的掩蔽效应，得出如图 4-4 所示的等响度指数曲线，对带宽掩蔽效应考虑了计权因素，认为响度指数最大的频带贡献最大，而其他频带由于最大响度指数频带的掩蔽，它们对总响度的贡献应乘以一个小于 1 的修正因子，这个修正因子和频带宽度的关系如表 4-1。

表 4-1　修正因子和频带宽度的关系

频带宽度	倍频程	1/2 倍频程	1/3 倍频程
修正因子（F）	0.30	0.20	0.15

对复合噪声，响度计算方法为：

① 测出频带声压级（倍频程或 1/3 倍频程）。

② 从图 4-4 上查出各频程频带声压级对应的响度指数。

③ 找出响度指数中的最大值 $N_{\max}$，在各频程频带响度指数总和中扣除最大值 $N_{\max}$，再乘以相应的修正因子 F，最后与 $N_{\max}$ 相加即为复合噪声的响度 N，用数学表达式可表示为

$$N(\text{sone}) = N_{\max} + F\left(\sum_{i=1}^{n} N_i - N_{\max}\right) \tag{4-17}$$

求出响度后，就可以由图 4-4 右侧的列线图求出此复合噪声的响度级，或按下式计算得出响度级：

$$L_N(\text{phon}) = 40 + 10\log_2 N \tag{4-18}$$

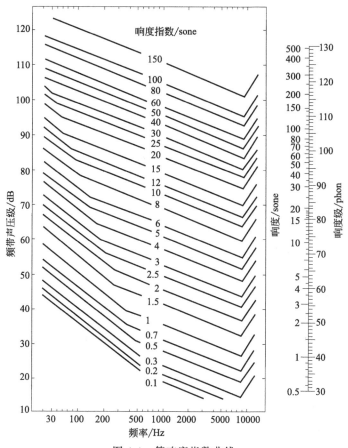

图 4-4　等响度指数曲线

【例 4-1】　根据表 4-2 的倍频程频带声压级求响度和响度指数。

表 4-2　不同中心频率对应的声压级和响度指数

中心频率/Hz	63	125	250	500	1000	2000	4000	8000
声压级/dB	76	81	78	71	75	76	81	59
响度指数/sone	5	10	10	8	12	15	25	8

　　解：根据所给出的倍频程频带声压级值，由图 4-4 查出相应的响度指数如表 4-2 最后一行所示，其中最大值为 $N_{max}=25$，倍频程的修正因子 $F=0.3$，于是由式(4-17) 可求得响度为

$$N=25+0.3\times(93-25)=45.4(\text{sone})$$

　　根据图 4-4 右侧的列线图或式(4-18)，可以得出响度为 45.4sone 的噪声所对应的响度级为 95phon。

職业卫生概论

（3）A、B、C、D计权网络和计权声级

由等响曲线可以看出，人耳对于不同频率的声音反应的敏感程度是不一样的。人耳对高频声音，特别是频率在1000～5000Hz的声音比较敏感；而对于低频声音，特别是对100Hz以下的声音不敏感。即声压级相同的声音会因为频率的不同而产生不一样的主观感觉。为了使声音的客观量度和人耳听觉的主观感受近似取得一致，通常对不同频率声音的声压级经某一特定的加权修正后，再叠加计算得到总的声压级，此声压级称为计权声级。

计权声级通过声学仪器来测量时，为使仪器测得的声级接近人们主观上的响度感觉，需要在仪器上安装一个"频率计权网络"，"频率计权网络"参考人耳对纯音响度的频率特性设计。如人耳听某一种具有连续谱的噪声，对其中的低频声感觉不灵敏，则在仪器上附加一个电路来衰减这种频率的声音，使仪器对该低频声也变得像人耳一样不灵敏；人耳对其中的中、高频声比较灵敏，则这个附加电路对噪声中的中、高频成分适当加以提升，使得仪器对中、高频的声音也变得像人耳一样灵敏，这样仪器测得的声级就和人耳的主观响度感觉十分接近了，这个附加的电路就称为"频率计权网络"。"频率计权网络"按对不同频率的提升和衰减要求设计，由电容器和电阻器等电子元件组成。针对不同的应用场合，常见的有四种不同的"频率计权网络"，分别称为A、B、C、D计权网络，它们测得的声级分别称为A计权声级、B计权声级、C计权声级和D计权声级，简称A声级、B声级、C声级和D声级。

图4-5所示的是国际电工委员会（IEC）规定的四种计权网络的频率响应的相对声压级曲线，其中A计权网络相当于40phon等响曲线的倒置，B计权网络相当于70phon等响曲线的倒置，C计权网络相当于100phon等响曲线的倒置。B、C计权网络已较少被采用，D计权网络常用于航空噪声的测量。A计权网络的频率相应与人耳对宽频带声音的灵敏度相当，目前A计权网络已被大多数管理机构和工业部门的管理条例普遍采用，成为最广泛应用的噪声评价量。表4-3列出了A计权响应与频率的关系。由噪声各频带的声压级和对应频带的A计权修正值，就可计算出噪声的A声级。

表4-3 A计权响应与频率的关系（按1/3倍频程带中心频率计）

频率/Hz	A计权修正/dB	频率/Hz	A计权修正/dB
20	−50.5	63	−26.2
25	−44.7	80	−22.5
31.5	−39.4	100	−19.1
40	−34.6	125	−16.1
50	−30.2	160	−13.4

续表

频率/Hz	A 计权修正/dB	频率/Hz	A 计权修正/dB
200	−10.9	2000	+1.2
250	−8.6	2500	+1.3
315	−6.6	3150	+1.2
400	−4.8	4000	+1.0
500	−3.2	5000	+0.5
630	−1.9	6300	−0.1
800	−0.8	8000	−1.1
1000	0	10000	−2.5
1250	+0.6	12500	−4.3
1600	+1.0	16000	−6.6

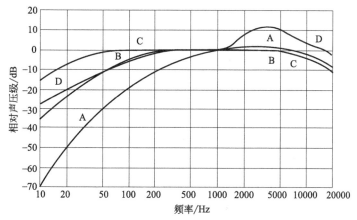

图 4-5 计权网络频率相应的相对声压级曲线

【例 4-2】 根据频带声压级计算 A 声级（表 4-4）。

表 4-4 根据频带声压级计算 A 声级

中心频率/Hz	31.5	63	125	250	500	1000	2000	4000	8000
频带声压级/dB	60	65	73	76	85	80	78	62	60
A 计权修正/dB	−39.4	−26.2	−16.1	−8.6	−3.2	0	+1.2	+1.0	−1.1
修正后频带声级/dB	20.6	38.8	56.9	67.4	81.8	80	79.2	63.0	58.9
各频带声级叠加/dB	84.0						79.2		
A 声级/dB	85.2								

（4）等效连续 A 声级和昼夜等效声级

前面讲到的 A 声级对于稳态的宽频带噪声是一种较好的评价方法，但对于一个声级起伏或不连续的噪声，A 声级就很难确切地反映噪声的状况。例

155

如，交通噪声的声级是随时间变化的，当有车辆通过时，噪声声级可能达到
85～90dB，而没有车辆通过时，噪声声级可能仅有 55～60dB，并且噪声的声
级还会随车流量、汽车类型等的变化而改变，这时就很难说交通噪声的 A 声
级是多少分贝。又例如，两台同样的机器，一台连续工作，而另一台间断性地
工作，其工作时辐射的噪声声级是相同的，但两台机器的噪声对人的总体影响
是不一样的。对于这种起伏或不连续的噪声，采用噪声能量按时间平均的方法
来评价噪声对人的影响更为确切。为此提出了等效连续 A 声级评价量。等效
连续 A 声级简称等效声级，它等效于在相同的时间间隔内与不稳定噪声能量
相等的连续稳定噪声的 A 声级，其符号为 $L_{Aeq,T}$ 或 L_{eq}，数学表达式为

$$L_{eq}(dB) = 10\lg\left\{\frac{1}{t_2 - t_1}\int_{t_1}^{t_2}\left[\frac{p_A^2(t)}{p_0^2}\right]dt\right\}\tag{4-19}$$

或

$$L_{eq}(dB) = 10\lg\left[\frac{1}{t_2 - t_1}\int_{t_1}^{t_2}10^{0.1L_{pA}(t)}dt\right]\tag{4-20}$$

式中　$p_A(t)$——噪声信号瞬间 A 计权声压，Pa；

　　　　p_0——基准声压，20μPa；

　　$t_2 - t_1$——测量时段 T 的时间间隔，s；

　　$L_{pA}(t)$——噪声信号瞬间 A 声级，dB。

如果测量是在同样的采样时间间隔下，测得一系列 A 声级数据的序列，
则测量时段内的等效连续 A 声级也可通过以下表达式计算：

$$L_{eq}(dB) = 10\lg\left[\frac{1}{T}\sum_{i=1}^{N}(10^{0.1L_{pAi}}\tau_i)\right]\tag{4-21}$$

或

$$L_{eq}(dB) = 10\lg\left[\frac{1}{N}\sum_{i=1}^{N}(10^{0.1L_{pAi}})\right]\tag{4-22}$$

式中　T——总的测量时段，s；

　　L_{pAi}——第 i 个 A 声级，dB；

　　　τ_i——采样间隔时间，s；

　　　N——测量数据个数。

从等效连续 A 声级的定义不难看出，对于连续的稳态噪声，等效连续 A
声级即等于所测得的 A 声级。等效连续 A 声级由于较为简单，易于理解，而
且又与人的主观反应有较好的相关性，因而已成为许多国际、国内标准所采用
的评价量。

仅仅以 A 频率计权来评价具有单频特性、脉冲特性或低频成分丰富的声

音是不够的，为了估计人们对某些包含这些特性的声音的长期烦恼度反应，ISO1996—1：2003 和 GB/T 3222.1—2006 提出将一个以分贝形式表示的修正量加在等效连续 A 声级上。即在时间间隔 T_n 内，第 j 个声源修正过的等效连续 A 声级或评价声级 L_{reqj,T_n} 等于实际等效连续 A 声级 L_{eqj,T_n} 加上第 j 个声源的修正量 K_j，单位用分贝（dB）表示，其数学表达式为

$$L_{reqj,T_n} = L_{eqj,T_n} + K_j \tag{4-23}$$

对于涉及声音特性的修正量，仅在出现具体的声音特性的时间段内应用这些修正量，例如，如果声音具有单频特性，则修正量应仅用于可感知单频声的时间段内。

由于同样的噪声在白天和夜间对人的影响是不一样的，而等效连续 A 声级评价量并不能反映噪声的这一特点。为了考虑噪声在夜间使人们烦恼的增加，规定在夜间测得的所有声级均加上 10dB（A 计权）作为修正值，再计算昼夜噪声能量的加权平均，由此构成昼夜等效声级这一评价量，用符号 L_{dn} 表示。昼夜等效声级主要预计人们昼夜长期暴露在噪声环境中所受的影响。由上述规定，昼夜等效声级 L_{dn} 可表示为

$$L_{dn}(dB) = 10 \lg \left[\frac{2}{3} \times 10^{0.1 \overline{L_d}} + \frac{1}{3} \times 10^{0.1(\overline{L_n}+10)} \right] \tag{4-24}$$

式中　$\overline{L_d}$——昼间（6：00—22：00）测得的噪声平均 A 声级，dB；

　　　$\overline{L_n}$——夜间（22：00—次日 6：00）测得的噪声平均 A 声级，dB。

昼间和夜间的时段可以根据当地的情况或根据当地政府的规定做适当的调整。

昼夜等效声级可作为几乎包含各种噪声的城市全天候的噪声单值评价量。自美国国家环境保护局 1974 年 6 月发布以来，等效连续 A 声级和昼夜等效声级逐步替代了以前其他的一些评价量，成为各国普遍采用的环境噪声评价量。

（5）累积百分声级

在现实生活中经常遇到的是非稳态噪声，可以采用等效连续 A 声级来反映其对人影响的大小，但噪声的随机起伏程度却没有表达出来。这种起伏可以用噪声出现的时间概率或累计概率来表示，目前采用的评价量为累积百分声级 L_N。它表示在测量时间内声级高于 L_N 所占的时间为 $N\%$。例如，$L_{10} = 70dB$（A 计权，以下所讲以 dB 为单位的数值皆采用 A 计权），表示在整个测量时间内，噪声级高于 70dB 的时间占 10%，其余 90% 的时间噪声级均低于 70dB；同样，$L_{90} = 50dB$ 表示在整个测量时间内，噪声级高于 50dB 的时间占 90%。对于同一测量时间内的噪声级，按从大到小的顺序进行排列，就可以清楚地看出噪声涨落的变化程度。

通常认为，L_{90} 相当于本底噪声级，L_{50} 相当于中值噪声级，L_{10} 相当于峰值噪声级。

在累积百分声级和人的主观反应相关性的调查中发现，L_{10} 用于评价涨落较大的噪声时相关性较好。因此，L_{10} 已被美国交通部联邦公路管理局作为公路设计噪声限值的评价量。总体来讲，累积百分声级一般只用于有较好正态分布的噪声评价。对于统计特性符合正态分布的噪声，其累积百分声级与等效连续 A 声级之间近似关系为

$$L_{eq}(dB) \approx L_{50} + \frac{(L_{10}-L_{90})^2}{60} \tag{4-25}$$

（6）室内噪声评价：更佳噪声标准（PNC）曲线和噪声评价数（NR）曲线

在评价噪声对室内语言及舒适度的影响时，以语言干扰级和响度级为基础，美国著名声学专家贝内克（Benek）提出了噪声标准曲线，即 NC 曲线。经实际使用发现 NC 曲线有些频率与实际情况有差异，经过修正，提出了更佳噪声标准曲线，即 PNC 曲线（图 4-6）。将测得的噪声各倍频程频带声压级与图中对应，就可得出各倍频程频带声压级所对应的 PNC 曲线号，其中最大号数即为所测环境的噪声评价值。例如某环境的噪声达到 PNC-35，则表明此环境中各个倍频程频带声压级均不超过 PNC-35 曲线上所对应的声压级。

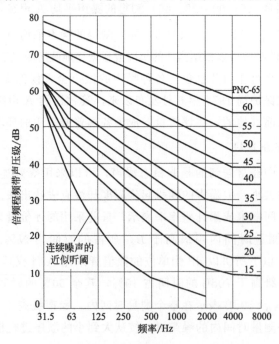

图 4-6　更佳噪声标准（PNC）曲线

【例 4-3】 根据倍频程频带声压级得出 PNC 曲线号（见表 4-5）。

表 4-5　根据倍频程频带声压级得出 PNC 曲线号

中心频率/Hz	31.5	63	125	250	500	1000	2000	4000	8000
倍频程频带声压级/dB	55	46	43	37	40	35	30	28	24
对应 PNC 曲线号	15	20	25	25	35	35	35	35	30

例 4-3 中，各倍频程频带声压级所对应 PNC 曲线号的最大值为 35，因此可确定此环境中的噪声达到 PNC-35 的要求。

PNC 曲线适用于室内活动场所稳态噪声的评价，以及有特别声环境要求的场所的设计。对不同使用功能的场所，所要求的声环境也不一样，表 4-6 中给出了各类声环境的 PNC 曲线号推荐值。

表 4-6　各类声环境的 PNC 曲线号推荐值

空间类型（声学上的要求）	PNC 曲线号
音乐厅、歌剧院（能听到微弱的音乐声）	10～20
录音室、播音室（使用时远离传声器）	10～20
大型观众厅、大剧院（优良的听闻条件）	≤20
广播、电视和录音室（使用时靠近传声器）	≤25
小型音乐厅、剧院、音乐排练厅、大会堂和会议室（良好的听闻条件），或行政办公室、50 人的会议室（不用扩声设备）	≤35
卧室、宿舍、医院、住宅、公寓、旅馆、公路旅馆等（适宜睡眠、休息、休养）	25～40
单人办公室、小会议室、教室、图书馆等（良好的听闻条件）	30～40
起居室和住宅中类似的房间（交谈，或听收音机和看电视）	30～40
较大的办公室、接待区域、商店、食堂、饭店等（要求比较好的听闻条件）	35～45
休息（接待）室、实验室、制图室、普通秘书室（清晰的听闻条件）	40～50
维修车间、办公室和计算机设备室、厨房和洗衣店（中等清晰声级的听闻条件），车间、汽车库、发电厂控制室等（能比较满意地听语言和电话通信）	50～60

对于室内噪声的评价，除了可以采用 PNC 曲线外，还可以采用噪声评价数曲线，即 NR 曲线（如图 4-7 所示）。NR 曲线也可用于对外界噪声的评价。NR 曲线以 1000Hz 倍频程频带声压级值作为噪声评价数 NR，其他 63～8000Hz 倍频程频带声压级和 NR 的关系也可由下式计算：

$$L_{pi} = a + b\text{NR}_i \tag{4-26}$$

式中　L_{pi}——第 i 个倍频程频带声压级，dB；

　　　a、b——不同倍频程频带中心频率的系数（见表 4-7）。

表 4-7 不同倍频程频带中心频率的系数 a 和 b

倍频程频带中心频率/Hz	a	b
63	35.5	0.790
125	22.0	0.870
250	12.0	0.930
500	4.8	0.974
1000	0	1.000
2000	−3.5	1.015
4000	−6.1	1.025
8000	−8.0	1.030

求 NR 的方法为：

① 将噪声的各倍频程频带声压级与图 4-7 对应，得出各倍频程的 NR_i。

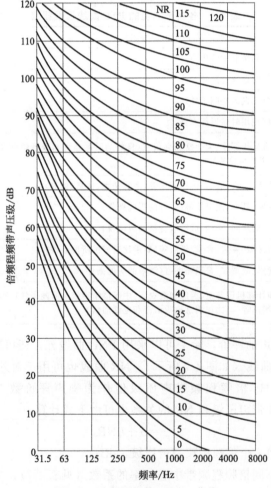

图 4-7 噪声评价数（NR）曲线

② 取其中的最大 NR_i（取整数），记作 NR_{max}。

③ 将 NR_{max} 加 1 即得所求环境的 NR。

（7）噪度和感觉噪声级

噪声对人的干扰程度的评价涉及心理因素。一般认为，高频噪声比同样响的低频噪声更"吵闹"；涨落程度大的噪声比涨落程度小的更"吵闹"；声源位置观察不到的噪声比位置确定的噪声更"吵闹"；夜间出现的噪声比白天出现的同样噪声更"吵闹"。与人们主观判断的噪声"吵闹"程度成比例的量称为噪度，用 N_n 表示，单位为呐（noy）。定义在中心频率为 1kHz 的倍频程频带上，声压级为 40dB 的噪声的噪度为 1noy。噪度为 3noy 的噪声听起来是噪度为 1noy 的噪声的 3 倍"吵闹"。

克雷特（Kryter）根据反复的主观调查得出了类似于等响曲线的等噪曲线（图 4-8）。图中同一条曲线的噪度相同。

复合噪声总的噪度计算方法为：

① 根据各频带声压级（倍频程或 1/3 倍频程），从图 4-8 中查出各频带对应的噪度。

② 找出噪度的最大值 N_{nmax}，将各频带噪度总和中扣除最大值 N_{nmax}，再乘以相应频带计权因子 F，最后与 N_{nmax} 相加即为复合噪声的噪度 N_n，用数学表达式可表示为

$$N_n(noy) = N_{nmax} + F\left(\sum_{i=1}^{n} N_{ni} - N_{nmax}\right) \tag{4-27}$$

式中　N_{nmax}——最大噪度，noy；

　　　　F——频带计权因子，倍频程时为 1，1/3 倍频程时为 1/2；

　　　　N_{ni}——第 i 个频带的噪度，noy。

将噪度转换成分贝指标，称为感觉噪声级，用 L_{PN} 表示，单位为 dB。它们之间可由图 4-8 右侧的列线图转换。噪度值每增加 1 倍，感觉噪声级增加 10dB，它们之间也可以通过以下关系换算：

$$L_{PN}(dB) = 40 + 10\log_2 N_n \tag{4-28}$$

感觉噪声级的应用比较普遍，但从噪度来计算感觉噪声级比较复杂，实际测量中，常近似地由 A 声级加 13dB 求得，用公式表示为

$$L_{PN}(dB) = L_{pA} + 13 \tag{4-29}$$

（8）航空噪声评价：计权等效连续感觉噪声级

在航空噪声评价中，对一段监测时间内飞行事件噪声的评价采用计权等效连续感觉噪声 A 声级 L_{WECPM}。它考虑了一段监测时间内通过一固定点的飞行引起的总噪声级，同时也考虑了不同时间内飞行所造成的不同社会影响。

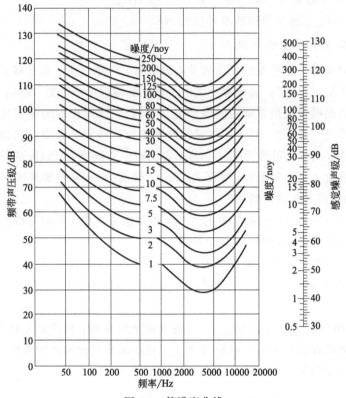

图 4-8 等噪度曲线

计权等效连续感觉噪声级 L_{WECPM} 是通过等效感觉噪声级 L_{EPN} 来计算得到的。等效感觉噪声级是考虑了持续时间和噪声中存在的可听纯音或离散频率修正后的感觉噪声级。感觉噪声级 L_{PN} 经纯音修正后的声级表示为 L_{TPN}。持续时间修正如式(4-30) 所示,为飞机飞过上空,在小于最大声级 10dB 之内的噪声所持续的时间内,每隔 0.5s 时间间隔的所有 L_{TPN} 的能量之和,并加以时间归一化 (20s)。修正过程可以用图 4-9 直观地表示。

经修正后得到的等效感觉噪声级可用数学表达式表示为

$$L_{\text{EPN}}(\text{dB}) = 10\lg\left(\sum_{i=1}^{N} 10^{0.1L_{\text{TPN}i}}\right) - 13 \qquad (4\text{-}30)$$

式中　$L_{\text{TPN}i}$——第 i 个时间间隔的 L_{TPN},dB;

N——0.5s 时间间隔的个数,$N = t/0.5$,t 为图 4-9 中飞机从 $A \sim B$ 的飞行时间。

由此,可以得到计权等效连续感觉噪声级 L_{WECPN} 的计算表达式为

$$L_{\text{WECPN}}(\text{dB}) = \overline{L}_{\text{EPN}} + 10\lg(N_1 + 3N_2 + 10N_3) - 39.4 \qquad (4\text{-}31)$$

式中　$\overline{L}_{\text{EPN}}$——$N$ 次飞行的等效感觉噪声级的能量平均值，dB；

　　　N_1——白天的飞行次数；

　　　N_2——傍晚的飞行次数；

　　　N_3——夜晚的飞行次数。

三段时间的具体划分由当地政府决定。

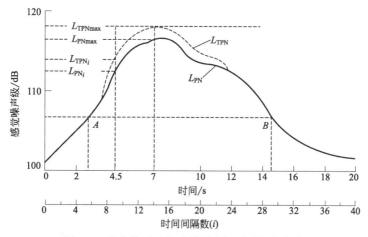

图 4-9　纯音修正后的感觉噪声级随时间的变化

（9）交通噪声指数

交通噪声指数 TNI 是城市道路交通噪声评价的一个重要参量，其定义式为

$$\text{TNI}(\text{dB}) = 4(L_{10} - L_{90}) + L_{90} - 30 \qquad (4\text{-}32)$$

式中，$L_{10} - L_{90}$ 表示"噪声气候"的范围，说明噪声的起伏变化程度；L_{90} 表示本底噪声状况；30 是为了获得比较习惯的 TNI 数值而引入的调节量。可见，TNI 与噪声的起伏变化有很大的关系，噪声的涨落对人影响的加权系数为 4，其在与主观反应相关性测试中能获得较好的相关系数。

TNI 只适用于机动车辆噪声对周围环境干扰的评价，而且仅限于车流量较多及附近无固定声源的环境。对于车流量较少的环境，L_{10} 和 L_{90} 的差值较大，得到的 TNI 也很大，使计算数值明显地"夸大"了噪声的干扰程度。例如，在繁忙的交通干线处，$L_{90} = 70\text{dB}$，$L_{10} = 84\text{dB}$，TNI = 96dB；在车流量较少的街道，L_{10} 可能仍为 84dB，但 L_{90} 却会降低到如 55dB 的水平，TNI = 141dB。显然后者因噪声涨落大，引起 TNI 比前者大，但实际上两者的差别不会如此之大。

（10）噪声污染级及标准偏差

噪声污染级也是一种用以评价噪声对人的烦恼程度的评价量，它既包含了对噪声能量的评价，也包含了噪声涨落的影响。噪声污染级用标准偏差来反映噪声的涨落，标准偏差越大，表示噪声的离散程度越大，即噪声的涨落越大。噪声污染级用符号 L_{NP} 表示，其表达式为

$$L_{NP}(dB) = L_{eq} + K\sigma \tag{4-33}$$

$$\sigma(dB) = \sqrt{\frac{1}{n-1}\sum_{i=1}^{n}(L_i - \overline{L})^2} \tag{4-34}$$

式中　σ——规定时间内噪声瞬时声级的标准偏差，dB；

　　　$\overline{L}$——声级的算术平均，dB；

　　　L_i——第 i 次声级，dB；

　　　n——采样总数；

　　　K——常数，一般取 2.56。

从噪声污染级 L_{NP} 的表达式中可以看出：第一项取决于噪声能量，累积了各个噪声在总的噪声暴露中所占的比例；第二项取决于噪声事件的持续时间，平均能量中难以反映噪声的起伏，起伏大的噪声 $K\sigma$ 项也大，对噪声污染级的影响也越大，也更易引起人的烦恼。

对于随机分布的噪声，噪声污染级和等效连续 A 声级或累积百分声级之间有如下关系：

$$L_{NP}(dB) = L_{eq} + (L_{10} - L_{90}) \tag{4-35}$$

或

$$L_{NP}(dB) = L_{50} + (L_{10} - L_{90}) + \frac{1}{60}(L_{10} - L_{90})^2 \tag{4-36}$$

从以上关系式中可以看出，L_{NP} 不但和 L_{eq} 有关，而且和噪声的起伏值 $L_{10} - L_{90}$ 有关，当 $L_{10} - L_{90}$ 增大时 L_{NP} 明显增加，说明 L_{NP} 比 L_{eq} 更能显著地反映出噪声的起伏作用。

噪声污染级的提出，最初是试图对各种变化的噪声给出一个统一的评价量，但到目前为止的主观调查结果并未显示出它与主观反应的良好相关性。事实上，噪声污染级并不能说明环境噪声的许多较小的起伏和一个较大的起伏对人影响的差别，但它对许多公共噪声的评价，如道路交通噪声、航空噪声，以及公共场所的噪声等是非常适用的，它与噪声暴露的物理测量具有很好的一致性。

（11）噪声冲击指数

评价噪声对环境的影响，除要考虑噪声级的分布外，还应考虑受噪声影响的人口。人口密度较低情况下的高声级与人口密度较高情况下的低声级，对人群造成的总体干扰可以相仿。为此，提出噪声对人群影响的噪声冲击总计权人数 TWP 评价量：

$$\text{TWP(dB)} = \sum [W_i(L_{dn})P_i(L_{dn})] \tag{4-37}$$

式中　$P_i(L_{dn})$ ——全年或某段时间内受第 i 等级昼夜等效声级范围（如 60～65dB）影响的人口数；

$W_i(L_{dn})$ ——第 i 等级昼夜等效声级的计权因子（表 4-8）。

表 4-8　第 i 等级昼夜等效声级的计权因子 $W_i(L_{dn})$

L_{dn}/dB	$W_i(L_{dn})$	L_{dn}/dB	$W_i(L_{dn})$	L_{dn}/dB	$W_i(L_{dn})$
35	0.002	52	0.030	69	0.224
36	0.003	53	0.035	70	0.245
37	0.003	54	0.040	71	0.267
38	0.003	55	0.046	72	0.291
39	0.004	56	0.052	73	0.315
40	0.005	57	0.060	74	0.341
41	0.006	58	0.068	75	0.369
42	0.007	59	0.077	76	0.397
43	0.008	60	0.087	77	0.427
44	0.009	61	0.098	78	0.459
45	0.011	62	0.110	79	0.492
46	0.012	63	0.123	80	0.526
47	0.014	64	0.137	81	0.562
48	0.017	65	0.152	82	0.600
49	0.020	66	0.168	83	0.640
50	0.023	67	0.185	84	0.681
51	0.026	68	0.204	85	0.725

根据上式可以计算出每个人受到的噪声冲击强度，称为噪声冲击指数，用 NNI 表示，其计算式为：

$$\text{NNI(dB)} = \frac{\text{TWP}}{\sum P_i(L_{dn})} \tag{4-38}$$

NNI 可以用作对声环境质量的评价及不同声环境的相互比较，以及供城市规划布局中考虑噪声对环境的影响，并由此做出选择。

（12）噪声掩蔽

噪声的一个重要特性是对另一声音听闻的干扰，当某种噪声很响而使人们听不清其他声音时，我们就说后者被噪声掩蔽了；噪声的存在，降低了人耳对另外一种声音听觉的灵敏度，使听阈发生偏移，这种现象称为噪声掩蔽。听阈提高的声压级（以分贝为单位）称为掩蔽值。例如频率为 1000Hz 的纯音，当声压级为 3dB 时，人耳就可以正常听到（再降低，人耳就听不到了），即 1000Hz 纯音的听阈为 3dB。然而，在一个有 70dB 噪声存在的环境中，1000Hz 纯音的声压级必须要提高到 84dB 才能被听到，即听阈提高了 81dB（84dB－3dB）。由此就认为此噪声对 1000Hz 纯音的掩蔽值为 81dB。

在噪声掩蔽中，通常当被掩蔽的纯音的频率接近掩蔽噪声的频率时，掩蔽值就大，即频率相近时掩蔽效果显著；掩蔽噪声的声压级越高，掩蔽值越大，掩蔽的频率范围越宽。掩蔽噪声对比其频率低的纯音掩蔽作用小，而对比其频率高的纯音掩蔽作用强。

由于噪声的掩蔽效应，在噪声较高的环境中，人们相互之间的交谈就会感到吃力，这时人们会下意识地提高讲话的声级，以克服噪声的掩蔽效应。由于语言交谈的频率范围主要集中在以 500Hz、1000Hz、2000Hz 为中心频率的 3 个倍频程频带中，因此，频率在 2000Hz 以下、7000Hz 以上的噪声对语言交谈不会引起很大的干扰。

（13）语言清晰度指数和语言干扰级

语言清晰度指数是一个正常的语言信号能为听者听懂的百分数。语言清晰度评价常常采用特定的实验来进行。它是选择具有正常听力的男性和女性组成特定的试听队，用经过仔细选择的包括意义不连贯的音节（汉语方块字）和单句组成的试听材料进行测试。经过实验测得的听者对音节所做出的正确响应与发送的音节总数之比的百分数，称为音节可懂度 S，若为有意义的语言单位，则称为语言可懂度，即语言清晰度指数 AI。

语言清晰度指数与声音的频率 f 有关，高频声比低频声的语言清晰度指数要高。语言清晰度指数与背景噪声，以及谈话者之间的距离有关（图 4-10）。一般 95% 的清晰度指数对语言对话是允许的，这是因为有些听不懂的单字或音节可以从句子中推测出来。在一对一的交谈中，距离通常为 1.5m，背景噪声的 A 声级在 60dB 以下即可保证正常的语言对话；若是在公共会议室或室外庭院环境中，交谈者之间的距离一般是 3.8～9m，背景噪声的 A 声级必须保持在 45～55dB 以下方可保证正常的语言对话。

贝拉尼克（Beranek）提出语言干扰级 SIL 作为对语言清晰度指数 AI 的简化替代量，它是中心频率 600～4800Hz 的 4 个倍频程的频带声压级的算术平均值。后来的研究发现，低于 600Hz 的低频噪声的影响不能忽略，于是对原有的语言干扰级 SIL 作了修正，提出以 500Hz、1000Hz、2000Hz 为中心频

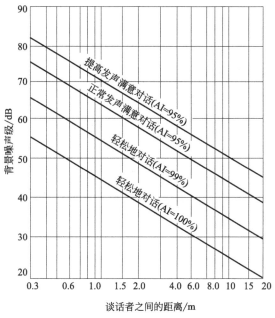

图 4-10　语言清晰度指数 AI 受干扰程度

率的 3 个倍频程的频带声压级算术平均值来表示，称为更佳语言干扰级 PSIL。更佳语言干扰级 PSIL 与语言干扰级 SIL 之间的关系为

$$PSIL(dB) = SIL + 3 \tag{4-39}$$

更佳语言干扰级 PSIL 与讲话声音的大小、讲话者与听者间距离的关系如表 4-9 所示。表中分贝值表示以稳态连续噪声作为背景噪声的 PSIL 值，列出的数据是只能勉强保持有效的语言对话，表中 PSIL 是男性声音的平均值，女性应减 5dB。测试条件是讲话者与听者面对面、用意想不到的字，并假定附近没有反射面加强语言声级。

表 4-9　更佳语言干扰级

讲话者与听者间的距离/m	PSIL/dB			
	声音正常	声音提高	声音很响	声音非常响
0.15	74	80	86	92
0.30	68	74	80	86
0.60	62	68	74	80
1.20	56	62	68	74
1.80	52	58	64	70
3.70	46	52	58	64

从表 4-9 中可以看出，两人相距 0.15m 以内正常声音对话，能保证听懂

的干扰级只允许 74dB，如果背景噪声再提高，例如干扰级达到 80dB，就必须提高讲话的声音才能听懂。

（14）暴露声级和噪声暴露指数

对于单次或离散噪声事件，如锅炉排空放气、一辆汽车驶过、火车鸣笛等，可以用暴露声级 L_{AE} 来表示这一噪声事件的大小，其计算公式如下：

$$L_{AE}(dB) = 10\lg\left[\frac{1}{T_0}\int_0^T \frac{p_A^2(t)}{p_0^2}dt\right] \tag{4-40}$$

式中，$p_A(t)$、p_0 意义同前；T_0 为基准持续时间，一般不注明时取 T_0 为 1s；T 为该噪声事件对声能量有显著贡献的足够长的时间间隔。

暴露声级本身是单次噪声事件的评价量，可由其计算 ΔT 时间段内的等效连续 A 声级，如果在 ΔT 时段内有 n 个单次噪声事件，其暴露声级分别为 L_{AEi}，则 ΔT 时段内的等效连续 A 声级为

$$L_{Aeq,\Delta T}(dB) = 10\lg\left(\frac{T_0}{\Delta T}\sum_{i=1}^n 10^{0.1L_{AEi}}\right) \tag{4-41}$$

部分噪声暴露指数是一个表示噪声剂量的量，它等于某噪声的持续时间除以在一定时间（工作日、工作周）内在该噪声级下允许的连续工作时间。总噪声暴露指数是指在一个工作日（8h）、工作周（40h）或其他一定时间内，一切有关噪声的部分噪声暴露指数之和，它代表了人耳在上述时间内接收的噪声剂量。

4.3.2 振动的评价量

振源振动传播至从事振动作业的工人，会对工人造成一定危害和影响，这种作业环境振动的污染属于劳动保护问题；当振动传播至居住区域，会使居民的正常生活受到不同程度的影响，这种居住区域环境振动的污染属于环境保护问题。从人对振动的主观感觉和振动对人影响角度来看，振动对人的主要影响因素为振动的强度、频率、方向和暴露时间。其中人能感觉到的振动频率的范围为 1~1000Hz，其中 1~100Hz 为敏感区。

（1）位移、速度、加速度

描述振动强度的物理量有位移、速度、加速度，原则上三者均可作为振动的评价量，但目前国内外在评价振动对人的影响时，多采用加速度，这主要是由于振动对人的影响实际上是振动能量转换的结果，而加速度的有效值能较好地反映这种情况；在研究振动辐射噪声时，多采用速度表示；在研究振动对建

筑物、机械结构的损伤时，多采用位移和速度表示，如我国在评价轨道交通振动对附近古建筑的影响时，就参照《机械工业环境保护设计规范》（JBJ16 2000）采用振动速度作为评价量。

无论振动的方式多么复杂，通过傅里叶变换总可以离散成若干个简谐振动的形式，简谐振动的位移为

$$x = A\cos(\omega t - \phi) \tag{4-42}$$

式中　A——振幅；

　　　ω——角频率，$\omega = 2\pi f$；

　　　t——时间；

　　　ϕ——初始相位角。

简谐振动的速度为

$$u = \frac{\mathrm{d}x}{\mathrm{d}t} = \omega A\cos\left(\omega t - \phi + \frac{\pi}{2}\right) \tag{4-43}$$

简谐振动的加速度为

$$a = \frac{\mathrm{d}^2 x}{\mathrm{d}t^2} = \omega^2 A\cos(\omega t - \phi + \pi) \tag{4-44}$$

可见，简谐振动的速度相位相对于位移提前了 $\frac{\pi}{2}$，加速度相位则提前了 π。

（2）振动加速度级

振动加速度变化可以相差很多个数量级，人体对振动强弱的响应接近于对数关系，因此，与环境噪声相似，用加速度的对数标度，即振动加速度级 VAL 来描述振动强弱比较方便，即

$$\text{VAL(dB)} = 20\lg\frac{a}{a_0} \tag{4-45}$$

式中　a——加速度有效值，对于简谐振动，加速度有效值为加速度幅值的 $(1/\sqrt{2})$ 倍；

　　　a_0——加速度参考值，一般取 $1 \times 10^{-6}\,\text{m/s}^2$，有些国家（如日本）取 $1 \times 10^{-5}\,\text{m/s}^2$。

（3）振动级

人体对不同频率、不同强度的振动有不同的感觉，不同振动频率和不同强

度相结合，可具有相同的感觉，这样可以得到许多等感觉点，将这些点相连接即得到等感度曲线。国际标准化组织建议按如图 4-11 所示的等感度曲线对振动加速度进行修正，这种按 ISO 2631-1：1997 规定的全身振动不同频率计权因子修正后得到的振动加速度级称为振动级，简称振级，用 VL 表示，计算公式如下：

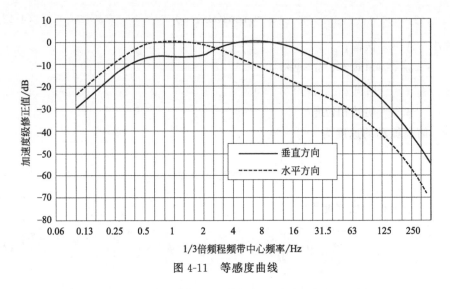

图 4-11　等感度曲线

$$VL(dB) = 10 \lg \frac{a'}{a_0} \tag{4-46}$$

式中　a'——修正后的加速度有效值，可通过下式计算得到：

$$a' = \sqrt{\sum_f (a_f^2 10^{\frac{c_f}{10}})} \tag{4-47}$$

式中　a_f——频率为 f 的振动加速度有效值；

　　　c_f——修正值，见表 4-10。

（4）铅锤向 Z 振级

考虑到人体对不同方向和频率的振动主观感觉的差异，模仿人的振动感觉特性，参照 ISO 2631-1：1997（我国相应标准 GB/T 13441.1—2007）规定的全身振动 Z 计权因子，经修正后得到铅垂向振动加速度级，称为铅垂向 Z 振级，记为 VL_Z。《城市区域环境振动标准》（GB 10070—1988）中就采用了铅垂向 Z 振级作为评价量。这里需要特别指出的是，目前我国城市轨道交通项目推荐采用列车通过时段的累积百分 Z 振级作为环境振动评价量。

表 4-10　垂直与水平振动方向加速度级修正值

1/3 倍频程频带中心频率/Hz	0.1	0.125	0.16	0.2	0.25	0.315	0.4	0.5	0.63	0.8	1	1.25	1.6
垂直方向/dB	-30.11	-26.26	-22.05	-18.33	-14.81	-11.6	-9.07	-7.57	-6.77	-6.43	-6.33	-6.29	-6.12
水平方向/dB	-24.09	-20.24	-16.01	-12.28	-8.75	-5.52	-2.94	-1.38	-0.50	-0.07	0.10	0.07	-0.28
1/3 倍频程频带中心频率/Hz	2	2.5	3.15	4	5	6.3	8	10	12.5	16	20	25	31.5
垂直方向/dB	-5.49	-4.01	-1.9	-0.29	0.33	0.46	0.31	-0.10	-0.89	-2.28	-3.93	-5.80	-7.86
水平方向/dB	-1.01	-2.20	-3.85	-5.82	-7.76	-9.81	-11.93	-13.91	-15.87	-18.03	-19.99	-21.94	-23.98
1/3 倍频程频带中心频率/Hz	40	50	63	80	100	125	160	200	250	315	400		
垂直方向/dB	-10.05	-12.19	-14.61	-17.56	-21.04	-25.35	-30.91	-36.38	-42.04	-48.00	-54.20		
水平方向/dB	-26.13	-28.22	-30.60	-33.53	-36.99	-41.28	-46.84	-52.30	-57.97	-63.92	-70.12		

4.3.3 评价标准和法规

环境噪声与振动不但影响人们的身心健康，而且干扰人们的工作、学习和休息，使正常的工作生活环境受到破坏。前面介绍了环境噪声与振动的有关评价量，可以从各个方面评价环境噪声与振动对人的影响。但理想的声与振动的环境与现实的环境往往有很大差别，因此必须对环境噪声与振动加以控制，从保护人的身心健康和工作生活环境的角度出发，制定出环境噪声与振动的限值，这样就形成环境噪声与振动的有关法规和标准。我国目前的环境噪声法规有《环境噪声污染防治法》，现有环境噪声标准从内容和性质上可以分为产品标准、排放标准、质量标准和卫生标准几大类。

（1）《环境噪声污染防治法》

《环境噪声污染防治法》的目的是保护和改善人们的生活环境，保障人体健康，促进经济和社会的发展。《环境噪声污染防治法》从环境噪声污染防治的监督管理、工业噪声污染防治、建筑施工噪声污染防治、交通运输噪声污染防治、社会生活噪声污染防治这几方面作出具体规定，并对违反其中各条规定所应接受的处罚及所应承担的法律责任作出了明确规定。

《环境噪声污染防治法》中明确规定：国务院生态环境主管部门分别不同的功能区制定国家声环境质量标准。县级以上地方人民政府根据国家声环境质量标准，划定本行政区域内各类声环境质量标准的适用区域，并进行管理。第十一条规定：国务院环境保护行政主管部门根据国家声环境质量标准和国家经济、技术条件，制定国家环境噪声排放标准。

《环境噪声污染防治法》中同时明确规定任何单位和个人都有保护声环境的义务。第六条：各级公安、交通、铁路、民航等主管部门和港务监督机构，根据各自的职责，对交通运输和社会生活噪声污染防治实施监督管理。第十二条：城市规划部门在确定建设布局时，应当依据国家声环境质量标准和民用建筑隔声设计规范，合理划定建筑物与交通干线的防噪声距离，并提出相应的规划设计要求。第十三条：建设项目可能产生环境噪声污染的，建设单位必须提出环境影响报告书，规定环境噪声污染的防治措施，并按照国家规定的程序报生态环境主管部门批准。

《环境噪声污染防治法》对于工业噪声，规定：在工业生产中因使用固定的设备造成环境噪声污染的工业企业，必须按照国务院生态环境主管部门的规定，向所在地的县级以上地方人民政府生态环境主管部门申报拥有的造成环境噪声污染的设备的种类、数量以及在正常作业条件下所发出的噪声值和防治环境噪声污染的设施情况，并提供防治噪声污染的技术资料。造成环境噪声污染的设备的种类、数量、噪声值和防治设施有重大改变的，必须及时申报，并采取应有的防治措施。

对建筑施工噪声，规定：在城市市区噪声敏感建筑物集中区域内，禁止夜间进行产生环境噪声污染的建筑施工作业，但抢修、抢险作业和因生产工艺上要求或者特殊需要必须连续作业的除外。

交通运输噪声的防治，除对交通运输工具的辐射噪声作出规定外，还规定：建设经过已有的噪声敏感建筑物集中区域的高速公路和城市高架、轻轨道路，有可能造成环境噪声污染的，应当设置声屏障或者采取其他有效的控制环境噪声污染的措施。第四十条：除起飞、降落或者依法规定的情形以外，民用航空器不得飞越城市市区上空。

对社会生活中可能产生的噪声污染，规定新建营业性文化娱乐场所的边界噪声必须符合国家规定的环境噪声排放标准，才可核发文化经营许可证及营业执照，使用家用电器、乐器或者进行其他家庭室内娱乐活动时，应避免对周围居民造成环境噪声污染。

（2）《声环境质量标准》

我国《声环境质量标准》（GB 3096—2008）根据区域的使用功能特点和环境质量要求，将声环境功能区分为五种类型，并规定了各类声环境功能区的环境噪声限值（表 4-11）。五类声环境功能区的适用区域如下。

0 类声环境功能区：指康复疗养区等特别需要安静的区域。

1 类声环境功能区：指以居民住宅、医疗卫生、文化教育、科研设计、行政办公为主要功能，需要保持安静的区域。

2 类声环境功能区：指以商业金融、集市贸易为主要功能，或者居住、商业、工业混杂，需要维护住宅安静的区域。

3 类声环境功能区：指以工业生产、仓储物流为主要功能，需要防止工业噪声对周围环境产生严重影响的区域。

4 类声环境功能区：指交通干线两侧一定距离之内，需要防止交通噪声对周围环境产生严重影响的区域，包括 4a 类和 4b 类两种类型。4a 类为高速公路、一级公路、二级公路、城市快速路、城市主干路、城市次干路、城市轨道交通（地面段）、内河航道两侧区域；4b 类为铁路干线两侧区域。4b 类声环境功能区环境噪声限值适用于 2011 年 1 月 1 日起环境影响评价文件通过审批的新建铁路（含新开廊道的增建铁路）干线建设项目两侧区域。

表 4-11　各类声环境功能区的环境噪声限值　　单位：dB（A）

声环境功能区类别		时　段	
		昼　间	夜　间
0 类		50	40
1 类		55	45
2 类		60	50
3 类		65	55
4 类	4a 类	70	55
	4b 类	70	60

　　乡村区域一般不划分声环境功能区，根据环境管理的需要，县级以上人民政府环境保护行政主管部门可按以下要求确定乡村区域适用的声环境质量要求：位于乡村的康复疗养区执行 0 类声环境功能区要求；村庄原则上执行 1 类声环境功能区要求，工业活动较多的村庄，以及有交通干线经过的村庄（指执行 4 类声环境功能区要求以外的地区）可局部或全部执行 2 类声环境功能区要求；集镇执行 2 类声环境功能区要求；独立于村庄、集镇之外的工业、仓储集中区执行 3 类声环境功能区要求；位于交通干线两侧一定距离内的噪声敏感建筑物执行 4 类声环境功能区要求。

　　在下列情况下，铁路干线两侧区域不通过列车时的环境背景噪声限值，按昼间 70dB（A）、夜间 55dB（A）执行：穿越城区的既有铁路干线，对穿越城区的既有铁路干线进行改建、扩建的铁路建设项目。既有铁路指 2010 年 12 月 31 日前已建成运营的铁路或环境影响评价文件已通过审批的铁路建设项目。

　　根据《声环境质量标准》，标准中的"昼间"是指 6：00—22：00 的时段，"夜间"是指 22：00—次日 6：00 的时段。县级以上人民政府为环境噪声污染防治的需要（如考虑时差、作息习惯差异等）而对昼间、夜间的划分另有规定的，应按其规定执行。

　　各类声环境功能区夜间突发噪声，标准中规定其最大声级超过环境噪声限值的幅度不得高于 15dB（A）。

　　交通干线两侧 4 类声环境功能区适用范围根据《声环境功能区划分技术规范》（GB/T 15190—2014）第 8.2 条确定，在此不做一一阐述。

　　（3）产品噪声排放标准

　　环境噪声控制的基本要求是在声源处将噪声控制在一定范围内。从这个意义上讲，应对所有机电产品制定噪声允许标准，超过标准的产品不允许进入市场。我国对产品噪声的标准还在不断完善中，这些产品噪声标准中包括各类家用电器产品（如电冰箱、洗衣机、空调器、微波炉、电视机等），办公用品（如计算机、打印机、显示器、扫描仪、投影仪等），以及其他机电产品（如车辆、供配电设备等）。甚至这些产品的各个部件的噪声都有相应的噪声标准。由于产品种类繁多，因而噪声标准也很多，在此主要介绍汽车、地铁车辆、摩托车和农用运输车等交通工具的噪声标准。

① 汽车定置噪声　《汽车定置噪声限值》（GB 16170—1996）对城市道路允许行驶的在用汽车规定了其定置噪声的限值。定置是指车辆不行驶，发动机处于空载运转状态。定置噪声反映了车辆主要噪声源——排气噪声和发动机噪声的水平。标准中规定的各类汽车定置噪声限值如表 4-12 所示。

表 4-12　各类汽车定置噪声限值　　　　单位：dB（A）

车辆类型	燃料种类	车辆出厂日期	
		1998 年 1 月 1 日前	1998 年 1 月 1 日起
轿车	汽油	87	85
微型客车、货车	汽油	90	88
轻型客车、货车、越野车	汽油 $n_r \leqslant 4300 \text{r/min}$	94	92
	汽油 $n_r > 4300 \text{r/min}$	97	95
	柴油	100	98
中型客车、货车、大型客车	汽油	97	95
	柴油	103	101
重型货车	额定功率 $P \leqslant 147 \text{kW}$	101	99
	额定功率 $P > 147 \text{kW}$	105	103

② 地铁车辆噪声　《城市轨道交通列车噪声限值和测量方法》（GB 14892—2006）规定了城市轨道交通系统中地铁和轻轨列车噪声等效声级 L_{eq} 的最大允许限值（表 4-13）

表 4-13　地铁和轻轨列车等效声级 L_{eq} 的最大允许限值

车辆类型	运行线路	位置	噪声限值/dB
地铁	地下	司机室内	80
	地下	客室内	83
	地上	司机室内	75
	地上	客室内	75
轻轨	地上	司机室内	75
	地上	客室内	75

③ 摩托车和轻便摩托车噪声 《摩托车和轻便摩托车 定置噪声限值及测量方法》（GB 4569—2005）对在用的摩托车和轻便摩托车定置噪声限值做了规定（表 4-14）。

表 4-14　摩托车和轻便摩托车定置噪声限值

发动机排量(V_h)/mL	噪声限值/dB(A)	
	第一阶段 2005 年 7 月 1 日前生产的摩托车 和轻便摩托车	第二阶段 2005 年 7 月 1 日起生产的摩托车 和轻便摩托车
≤50	85	83
>50 且≤125	90	88
>125	94	92

《摩托车和轻便摩托车 加速行驶噪声限值及测量方法》（GB 16169—2005）对摩托车和轻便摩托车型式核准试验加速行驶条件下的噪声限值做了规定（表 4-15 和表 4-16）。

表 4-15　摩托车型式核准试验加速行驶噪声限值

发动机排量 (V_h)/mL	噪声限值/dB(A)			
	第一阶段 2005 年 7 月 1 日前		第二阶段 2005 年 7 月 1 日起	
	两轮摩托车	三轮摩托车	两轮摩托车	三轮摩托车
>50 且≤80	77		75	
>80 且≤175	80	82	77	80
>175	82		80	

表 4-16　轻便摩托车型式核准试验加速行驶噪声限值

设计最高车速 (V_{max})/(km/h)	噪声限值/dB(A)			
	第一阶段 2005 年 7 月 1 日前		第二阶段 2005 年 7 月 1 日起	
	两轮轻便摩托车	三轮轻便摩托车	两轮轻便摩托车	三轮轻便摩托车
>25 且≤50	73	76	71	76
≤25	70		66	

④ 三轮汽车和低速货车噪声 《三轮汽车和低速货车加速行驶车外噪声限值及测量方法（中国Ⅰ、Ⅱ阶段）》（GB 19757—2005）规定了三轮汽车和低速货车加速行驶车外噪声限值（表 4-17）。

表 4-17　三轮汽车和低速货车加速行驶车外噪声限值

表 4-17　三轮汽车和低速货车加速行驶车外噪声限值

试验性质	实施阶段	噪声限值/dB(A)	
		装多缸柴油机的低速货车	三轮汽车及装单缸柴油机的低速货车
型式核准	第一阶段	≤83	≤84
	第二阶段	≤81	≤82
生产一致性检查	第一阶段	≤84	≤85
	第二阶段	≤82	≤83

（4）环境噪声排放标准

① 工业企业厂界环境噪声排放标准　我国在 1990 年发布了《工业企业厂界噪声标准》（GB 12348—1990），2008 年对该标准进行了修订，修订后的标准将原标准与《工业企业厂界噪声测量方法》（GB 12349—1990）综合为《工业企业厂界环境噪声排放标准》（GB 12348—2008），规定了工业企业和固定设备厂界环境噪声排放限值及其测量方法。该标准中规定了五类声环境功能区中工业企业厂界环境噪声排放限值（表 4-18）。

表 4-18　工业企业厂界环境噪声排放限值　　单位：dB（A）

厂界外声环境功能区类别	时　　段	
	昼　　间	夜　　间
0	50	40
1	55	45
2	60	50
3	65	55
4	70	55

标准中的"昼间"是指 6：00—22：00 的时段，"夜间"是指 22：00—次日 6：00 的时段。县级以上人民政府为环境噪声污染防治的需要而对昼间、夜间的划分另有规定的，应按其规定执行。对夜间噪声，标准中规定夜间频发噪声的最大声级超过限值的幅度不得高于 10dB（A），夜间偶发噪声的最大声级超过限值的幅度不得高于 15dB（A）。

工业企业若位于未划分声环境功能区的区域，当厂界外有噪声敏感建筑物时，由当地县级以上人民政府参照 GB 3096—2008《声环境质量标准》和 GB/T 15190—2014《声环境功能区划分技术规范》的规定确定厂界外区域的声环境质量要求，并执行相应的厂界环境噪声排放限值。当厂界与噪声敏感建筑物距离小于 1m 时，厂界环境噪声应在噪声敏感建筑物的室内测量，并将表 4-19 中相应的限值减 10dB（A）作为评价依据。

此外，该标准中还给出了结构传播固定设备室内噪声排放限值，当固定设备排放的噪声通过建筑物结构传播至噪声敏感建筑物室内时，噪声敏感建筑物室内等效声级不得超过表 4-19 和表 4-20 规定的限值。

表 4-19　结构传播固定设备室内噪声排放限值（等效声级）

单位：dB（A）

噪声敏感建筑物所处声环境功能区类别	房间类型　　时段	A 类房间		B 类房间	
		昼间	夜间	昼间	夜间
0		40	30	40	30
1		40	30	45	35
2、3、4		45	35	50	40

表 4-20　结构传播固定设备室内噪声排放限值（倍频带声压级）

单位：dB

噪声敏感建筑物所处声环境功能区类别	时段	房间类型	倍频带中心频率/Hz				
			31.5	63	125	250	500
0	昼间	A、B 类房间	76	59	48	39	34
	夜间	A、B 类房间	69	51	39	30	24
1	昼间	A 类房间	76	59	48	39	34
		B 类房间	79	63	52	44	38
	夜间	A 类房间	69	51	39	30	24
		B 类房间	72	55	43	35	29
2、3、4	昼间	A 类房间	79	63	52	44	38
		B 类房间	82	67	56	49	43
	夜间	A 类房间	72	55	43	35	29
		B 类房间	76	59	48	39	34

　　上述限值中的 A 类房间指以睡眠为主要目的，需要保证夜间安静的房间，包括住宅卧室、医院病房、宾馆客房等；B 类房间是指主要在昼间使用，需要保证思考与精神集中、正常讲话不被干扰的房间，包括学校教室、会议室、办公室、住宅中卧室以外的其他房间等。

　　对工业企业厂界环境噪声的监测，也按该标准中规定的测量方法执行，具体监测的规定及要求将在后叙中介绍。

　　② 社会生活环境噪声排放标准　近年来，我国商业和文化娱乐产业发展迅速，居民环保维权意识持续提高，文化娱乐场所和商业经营活动的噪声扰民投诉占城市噪声污染投诉的比例也在持续增加。由于这类场所一般分布于居住和办公建筑中，其产生的噪声往往通过建筑结构传播至噪声敏感建筑物室内。

为此我国于 2008 年专门颁布实施了《社会生活环境噪声排放标准》(GB 22337—2008)，该标准规定了营业性文化娱乐场所和商业经营活动中可能产生环境噪声污染的设备、设施边界噪声排放限值和测量方法。

位于 0～4 类声环境功能区中的社会生活噪声排放源边界噪声不得超过表 4-19 中规定的 0～4 类声环境功能区噪声排放限值。在社会生活噪声排放源位于噪声敏感建筑物内的情况下，通过建筑物结构传播至噪声敏感建筑物室内的噪声，其等效声级不得超过表 4-20 和表 4-21 规定的限值。标准中还规定，对于在噪声测量期间发生非稳态噪声（如电梯噪声等）的情况，最大声级超过限值的幅度不得高于 10dB（A）。

③ 建筑施工场界噪声限值　建筑施工往往带来较大的噪声，对建筑施工期间施工场地产生的噪声，国家标准《建筑施工场界环境噪声排放标准》(GB 12523—2011) 中规定了建筑施工场界环境噪声排放限值（表 4-21）。

表 4-21　建筑施工场界环境噪声排放限值　　　　单位：dB（A）

昼间	夜间
70	55

夜间噪声最大声级超过限值的幅度不得高于 15dB。

当场界距噪声敏感建筑物较近，其室外不满足测量条件时，可在噪声敏感建筑室内测量，并将表中相应的限值减 10dB 作为评价依据。

④ 铁路及机场周围噪声环境标准　《铁路边界噪声限值及其测量方法》(GB 12525—1990) 中规定，在距铁路外侧轨道中心线 30m 处（即铁路边界）的小时等效连续 A 声级不得超过 70dB。《机场周围飞机噪声环境标准》(GB 9660—1988) 中规定了机场周围飞机噪声的环境标准及受飞机通过所产生噪声影响的区域，采用昼夜的计权等效连续感觉噪声级 L_{WECPN} 作为评价量。标准中规定了两类适用区域及其标准限值（表 4-22）。

表 4-22　机场周围飞机噪声环境标准值及适用区域　　　　单位：dB

适用区域	标准值
一类区域	≤70
二类区域	≤75

注：一类区域为特殊住宅区、居住区、文教区；二类区域为除一类区域以外的生活区。

（5）噪声卫生标准

① 工业企业噪声卫生标准　《工业企业噪声控制设计规范》(GB/T 50087—2013) 中提出了工业企业厂区内各类地点的噪声限值（表 4-23）。工业企业厂界噪声限值应符合《工业企业厂界环境噪声排放标准》(GB 12348) 的有关规定。2008 年发布实施的《声环境质量标准》(GB 3096—2008) 规定了等效声

级的计算方法。

现有设计规范规定当工作地点的噪声超过标准时，则噪声暴露的时间应按表 4-24 所列数值相应减少。

表 4-23 工业企业厂区内各类工作场所噪声限值

工作场所	噪声限值/dB(A)
生产车间	85
车间内值班室、观察室、休息室、办公室、实验室、设计室室内背景噪声级	70
正常工作状态下精密装配线、精密加工车间、计算机房	70
主控室、集中控制室、通信室、电话总机室、消防值班室、一般办公室、会议室、设计室、实验室室内背景噪声级	60
医务室、教室、值班宿舍室内背景噪声级	55

注：1. 生产车间噪声限值为每周工作 5d，每天工作 8h 等效声级；对于每周工作 5d，每天工作时间不是 8h，需计算 8h 等效声级；对于每周工作日不是 5d，需计算 40h 等效声级。

2. 室内背景噪声级指室外传入室内的噪声级。

表 4-24 允许噪声级

每个工作日噪声暴露时间/h	8	4	2	1	1/2	1/4	1/8	1/16
允许噪声级/dB(A)	85	88	91	94	97	100	103	106
最高噪声级/dB(A)	≤115							

按规定，在 88dB 噪声环境中工作的时间只允许 4h，其余 4h 必须在不大于 85dB 的噪声环境中工作。以此类推，工作环境噪声每增加 3dB，在此环境中的工作时间就必须减少一半，但工作环境噪声最高不得超过 115dB。

对于非稳态噪声的工作环境或工作位置流动的情况，根据测量规范的规定，应测量等效连续 A 声级，或测量不同的 A 声级和相应的暴露时间，然后按如下的方法计算等效连续 A 声级或计算噪声暴露率。

等效声级是等效连续 A 声级的简称，指在规定测量时间 T 内 A 声级的能量平均值，用 $L_{\mathrm{Aeq},T}$ 表示（简写为 L_{eq}），单位为 dB（A）。除了特别指明，标准中的噪声限值皆为等效声级。根据定义，等效声级表示为：

$$L_{\mathrm{eq}}(\mathrm{dB}) = 10\lg\left(\frac{1}{T}\int_0^T 10^{0.1L_{\mathrm{A}}}\,\mathrm{d}t\right) \tag{4-48}$$

式中 L_{A}——t 时刻的瞬时 A 声级；

T——规定的测量时间段。

② 工业企业设计卫生标准 我国 2010 年修订的《工业企业设计卫生标准》（GBZ 1—2010）对工业企业非噪声工作地点噪声声级设计提出了要求（表 4-25）。

表 4-25　非噪声工作地点噪声声级设计要求

地点名称	噪声声级/dB(A)	工效限值/dB(A)
噪声车间观察(值班)室	≤75	≤55
非噪声车间办公室、会议室	≤60	
主控室、精密加工室	≤70	

③ 以噪声污染为主的工业企业卫生防护距离标准　我国在《以噪声污染为主的工业企业卫生防护距离标准》（GB 18083—2000）中，按企业所属行业、生产规模、噪声源强度以及噪声治理措施的效果，规定了以噪声污染为主的工业企业卫生防护距离（表 4-26）。

表 4-26　以噪声污染为主的工业企业卫生防护距离标准值

序号	企业名称	规模	声源强度/dB(A)	卫生防护距离/m	备注
1	纺织行业				
1-1	棉纺织厂	≥5 万锭	100～105	100	含 5 万锭以下的小型工厂，以及车间、空调机房的外墙与外门、窗具有 20dB(A) 以上隔声量的大、中型棉纺织厂；不设织布车间的棉纺织厂
1-2	棉纺织厂	≥5 万锭	90～95	50	
1-3	织布厂	—	96～105	100	车间及空调机房外墙与外门、窗具有 20dB(A) 以上隔声量时，可缩小 50m
1-4	毛巾厂	—	95～100	100	车间及空调机房外墙与外门、窗具有 20dB(A) 以上隔声量时，可缩小 50m
2	机械行业				
2-1	制钉厂	—	100～105	100	—
2-2	标准件厂	—	95～105	100	—
2-3	专用汽车改装厂	中型	95～100	200	—
2-4	拖拉机厂	中型	100～112	200	—
2-5	汽轮机厂	中型	100～118	300	—
2-6	机床制造厂	—	95～105	100	小机床生产企业
2-7	钢丝绳厂	中型	95～100	100	—
2-8	铁路机车车辆厂	大型	100～120	300	—
2-9	风机厂	—	100～118	300	—
2-10	锻造厂	中型	95～110	200	—
		小型	90～100	100	不装汽锤或只用 0.5t 以下汽锤
2-11	轧钢厂	中型	95～110	300	不设炼钢车间的轧钢厂

序号	企业名称	规模	声源强度/dB(A)	卫生防护距离/m	备注
3	轻工行业				
3-1	印刷厂	中型	85~90	50	—
3-2	大、中型面粉厂（多层厂房）	中型	90~105	200	当设计为全密封空调厂房、围护结构及门窗具有 20dB(A) 以上隔声量时,可降为 100m
	小型(单层厂房)		85~100	100	
3-3	木器厂	中型	90~100	100	
3-4	型煤加工厂	中型	80~90	50	不设原煤及黏土粉碎作业的型煤加工厂
3-5	型煤加工厂	中型	80~100	200	设有原煤和黏土等添加的综合型煤加工厂

注：标准中所列的声源强度系指离设备 1m 处的平均声级 [dB (A)]；锭是纺织行业产品产量的计量单位。

④ 室内环境噪声允许标准

为提高民用建筑的使用功能，保证室内有良好的声环境，世界各国都颁布了室内环境噪声标准，但由于地区之间的差异，各国及各地区的标准并不完全一致。国际标准化组织（ISO）在 1971 年提出的环境噪声允许标准中规定：住宅区室内环境噪声的允许声级为 35~45dB，并根据不同时间、不同地区等条件进行修正，修正值见表 4-27 及表 4-28；非住宅区环境噪声的允许声级见表 4-29。我国《民用建筑隔声设计规范》（GB 50118—2010）中提出的民用建筑室内允许噪声级见表 4-30。

表 4-27　一天内不同时间住宅区室内环境噪声的允许声级修正值

一天内不同时间	修正值/dB
白天	0
晚上	-5
深夜	-10~-15

表 4-28　不同地区住宅区室内环境噪声的允许声级修正值

不同地区	修正值/dB
农村、医院、休养区	0
市郊区、交通很少地区	+5
市居住区	+10
市居住区、少量工商业或交通混合区	+15
市中心(商业区)	+20
工业区(重工业)	+25

表 4-29　非住宅区环境噪声的允许声级

房间功能	允许声级/dB
大型办公室、商店、百货公司、会议室、餐厅	35
大餐厅、秘书室(有打字机)	45
大打字间	55
车间(根据不同用途)	45~75

表 4-30　民用建筑室内允许噪声级

建筑物类型	房间功能或要求	允许噪声级(L_{eq})/dB			
		高要求标准		低限标准	
	—	昼间	夜间	昼间	夜间
医院建筑	病房、医护人员休息室	≤40	≤35	≤45	≤40
	各类重症监护室	≤40	≤35	≤45	≤40
	诊室	≤40		≤45	
	手术室、分娩室	≤40		≤45	
	洁净手术室	—		≤50	
	人工生殖中心净化区			≤40	
	听力测听区			≤25	
	化验室、分析实验室			≤40	
	入口大厅、候诊厅	≤50		≤55	
住宅建筑	—	昼间		夜间	
	卧室	≤45		≤37	
	起居室(厅)	≤45			
	(高要求)卧室	≤40		≤30	
	(高要求)起居室(厅)	≤40			
学校建筑	语音教室、阅览室	≤40			
	普通教室、实验室、计算机房	≤45			
	音乐教室、琴房	≤45			
	舞蹈教室	≤50			
	教师办公室、休息室、会议室	≤45			
	健身房	≤50			
	教学楼中封闭的走廊、楼梯间	≤50			
旅游建筑	—	特级		一级		二级	
		昼间	夜间	昼间	夜间	昼间	夜间
	客房	≤35	≤30	≤40	≤35	≤45	≤40

建筑物类型	房间功能或要求	允许噪声级(L_{eq})/dB		
旅游建筑	办公室、会议室	≤40	≤45	≤45
	多用途厅	≤40	≤45	≤50
	餐厅、宴会厅	≤45	≤50	≤55
办公建筑	—	高要求标准		低限标准
	单人办公室	≤35		≤40
	多人办公室	≤40		≤45
	电视电话会议室	≤35		≤40
	普通会议室	≤40		≤45
商业建筑	—	高要求标准		低限标准
	商场、商店、购物中心、会展中心	≤50		≤55
	餐厅	≤45		≤55
	员工休息室	≤40		≤45
	走廊	≤50		≤60

（6）环境振动有关标准

① 振动暴露标准　振动强弱对人体的影响大体上有四种情况：振动的"感觉阈"，指人体刚能感觉到振动，对人体无影响；振动的"不舒服阈"，这时振动会使人感到不舒服；振动的"疲劳阈"，它会使人感到疲劳，从而使工作效率降低，实际生活中以该阈值为标准，超过时则被认为有振动污染；振动的"危险阈"，此时振动会使人体发生病变。国际标准化组织（ISO）推荐的一个评价标准如图 4-12 所示，它为人体受到垂直方向振动的疲劳界限标准，对于"危险阈"应在此值上加 6dB，对于"不舒服阈"则应减去 10dB。振动对人体的影响还与在振动环境中的暴露时间有关，国际标准化组织推荐的一个振动暴露标准如图 4-13 所示。

② 城市区域环境振动标准　为控制城市区域环境振动污染，我国于 1988年发布了《城市区域环境振动标准》（GB 10070—1988），规定了城市区域环境振动的标准值及适用地带范围（表 4-31）。表 4-31 中"铁路干线两侧"是指每日车流量不少于 20 列的铁道外轨 30m 外两侧的住宅区。

表 4-31　城市各类区域铅垂向 Z 振级标准值　　　　单位：dB

适用地带范围	昼间	夜间
特殊住宅区	65	65
居民区、文教区	70	67

适用地带范围	昼间	夜间
混合区、商业中心区	75	72
工业集中区	75	72
交通干线道路两侧	75	72
铁路干线两侧	80	80

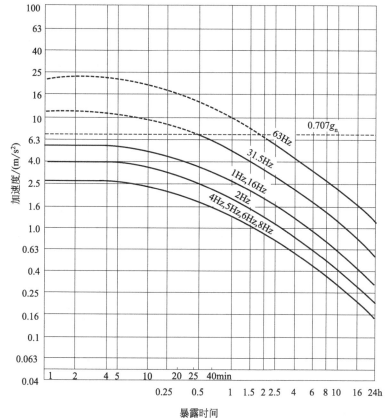

图 4-12　评价标准

③ 住宅建筑室内振动限值　《城市区域环境振动标准》规定了位于住宅建筑物外部各种振源（如机器设备、公路交通、铁路交通以及施工现场等）对住宅建筑物的允许振动限值标准。《住宅建筑室内振动限值及其测量方法标准》（GB/T 50355—2018）中规定了安装在住宅建筑物（含商住楼）内部的各种振源（如电梯、水泵、风机等）对住宅建筑内部的允许振动限值标准，以确保居住者有一个良好而又必备的居住条件，同时也为住宅建筑内各种振源的振动控制提供了可靠的依据。住宅建筑室内的铅垂向振动加速度级应符合表 4-32 规

定的限值。

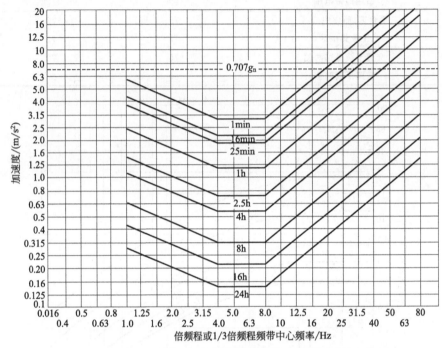

图 4-13　振动暴露标准

表 4-32　住宅建筑室内的铅垂向振动加速度级限值　　　单位：dB

1/3 倍频程频带中心频率/Hz			1	1.25	1.6	2	2.5	3.15	4	5	6.3	8
卧室	1级限值	昼间	76	76	76	75	74	72	70	70	70	70
		夜间	73	73	73	72	71	69	67	67	67	67
	2级限值	昼间	81	81	81	80	79	77	75	75	75	75
		夜间	78	78	78	77	76	74	72	72	72	72
起居室（厅）	1级限值	全天	76	76	76	75	74	72	70	70	70	70
	2级限值	全天	81	81	81	81	79	77	75	75	75	75
1/3 倍频程频带中心频率/Hz			10	12.5	16	20	25	31.5	40	50	63	80
卧室	1级限值	昼间	70	71	72	74	76	78	80	82	85	88
		夜间	67	68	69	71	73	75	77	79	82	85
	2级限值	昼间	75	76	77	79	81	83	85	87	90	93
		夜间	72	73	74	76	78	80	82	84	87	90
起居室（厅）	1级限值	全天	70	71	72	74	76	78	80	82	85	88
	2级限值	全天	75	76	77	79	81	83	85	87	90	93

表 4-32 中，1 级限值为适宜达到的限值；2 级限值为不得超过的限值。昼夜时间适用范围的划分如下：昼间 6：00—22：00，夜间 22：00—次日 6：00。昼夜时间适用范围也可按当地人民政府的规定而划分。

与《城市区域环境振动标准》中所采用的铅垂向 Z 振级（VL_Z）之间可按下式换算：

$$VL_Z(dB) = 10\lg \left[\sum_{i=1}^{20} 10^{(L_{ai}-W_i)/10} \right] \qquad (4\text{-}49)$$

式中　L_{ai}——第 i 个中心频率上所测得的振动加速度级，dB；

　　　W_i——第 i 个中心频率上 Z 方向的计权因子，其数值如表 4-33 所示，dB。

表 4-33　Z 方向的计权因子

序号(i)	1	2	3	4	5	6	7	8	9	10
1/3 倍频程频带中心频率/Hz	1	1.25	1.6	2	2.5	3.15	4	5	6.3	8
计权因子(W_i)/dB	6	5	4	3	2	1	0	0	0	0
序号(i)	11	12	13	14	15	16	17	18	19	20
1/3 倍频程频带中心频率/Hz	10	12.5	16	20	25	31.5	40	50	63	80
计权因子(W_i)/dB	2	4	6	8	10	12	14	16	18	2

4.4　吸声降噪技术

4.4.1　吸声材料的分类和吸声性能评价量

4.4.1.1　吸声材料的分类

声波在介质中传播的过程中，声能量产生的衰减现象称为吸声。声波在空气中传播时，由于空气质点振动所产生的摩擦作用，声能量被转化为热能而损耗，声波随传播距离的增加而逐渐衰减，这种现象称为空气吸声。当声波入射到材料表面时，有一部分声能量被材料吸收，从而引起声能量的降低，这种现象称为材料吸声。任何材料或结构对入射的声波都有一定程度的吸收作用，具有较好吸声效果的材料或结构称为吸声材料（或结构）。

通过吸声材料（或结构）将声能量吸收，从而降低噪声的能量是噪声控制的重要途径之一。同时，吸声材料（或结构）在控制室内声环境的舒适性以及音质上也有着广泛的应用。吸声材料（或结构）的类别和形式多种多样，并且随着技术的进步，新的材料不断涌现，以满足越来越全面的应用要求。吸声材料（或结构）虽然形式众多，但如果按其吸声机理来分类，可以分成多孔性吸声材料和共振吸声结构两大类。

（1）多孔性吸声材料

多孔性吸声材料的内部有许多微小的细孔直通材料表面，或其内部有许多相互贯通的气泡，具有一定的通气性能。凡在结构上具有以上特性的材料都归类为多孔性吸声材料。多孔性吸声材料的种类很多，常可分为如表 4-34 所示的几种类型。

表 4-34　多孔性吸声材料的常见种类

材料种类	常用材料
无机纤维材料	超细玻璃棉、矿棉、岩棉、化纤织物及其衍生产品等
有机纤维材料	棉麻植物纤维及木质纤维制品(软质纤维板、木丝板等)
泡沫材料	聚氨酯泡沫、尿醛泡沫、三聚氰胺泡沫、泡沫玻璃、泡沫陶瓷等
颗粒材料	膨胀珍珠岩、微孔吸声砖、泡沫混凝土等

（2）共振吸声结构

当吸声结构的固有频率与声波频率一致时，由于共振作用，声波激发吸声结构产生振动，并使其振幅达到最大，从而消耗声能量，达到吸声的目的，这种吸声结构称为共振吸声结构。由于构成共振吸声结构的材料本身（如穿孔板）吸声一般较小，其吸声主要是由材料构成特殊结构产生的，因此通常称其为共振吸声结构，而不称共振吸声材料。

除以上两种类型外，有时还将空间吸声体、吸声尖劈等归类为特殊吸声结构。但从其材料特性和吸声原理上来看，特殊吸声结构仍然是多孔性吸声材料或共振吸声结构，有时还是两者的组合。

4.4.1.2　吸声性能评价量

吸声材料或吸声结构的吸声性能采用吸声系数来描述。

（1）吸声系数

吸声系数定义为材料吸收的声能量与入射到材料上的总声能量之比，符号为 α。用公式可表示为

$$\alpha = \frac{E_a}{E_i} = \frac{E_i - E_r}{E_i} = 1 - \gamma \tag{4-50}$$

式中　E_i——入射声能量；

　　　E_a——被材料或结构吸收的声能量；

　　　E_r——被材料或结构反射的声能量；

　　　γ——声能量反射系数。

吸声系数是评价材料吸声性能的主要指标，吸声系数越大，材料的吸声性能越好；反之，吸声系数越小，材料的吸声性能越差。声波入射到毫无反射的材料表面时，入射声能量几乎全部被材料吸收，此时反射声能量为零，吸声系数 $\alpha=1$，该材料称为全吸声材料，如吸声尖劈。如果声波入射到坚硬光滑的材料表面，声波几乎全部被反射，即几乎不存在吸收，吸声系数 $\alpha=0$，如抛光的混凝土、大理石和花岗岩等。一般材料的吸声系数介于 $0\sim1$，通常把吸声系数 $\alpha>0.2$ 的材料称为吸声材料。

吸声系数与声波的频率，以及入射声波的方向有关。吸声系数可以表示为频率的函数。图 4-14 中给出了多孔性吸声材料和共振吸声结构的典型吸声系数频谱曲线。多孔性吸声材料的吸声性能一般在低频段比较小，随着频率的增加，吸声系数逐渐增大，在中、高频段获得比较大的吸声系数；而共振吸声结构的吸声性能在共振频率附近比较好，偏离共振频率吸声性能会逐渐下降。根据多孔性吸声材料和共振吸声结构吸声性能的频谱特点，在噪声控制工程中，常根据噪声不同的频率特性选用相应的吸声材料或结构，有时将两者组合起来，可以弥补多孔性吸声材料在低频段吸声不足的缺点，以获得宽频带的吸声效果。

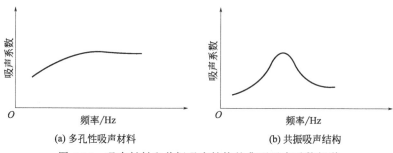

(a) 多孔性吸声材料 (b) 共振吸声结构

图 4-14　吸声材料和共振吸声结构的典型吸声系数频谱

（2）吸声系数的分类和测量

声波入射到材料表面的方向，可分为如图 4-15 所示的正入射、斜入射和无规入射三种形式，其中正入射又称为法向（垂直）入射。因此，根据声波的入射角度不同，吸声系数可分为垂直入射吸声系数、斜入射吸声系数和无规入射吸声系数。

垂直入射吸声系数通常用符号 α_0 表示。这种吸声系数采用阻抗管法进行测量，该方法所需试件的材料面积很小，测试装置简单，测试结果精确，适用于吸声理论研究，吸声结构的优化实验，研制开发新产品，以及进行材料吸声性能的相对比较。

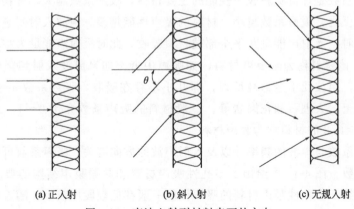

(a) 正入射   (b) 斜入射   (c) 无规入射

图 4-15　声波入射到材料表面的方向

阻抗管法测量垂直入射吸声系数的方法分为驻波比法和传递函数法两种，这两种方法的测量过程及其要求的详细描述分别由以下两个国家标准给出：

①《声学 阻抗管中吸声系数和声阻抗的测量 第 1 部分：驻波比法》（GB/T 18696.1—2004）。

②《声学 阻抗管中吸声系数和声阻抗的测量 第 2 部分：传递函数法》（GB/T 18696.2—2002）。

（3）吸声性能的单值评价量

材料的吸声系数不仅和声波的入射方向有关，而且还和频率有关，声波频率不同时材料的吸声系数也不同（如图 4-14 所示）。在混响室法无规入射吸声系数的相关测量标准（GB/T 20247—2006）中规定的吸声系数的测量频率范围为：倍频程从 125～4000Hz 共 6 个频带；1/3 倍频程从 100～5000Hz 共 18 个频带。吸声系数的频谱描述完整地反映了材料的吸声性能，而且也是声学工程设计计算所需要的。但过多的数据不便于一般使用和比较。因此，经常采用吸声系数的单值评价量来表示材料的吸声性能参数。常用的单值评价量有平均吸声系数和降噪系数等。

① 平均吸声系数　对所有测量频带的吸声系数取算术平均，得到的结果被称为平均吸声系数。对于倍频程的测量频带，平均吸声系数为 125～4000Hz 的 6 个倍频程频带上吸声系数的算术平均值，如下式：

$$\bar{\alpha} = \frac{\alpha_{125} + \alpha_{250} + \alpha_{500} + \alpha_{1000} + \alpha_{2000} + \alpha_{4000}}{6} \tag{4-51}$$

式中　$\bar{\alpha}$——平均吸声系数；

　　α_f——中心频率的倍频程频带的吸声系数，$f = 125\text{Hz}, 250\text{Hz}, \cdots, 4000\text{Hz}$。

② 降噪系数　中心频率为 250Hz、500Hz、1000Hz 和 2000Hz 的四个倍频程频带吸声系数的算术平均值称为降噪系数，符号为 NRC，用公式表示为

$$NRC = \frac{\alpha_{250} + \alpha_{500} + \alpha_{1000} + \alpha_{2000}}{4} \tag{4-52}$$

③ 吸声量　吸声系数反映单位面积吸声材料的吸声能力，材料实际吸收声能量的多少，除了与材料的吸声系数有关外，还与材料表面积大小有关。吸声系数乘以相应的材料表面积，即为材料的吸声量，符号为 A，单位为 m^2，用公式表示为

$$A = \alpha S \tag{4-53}$$

式中　A——吸声量，m^2；

　　　S——吸声材料的表面积，m^2；

　　　α——吸声系数。

如果在一个房间内布置有几种不同吸声系数和表面积的材料时，房间内的总吸声量可表示为

$$A = \sum (\alpha_i S_i) \tag{4-54}$$

式中　α_i——表面积为 S_i 的材料的吸声系数。

在这种情况下，人们还常常用平均吸声系数来评价整个房间的吸声特性，（房间）平均吸声系数的定义为不同吸声系数的表面积加权平均，用公式表示为

$$\bar{\alpha} = \frac{1}{\sum S_i} \sum (\alpha_i S_i) \tag{4-55}$$

需要注意的是，式(4-51) 和式(4-55) 定义的平均吸声系数是完全不同的两个概念。式(4-51) 定义的是吸声系数在频率上的算术平均，而式(4-55) 定义的是吸声系数在房间表面积上的加权平均。

4.4.2　多孔性吸声材料

顾名思义，多孔性吸声材料就是有很多孔隙的能吸收声能量的材料，其主要构造特征是材料从表面到内部均有相互连通的孔隙。多孔性吸声材料是目前应用最广泛的吸声材料。最初的多孔性吸声材料是以麻、棉、棕丝、毛发、甘蔗渣等天然动植物纤维为主，目前则以超细玻璃棉、矿棉、泡沫及颗粒材料为主。

（1）多孔性吸声材料的吸声机理

多孔性吸声材料内部具有无数细微孔隙，孔隙间彼此连通，且通过表面与外界相通，当声波入射到材料表面时，激发其孔隙内部的空气振动，使空气与

固体筋络间产生相对运动并发生摩擦作用，空气的黏性在孔隙内产生相应的黏性阻力，使得振动空气的动能不断转化为热能，从而使声能量衰减；另外，在空气的绝热压缩过程中，空气与孔壁之间不断发生热交换，产生热传导效应，从而使声能量转化为热能而衰减。由此可见，多孔性吸声材料必须具备以下条件：

材料内部有大量的孔隙，而且孔隙应尽量细小且分布均匀。材料内部的孔隙必须是向外敞开的，也就是说必须通到材料的表面，使得声波能够从材料表面很容易地进入材料内部。材料内部的孔隙一般是相互连通的，而不是封闭的。只有材料的孔隙具备以上三方面的条件时，才能有效地吸收声能量。有些材料内部虽然也有许多微小气孔，但气孔密闭，彼此不连通，当声波入射到材料表面时，很难进入材料内部，这种材料具有很好的隔热性能，但不能作为吸声材料。

多孔性吸声材料一般在中、高频的吸声系数比较大，而在低频的吸声系数比较小［如图 4-14(a)］。

(2) 影响多孔性吸声材料吸声性能的因素

从多孔性吸声材料本身的结构来说，影响其吸声性能的主要因素有空气流阻、孔隙率、材料厚度、材料平均密度、背后空腔、护面层、温度和湿度。

4.4.3 共振吸声结构

除了多孔性吸声材料外，另一类在实际工程中广泛使用的是共振吸声结构。在室内声源所发出声波的激励下，房间壁、顶、地面等围护结构，以及房间中的其他物体也将发生振动。振动的结构或物体由于自身的内摩擦和与空气的摩擦，会把一部分振动能量转变成热能而消耗掉，根据能量守恒定律，这些消耗掉的能量必定来自激励结构或物体振动的声源的声能量。因此，振动的结构或物体都要消耗声能量，从而降低了噪声。

结构或物体都有各自的固有频率，共振吸声结构的吸声机理是当声波频率与共振吸声结构的固有频率相同时，发生共振。这时，声波激发吸声结构产生振动，并使振幅和振动速度都达到最大值，引起的声能量损耗也最多，从而达到吸声的目的。因此，共振吸声结构的吸声特性呈现峰值吸声的现象，即吸声系数在某一个频率达到最大值，离开这个频率附近的吸声系数逐渐降低，远离这个频率的频段的吸声系数则很低。共振吸声结构的典型吸声频率特性在图 4-14(b) 中给出。

共振吸声结构主要有薄板共振吸声结构、亥姆霍兹共振吸声结构、穿孔共振吸声结构以及微穿孔共振吸声结构等。与多孔性吸声材料以材料为主的特征不同，共振吸声结构以结构为主。一些常用的普通装修材料，如三夹板、五夹板等，按照一定的构造安装后，就可以具有良好的吸声性能，也有一些普通的吸声材料，如木板、石膏板等，经过简单处理，如穿孔、开缝等，也可以成为很好的共振吸声结构。

共振吸声结构主要对中、低频噪声有很好的吸声性能，而多孔性吸声材料的吸声频率范围主要在中、高频。因此在进行噪声控制设计时，合理地将共振吸声结构与多孔性吸声材料相结合，可以获得宽频带的吸声效果。

4.4.4　室内声场和吸声降噪

当声源放置在空旷的户外时，声源周围空间只有从声源向外辐射的声能量，而没有从周围空间反射回来的声能量，这种声场通常称为自由声场；当声源放置在室内时，室内空间中除了有直接来自声源辐射的声能量外，还存在从房间壁面及房间内其他物体反射的声能量。

通常我们又把房间内由声源直接到达受声点的直达声波形成的声场称为直达声场，把经房间壁面一次或多次反射后到达受声点的反射声波形成的声场称为混响声场。声波不断地从声源发出，又经过壁面及空气的不断吸收，当声源在单位时间内发出的声能量等于被吸收的声能量时，房间的总声能量就保持一定。若此时房间内声能密度处处相同，而且任一受声点上，声波从各个方向传来的概率相等，相位无规，这样的声场称为扩散声场。

4.4.4.1　室内声场中的声能密度和声压级

（1）直达声场

假设在室内有一声功率为 W 的点声源，在距离声源 r 处的直达声的声能密度 ω_{d} 为：

$$\omega_{\mathrm{d}}=\frac{R_{\theta}W}{4\pi r^2 c}\qquad(4\text{-}56)$$

式中　W——声源的声功率，W；

　　　c——空气中的声速，m/s；

　　　r——距声源的距离，m；

　　　R_{θ}——指向性因数。

根据声源在房间内的不同位置，指向性因数 R_{θ} 取不同的值。当声源置于房间的中心时，$R_{\theta}=1$；当声源置于某一壁面的中心时，$R_{\theta}=2$；当声源置于两个壁面的交线上时，$R_{\theta}=4$；当声源置于三个壁面的交角上时，$R_{\theta}=8$。

房间内直达声的声能密度与声压之间有如下关系式：

$$\omega_{d} = \frac{p_{e}^{2}}{\rho c^{2}} \tag{4-57}$$

式中　ω_{d}——直达声的声能密度，J/m^{3}；

$\quad\quad p_{e}$——室内某点的有效声压，Pa；

$\quad\quad \rho$——空气密度，kg/m^{3}；

$\quad\quad c$——空气中的声速，m/s。

根据以上关系式，可以将房间内相应点直达声的声压级表示为：

$$L_{pd}(dB) = L_{w} + 10\lg\left(\frac{R_{\theta}}{4\pi r^{2}}\right) \tag{4-58}$$

（2）混响声场

声波在室内传播一段距离后就会碰到壁面，形成声能量的反射和吸收。声波相邻两次反射所经过的路程称作自由程，许多次反射之间声波传播距离的平均值称作平均自由程。根据统计分析计算，可以求得平均自由程 d 为

$$d = \frac{4V}{S} \tag{4-59}$$

式中　V——房间体积，m^{3}；

$\quad\quad S$——房间内表面积，m^{3}。

当声速为 c 时，声波传播一个自由程所需时间 τ 为

$$\tau = \frac{d}{c} = \frac{4V}{cS} \tag{4-60}$$

单位时间内平均反射次数 n 为

$$n = \frac{1}{\tau} = \frac{cS}{4V} \tag{4-61}$$

从声源未经反射直接传到受声点的声波为直达声。经第一次反射和吸收后的声波便是混响声。记房间内的平均吸声系数为 $\overline{\alpha}$，单位时间声源向室内贡献的混响声能量为 $W(1-\overline{\alpha})$，这些混响声能量在以后的多次反射中还要被吸收。用 ω_{r} 来表示混响声能密度，则总混响声能量为 $\omega_{r}V$，每反射一次，吸收 $\omega_{r}V\overline{\alpha}$。将每次反射吸收的声能量乘以式（4-61）计算得到的 n，则得到单位时间吸收的混响声能量。当单位时间声源贡献的混响声能量与被吸收的混响声能量相等时，达到稳态，即

$$W(1-\overline{\alpha}) = \omega_{r}V\overline{\alpha}\frac{cS}{4V} \tag{4-62}$$

因此，达到稳态时，室内的混响声能密度可表示为

$$\omega_{r} = \frac{4W(1-\overline{\alpha})}{cS\overline{\alpha}} = \frac{4W}{cR} \tag{4-63}$$

式中　$\bar{\alpha}$——房间平均吸声系数，由式(4-55)定义；

　　　R——房间常数，$R = S\bar{\alpha}/(1-\bar{\alpha})$。

房间内相应点混响声的声压级表示为

$$L_{pr}(\text{dB}) = L_w + 10\lg\left(\frac{4}{R}\right) \tag{4-64}$$

（3）房间内总声压级

房间内的总声场由直达声场和混响声场两部分组成，因此，房间内总声能量就是直达声能量与混响声能量的叠加。由此可得房间内的总声压级为

$$L_p(\text{dB}) = L_w + 10\lg\left(\frac{R_\theta}{4\pi r^2} + \frac{4}{R}\right) \tag{4-65}$$

由式(4-65)可以看出，由于声源的声功率级是给定的，因此房间中各处的声压级的相对变化就由等号右边的第二项决定。当房间的壁面为全反射面时，$\bar{\alpha}$ 为 0，房间常数 R 亦为 0，房间内声场主要为混响声场；当 $\bar{\alpha}$ 为 1，房间常数 R 为无穷大时，房间内只有直达声，类似于自由声场；对于一般的房间，总是介于上述两种情况之间，房间常数其数值大致在几十到几千之间。

4.4.4.2　吸声降噪

当位于室内的噪声源辐射噪声时，若房间内壁是由对声音具有较强反射作用的材料制成，如混凝土天花板、光滑的墙面和水泥地面，则受声点除了接收到噪声源发出的直达声外，还能接收到经房间内壁表面多次反射形成的混响声。由于直达声和混响声的叠加，房间内的噪声级比同一噪声源在无反射环境条件下所产生的噪声级要高得多。我们通常感觉到同一个发声设备放在室内要比放在室外听起来响得多，就是由于室内声反射的作用。混响声的大小取决于房间内表面的吸声性能，各个表面的平均吸声系数越小，产生的混响声就越大，房间内的噪声级增加得就越大；反之，平均吸声系数越大，产生的混响声就越小，房间内的噪声级增加得就越小；当离开声源的距离大于混响半径时，混响声的贡献相当大，受声点上的声压级要比室外同一距离处高出 10～15dB。

吸声降噪就是在房间内各个壁面及顶棚上安装一些具有强吸声性能的材料或结构，或在房间内悬挂一些空间吸声体，吸收房间内的混响声能量，从而降低房间内的噪声。吸声降噪的基本原理可以用图 4-16 形象地表示，图中用声线的粗细来表示声能量的大小。

（1）吸声降噪效果的估算

改变房间常数 R 可改变室内某点的声压级，设 R_1、R_2 分别为室内采取吸声处理前后的房间常数，则距声源中心 r 处相应的声压级 L_{p1}、L_{p2} 分别为

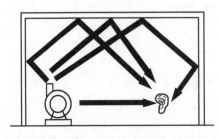

(a) 未做吸声处理

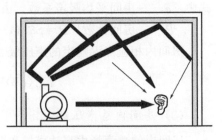

(b) 室内壁面和顶棚作吸声处理

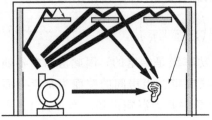

(c) 室内壁面作吸声处理，顶棚悬吊水平空间吸声体

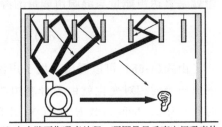

(d) 室内壁面作吸声处理，顶棚悬吊垂直空间吸声体

图 4-16　吸声降噪的基本原理

$$L_{p1}(dB) = L_w + 10\lg\left(\frac{R_\theta}{4\pi r^2} + \frac{4}{R_1}\right)$$

$$L_{p2}(dB) = L_w + 10\lg\left(\frac{R_\theta}{4\pi r^2} + \frac{4}{R_2}\right)$$

则采取吸声措施前后房间内的声压级之差，即吸声降噪量，可表示为

$$\Delta L_p(dB) = L_{p1} - L_{p2} = 10\lg\left(\frac{\dfrac{R_\theta}{4\pi r^2} + \dfrac{4}{R_1}}{\dfrac{R_\theta}{4\pi r^2} + \dfrac{4}{R_2}}\right) \tag{4-66}$$

在靠近声源的位置，r 较小，有 $\dfrac{R_\theta}{4\pi r^2} \gg \dfrac{4}{R}$，$\dfrac{4}{R}$ 可以忽略，即此时以直达声为主，根据式(4-66)计算得到相应的吸声降噪量为

$$\Delta L_p = 10\lg\left(\frac{\dfrac{R_\theta}{4\pi r^2}}{\dfrac{R_\theta}{4\pi r^2}}\right) = 0$$

这表明，在靠近声源的区域，其声场主要是直达声场，吸声降噪对直达声不起作用。

在离声源较远的位置，r 较大，有 $\dfrac{R_\theta}{4\pi r^2} \ll \dfrac{4}{R}$，$\dfrac{R_\theta}{4\pi r^2}$ 可以忽略，即此时以混响声为主，根据式(4-66) 计算得到相应的吸声降噪量为

$$\Delta L_p(\text{dB}) = 10\lg\frac{R_2}{R_1} = 10\lg\frac{(1-\overline{\alpha_1})\overline{\alpha_2}}{(1-\overline{\alpha_2})\overline{\alpha_1}} \tag{4-67}$$

采用式(4-66) 计算的吸声降噪量为最大吸声降噪量。吸声降噪量的大小与离声源的距离有关。一般来说，吸声降噪量随离声源的距离而变化，靠近声源的吸声降噪量小，远离声源的吸声降噪量大。应该指出，房间常数 R 取决于房间的吸声量。因为材料的不同频率的吸声系数会有变化，因此，吸声降噪量也与频率有关。在实际工程应用中，在房间内进行吸声处理的降噪效果，往往要着重了解整个房间内噪声降低的平均值，即要求作出降噪效果的总体评价，而并不要求详细计算房间内各处的吸声降噪量。为了简化房间吸声降噪效果的表达，通常采用单一的平均吸声降噪量来评价。

对于一般室内稳态声场，如工厂厂房，都是砖及混凝土砌墙，水泥地面与天花板，它们的吸声系数都很小，因此有 $\overline{\alpha_1}\,\overline{\alpha_2} \ll \overline{\alpha_1}$ 或 $\overline{\alpha_2}$，此时式(4-67) 可简化为

$$\Delta L_p(\text{dB}) = 10\lg\frac{\overline{\alpha_2}}{\overline{\alpha_1}} \tag{4-68}$$

由赛宾公式：

$$T_{60} = 0.161\frac{V}{S\overline{\alpha}} \tag{4-69}$$

式中　T_{60}——混响时间，其定义为：在扩散声场中，当声源停止发声后，声压级下降 60dB 所需的时间，用 T_{60} 表示，s。

　　$\overline{\alpha}$——房间平均吸声系数，由式(4-55) 定义；

　　S——房间内表面积，m^2；

　　V——房间体积，m^3。

根据赛宾公式中的吸声系数与混响时间的关系，可以改写成用混响时间表示的形式：

$$\Delta L_p(\text{dB}) = 10\lg\frac{T_1}{T_2} \tag{4-70}$$

式中　T_1——吸声处理前房间内的混响时间，s；

　　T_2——吸声处理后房间内的混响时间，s。

由于混响时间可以用专门的仪器测得，所以用式(4-70) 计算吸声降噪量，就免除了计算吸声系数的麻烦和不准确。由式(4-68) 和式(4-70) 将室内的吸

声状况与相应的降噪量计算出，列于表 4-35 中。

表 4-35　室内吸声状况与相应降噪量

$\overline{\alpha_2}/\overline{\alpha_1}$ 或 T_1/T_2	10	20	40	100
$\Delta L_{\mathrm{p}}/\mathrm{dB}$	10	13	16	20

从表 4-35 中可以看出，如果室内平均吸声系数增加 1 倍，噪声降低 3dB；平均吸声系数增加 10 倍，噪声降低 10dB。这说明，只有在原来房间的平均吸声系数不大时，采用吸声处理才有明显效果。例如，一般墙面及天花板抹灰的房间，平均吸声系数约为 $\overline{\alpha_1}=0.03$，采用吸声处理后房间内的平均吸声系数约为 $\overline{\alpha_2}=0.3$，则 $\Delta L_{\mathrm{p}}=10\mathrm{dB}$。通常，使平均吸声系数增大到 0.5 以上很不容易，且成本太高，因此，用一般吸声处理法降低室内噪声不会超过 10～12dB。对于未经处理的车间，采用吸声处理后，平均吸声降噪量达 5dB 是较为切实可行的。

（2）吸声降噪的设计原则和程序

从某种意义上来说，吸声降噪不是噪声控制的主动方法，而是一个辅助手段，起到改善和提高总体效果的作用。在噪声控制工程中，吸声处理应尽可能在设计阶段考虑，因为这时可以有更多的条件和机会在墙面和顶棚采用具有良好吸声性能的吸声材料或结构，并且还可以与隔热等多方面的功能结合起来。采用吸声降噪措施应注意的基本原则有以下几个：

① 只有在房间的平均吸声系数很小时，吸声降噪才能有较好的效果。

② 在较高的平均吸声系数的基础上，进一步提高平均吸声系数的吸声降噪效果和所需的技术与成本是不成正比的，因此应合理考虑。

③ 由于材料的吸声系数和频率有关，应根据噪声的频率特性来选择相应的吸声材料或结构。

④ 如果有可能，应尽量在靠近噪声源附近的表面进行吸声处理。

⑤ 选择吸声材料和吸声结构时，要充分考虑防潮、防火、防尘、耐腐蚀等方面的要求。

⑥ 安装时应考虑采光、通风、照明及装饰性等方面的功能要求。

吸声降噪设计中，应包括以下工作内容：

① 实测或预测房间内的噪声级和频谱特性。

② 确定房间内的吸声降噪量，包括声级和频谱。

③ 确定各频带所需的吸声降噪量。

④ 测量和估算房间内原有的房间常数或平均吸声系数，求出处理后应有的房间常数或平均吸声系数。

⑤ 选定吸声材料或吸声结构，根据其类型、平均密度、厚度等参数查出相应的吸声系数。

⑥ 确定吸声降噪处理的面积和安装方式。

4.5　隔声降噪技术

4.5.1　隔声性能的评价量

（1）隔声量

当声源发出的声波传播到其他区域并对该区域形成噪声影响时，往往在声波传播的途径上设置阻挡声波传播的材料或结构，使得声波不能顺利穿透这些材料或结构，或在透过时产生很大的能量损失，从而达到降低需保护区域噪声影响的目的，这种在声波传播途径上设置阻挡材料或结构的降噪方式称为隔声。根据声波传播方式的不同，通常把隔声分成两类：一类是空气声隔声；另一类是撞击声隔声，又称固体声隔声。一般把通过空气传播的声音称为空气声，如飞机噪声、汽车喇叭声以及人们唱歌声等。利用墙、门、窗或屏障等隔离在空气中传播的声音就称为空气声隔声，建筑因机械振动而通过结构产生和传播的声音，如楼板上行走的脚步声、桌椅的拖动声、儿童蹦跳声以及开关门窗时的碰撞声等，称为撞击声，又称结构声或固体声。利用弹性阻尼材料进行隔振或减振的方法来隔离在结构中传播的噪声就称为固体声隔声。

墙、板、门、窗和屏障等构件及其组成材料常称为建筑隔声材料。一般来说，建筑隔声构件的表面应该是比较坚硬密实的材料，对于入射其上的声波具有较强的反射，使透射的声波大大减小，从而起到隔声作用。声波在穿透隔声材料时所产生的能量损失称为透射损失，其大小用透射系数来表征。

① 透射系数　声波传播到隔声结构表面时，绝大部分声波被反射，一小部分声波透过结构进入隔声结构的另一侧。记入射声波的声强为 I_i，透射声波的声强为 I_t，将透射声强与入射声强之比定义为透射系数 τ，即

$$\tau = \frac{I_t}{I_i} \tag{4-71}$$

透射系数有时也称为传声系数。τ 的值总是小于 1。例如，一墙体的 $\tau = 0.0001$，表示只有十万分之一的入射声能量透过墙体。τ 的值越小，表示透过的声能量越小，说明隔声效果越好；反之，τ 的值越大，表示透过的声能量越大，说明隔声效果越差。$\tau = 1$，称为全透射，表示入射声能量全部透射过去，意味着毫无隔声效果。一般门、窗和墙的 τ 值为 0.00001～0.1。

② 隔声量 由于隔声材料及构件透射系数 τ 的变化范围很大，用透射系数来表示隔声材料及构件的隔声性能很不方便。因此需采用一种比较简单、实用、方便的参数来表示材料及构件的隔声性能，即隔声量。

隔声量的单位为分贝（dB），隔声量又称为传声损失（transmission），记作 TL。对于给定的隔声构件，隔声量与频率密切相关，图 4-17 中给出了典型隔声量的频谱曲线。一般来说，低频时的隔声量较低，高频时的隔声量较高。

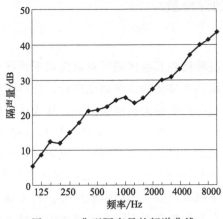

图 4-17　典型隔声量的频谱曲线

隔声量的测量方法根据《声学 建筑和建筑构件隔声测量》（GB/T 19889—2005）中的相关要求进行。此标准由 18 个部分组成，详细规定了各种条件下隔声量的测量方法和要求。

（2）平均隔声量

由于隔声量是频率的函数，给出各个频率的隔声量才能比较全面地反映构件的隔声性能，但在隔声性能评价时由于数值很多，造成表达上的复杂。工程上通常将中心频率为 125～2000Hz 的 5 个倍频程频带或 100～3150Hz 的 16 个 1/3 倍频程频带隔声量的算术平均值作为构件隔声性能的单值评价量，称为平均隔声量，用公式可表示为

$$\overline{R} = \frac{R_1 + R_2 + \cdots + R_i + \cdots R_n}{n} \tag{4-72}$$

式中　$\overline{R}$——平均隔声量，dB；

　　　R_i——倍频程或 1/3 倍频程频带隔声量，dB；

　　　n——测量隔声量的频带数，倍频程 $n=5$，1/3 倍频程 $n=16$。

平均隔声量相同的不同构件，其隔声频率特性曲线有时会有很大的差异。如图 4-18 所示的两种平均隔声量均为 31dB 的构件，其中一种隔声频率特性曲

线呈现隔声低谷，实际感觉的隔声效果也较差，但采用平均隔声量来评价难以反映它们之间的隔声效果的差异。因此，采用平均隔声量来评价构件的隔声性能是不充分的，具有一定的局限性。

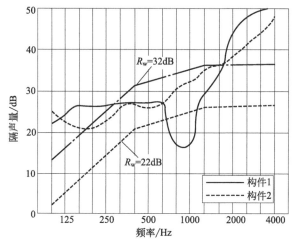

图 4-18　具有相同平均隔声量但不同隔声频率特性曲线的构件

（3）计权隔声量

为了弥补用平均隔声量进行隔声性能评价的不足，声学研究者提出了一种考虑了隔声频率特性曲线的隔声低谷，并与主观听感相符的隔声效果单值评价量，称为计权隔声量，并由国际标准 ISO 717-1—2013、ISO 717-2—2013 和我国《建筑隔声评价标准》（GB/T 50121—2005）给出了明确的定义和评价方法。计权隔声量用符号 R_w 表示，单位为 dB。

计权隔声量是通过将隔声构件在频带中心频率为 125～2000Hz 的 5 个倍频程或 100～3150Hz 的 16 个 1/3 倍频程的隔声量与一组基准曲线按一定的方法进行比较确定的。基准曲线一方面考虑了人耳的听觉特性，即人耳对低频声的感觉不如高频声灵敏；另一方面考虑到通常隔声构件的低频隔声量较低，而高频隔声量较高的特点，如图 4-19 所示，基准曲线是随频率变化的一条折线，如 1/3 倍频程的空气声隔声基准曲线，其中，100～400Hz 的低频部分折线的斜率表示每个倍频程增加 9dB；400～1250Hz 的中频部分折线斜率表示每个倍频程增加 3dB；1250～31501Hz 的高频部分保持水平直线。基准曲线虽然各频率的隔声量不同，但其主观感觉的隔声效果是相同的，与等响曲线类似，实际上它是一条等隔声效果曲线。与空气声隔声基准曲线（图 4-19）相对应的隔声基准值如表 4-36 所示。

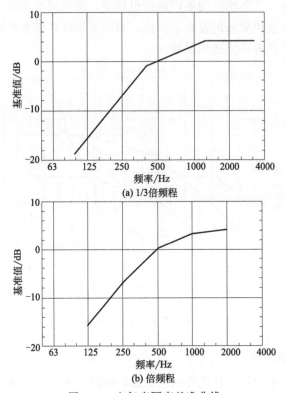

图 4-19　空气声隔声基准曲线

表 4-36　空气声隔声基准值

频率/Hz	1/3 倍频程基准值(K_i)/dB	倍频程基准值(K_i)/dB
100	−19	
125	−16	−16
160	−13	
200	−10	
250	−7	−7
315	−4	
400	−1	
500	0	0
630	1	
800	2	
1000	3	3
1250	4	

频率/Hz	1/3 倍频程基准值(K_i)/dB	倍频程基准值(K_i)/dB
1600	4	
2000	4	4
2500	4	
3150	4	—

确定计权隔声量的方法是将隔声构件的各频率实测的隔声量与隔声基准曲线相比较，并应满足以下条件：

① 当隔声量测量值为 1/3 倍频程时，计权隔声量 R_w 为满足下式的最大值，精确到 1dB：

$$\sum_{i=1}^{16} P_i \leqslant 32.0 \tag{4-73}$$

式中　i——频带序号，$i = 1 \sim 16$，代表 $100 \sim 3150\text{Hz}$ 的 16 个 1/3 倍频程频带；

P_i——不利偏差，按下式计算：

$$P_i = \begin{cases} R_w + K_i - R_i, & R_w + K_i - R_i > 0 \\ 0, & R_w + K_i - R_i \leqslant 0 \end{cases} \tag{4-74}$$

式中　R_w——计权隔声量，dB；

K_i——与表 4-37 中第 i 个频带对应的基准值，dB；

R_i——第 i 个频带的隔声量，精确到 0.1dB。

② 当隔声量测量值为倍频程时，计权隔声量 R_w 为满足下式的最大值，精确到 1dB：

$$\sum_{i=1}^{5} P_i \leqslant 10.0 \tag{4-75}$$

式中　i——频带序号，$i = 1 \sim 5$，代表 $125 \sim 2000\text{Hz}$ 的 5 个倍频程频带；

P_i——不利偏差，按式(4-74) 计算。

以上评价过程可以通过平移基准曲线与测量结果进行对比的比较法来完成。更方便的方法是在 Excel 中将基准值和测量值分别置于两列，通过一个条件选择语句计算式(4-74) 的不利偏差，再计算所有评价频率不利偏差的总和。通过 Excel 的单变量求解功能，设定不利偏差的总和为 32 或 10，可变单元格为基准值中第一个数值所在的单元格，这样就可以得到平移至满足评价条件要求的基准曲线，再读出其中位于 500Hz 处的数值即为计权隔声量 R_w 的值。

美国采用 STC（sound transmission class）来评价构件的空气声隔声量，

其确定方法与计权隔声量基本相同，差别是下限和上限频率不同。STC 是用 125～4000Hz 的隔声量确定的，而计权隔声量则用 100～3150Hz 的隔声量确定。

（4）频谱修正量

计权隔声量考虑了人对不同频率噪声感觉的差异，但是由于不同声源辐射噪声的频谱差异往往比较大，因此同样的隔声结构用在不同的场合时，人耳实际感觉到的隔声效果仍然会有差异。为了解决这个问题，《建筑隔声评价标准》（GB/T 50121—2005）中引入了两个频谱修正量 C 和 C_{tr}，以评价同一隔声结构在不同声源情况下的实际隔声效果。频谱修正量 C 和 C_{tr} 分别考虑了以社会生活噪声为代表的中、高频成分较多的噪声源和以交通噪声为代表的中、低频成分较多的噪声源对隔声结构实际隔声性能的影响。频谱修正量 C 和 C_{tr} 又分别被称为粉红噪声修正量和交通声修正量。图 4-20 中给出了 1/3 倍频程和倍频程的频谱修正量曲线，表 4-37 为对应的数值。

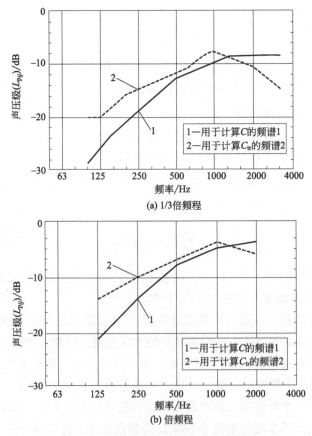

图 4-20　计算频谱修正量的声压级频谱

表 4-37　计算频谱修正量的声压级频谱

频率/Hz	声压级(L_{pij})/dB			
	用于计算 C 的频谱 1		用于计算 C_{tr} 的频谱 2	
	1/3 倍频程	倍频程	1/3 倍频程	倍频程
100	-29		-20	
125	-26	-21	-20	-14
160	-23		-18	
200	-21		-16	
250	-19	-14	-15	-10
315	-17		-14	
400	-15		-13	
500	-13	-8	-12	-7
630	-12		-11	
800	-11		-9	
1000	-10	-5	-8	-4
1250	-9		-9	
1600	-9		-10	
2000	-9	-4	-11	-6
2500	-9		-13	
3150	-9	$-$	-15	$-$

频谱修正量 C_j，必须根据表 4-38 给出的声压级频谱值按下式计算：

$$C_j(\text{dB}) = -10\lg\sum 10^{(L_{pij}-R_i)/10} - R_w \qquad (4\text{-}76)$$

式中　j——频谱序号，$j=1$ 或 2，1 为用于计算 C 的频谱 1，2 为用于计算 C_{tr} 的频谱 2；

　　　R_w——计权隔声量，dB；

　　　i——100～3150Hz 的 1/3 倍频程或 125～200Hz 的倍频程的频带序号；

　　　L_{pij}——表 4-37 中所给出的第 j 号频谱的第 i 个频带的声压级，dB；

　　　R_i——第 i 个频带的隔声量，精确到 0.1dB。

根据《建筑隔声评价标准》（GB/T 50121—2005）和《民用建筑隔声设计规范》（GB 50118）的要求，空气声隔声性能和指标用计权隔声量和频谱修正量的和的形式，即 R_w+C 或 R_w+C_{tr} 来表述。同一隔声结构，由于噪声源的不同，其隔声性能的评价结果也不同。表 4-38 中给出了几种常用隔声结构的隔声量的值。从表中可以看出，同样结构用在不同场合的隔声效果有明显差别，轻质结构用于交通噪声隔离时效果较差，反映了轻质结构在低频时隔声性能的不足。

表 4-38　几种常用隔声结构的隔声量的值

隔声结构	结构描述	隔声量/dB				
		计权隔声量 (R_w)	C 的频谱 1 的修正量	C_{tr} 的频谱 2 的修正量	$R_w + C$	$R_w + C_{tr}$
纸面石膏板隔墙	双面单层 12mm 厚纸面石膏板,中间 75mm 空腔	42	−2	−7	40	35
纸面石膏板隔墙	双面单层 18mm 厚纸面石膏板,中间 75mm 空腔内填 16kg/m³ 玻璃棉	48	−2	−6	46	42
双层纸面石膏板隔墙	双面双层 12mm 厚纸面石膏板,中间 75mm 空腔内填 50mm 厚 16kg/m³ 玻璃棉	54	−3	−10	51	44
轻钢龙骨 FC 板墙体	双面双层 6mm 厚 FC 板,中间 75mm 空腔内填岩棉	56	−4	−12	52	44
200mm 厚硅酸盐砌块	双面抹灰	51	−1	−6	50	45
双层 3mm 钢板	中间 75mm 空腔内填 24kg/m³ 玻璃棉	52	−1	−6	51	46

（5）建筑构件隔声等级

为便于工程设计和使用,通常根据隔声量的大小将建筑构件的空气声隔声性能划分为 9 个等级,每个等级单值评价量的范围如表 4-39 所示。

表 4-39　建筑构件空气声隔声性能分级

隔声等级/级	隔声量范围/dB
1	$20 \leqslant R_w + C_j < 25$
2	$25 \leqslant R_w + C_j < 30$
3	$30 \leqslant R_w + C_j < 35$
4	$35 \leqslant R_w + C_j < 40$
5	$40 \leqslant R_w + C_j < 45$
6	$45 \leqslant R_w + C_j < 50$
7	$50 \leqslant R_w + C_j < 55$
8	$55 \leqslant R_w + C_j < 60$
9	$R_w + C_j \geqslant 60$

4.5.2　单层均质密实墙的隔声

隔声技术中，常把板状或墙状的隔声构件称为隔板或隔墙，简称墙。仅有一层隔板的称为单层墙，有两层或多层，层间有空气或其他材料的，称为双层墙或多层墙。

（1）质量定律

设一面密度为 ρ_A 的无限大隔墙，将空气分成左右两个部分。当平面声波 p_i 从左向右垂直入射时，隔墙整体随声波振动，隔墙振动向右辐射形成透射声波 p_t，向左辐射形成反射声波 p_r，见图 4-21。

声波穿透隔墙必须通过两个表面，一个是从空气到固体的表面，另一个是从固体到空气的表面。设隔墙的厚度为 D，特性阻抗记为 $Z_{c2} = \rho_2 c_2$，空气的特性阻抗记为 $Z_{c1} = \rho_1 c_1$，入射波，透射波和反射波的声压和质点振动速度分别用 p_i、u_i、p_t、u_t 和 p_r、u_r 表示，墙体中的入射波和反射波分别用 p_{2t}、u_{2t} 和 p_{2r}、u_{2r} 表示。建立如图 4-21 所示的坐标系，则可将各列波表示为：

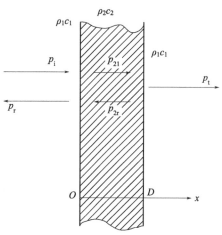

图 4-21　声波入射到单层墙时的传播

$$\begin{cases} p_i = p_{iA}\exp[j(\omega t - k_1 x)] \\ u_i = u_{iA}\exp[j(\omega t - k_1 x)] \\ p_r = p_{rA}\exp[j(\omega t + k_1 x)] \\ u_r = u_{rA}\exp[j(\omega t + k_1 x)] \\ p_{2t} = p_{2tA}\exp[j(\omega t - k_2 x)] \\ u_{2t} = u_{2tA}\exp[j(\omega t - k_2 x)] \\ p_{2r} = p_{2rA}\exp[j(\omega t + k_2 x)] \\ u_{2r} = u_{2rA}\exp[j(\omega t + k_2 x)] \\ p_t = p_{tA}\exp\{j[(\omega t - k_1(x-D)]\} \\ u_t = u_{tA}\exp\{j[(\omega t - k_1(x-D)]\} \end{cases} \tag{4-77}$$

式中　k——声波的角波数，$k_1 = \omega/c_1$，$k_2 = \omega/c_2$；

ω——声波的角频率，rad/s。

根据边界处声压连续、质点振动速度的法向分量连续的边界条件，在 $x=0$ 处和 $x=D$ 处可分别得到

$$\begin{cases} p_{iA}+p_{rA}=p_{2tA}+p_{2rA} \\ u_{iA}+u_{rA}=u_{2tA}+u_{2rA} \end{cases} \tag{4-78}$$

$$\begin{cases} p_{2tA}e^{-jk_2D}+p_{2rA}e^{jk_2D}=p_{tA} \\ u_{2tA}e^{-jk_2D}+u_{2rA}e^{jk_2D}=u_{tA} \end{cases} \tag{4-79}$$

根据平面声波的特性，又有

$$\begin{cases} u_{iA}=\dfrac{p_{iA}}{Z_{c1}},u_{rA}=-\dfrac{p_{rA}}{Z_{c2}} \\[2mm] u_{2tA}=\dfrac{p_{2tA}}{Z_{c2}},u_{2rA}=-\dfrac{p_{2rA}}{Z_{c2}} \\[2mm] u_{tA}=\dfrac{p_{tA}}{Z_{c1}} \end{cases} \tag{4-80}$$

将式(4-80)代入式(4-78)、式(4-79)可求得透射波在 $x=D$ 界面上的声压幅值与入射波在 $x=0$ 界面上的声压幅值之比 τ_p：

$$\tau_p=\frac{p_{tA}}{p_{iA}}=\frac{2}{\left[4\cos^2(k_2D)+(Z_{c12}+Z_{c21})^2\sin^2(k_2D)\right]^{1/2}} \tag{4-81}$$

式中，$Z_{c12}=Z_{c2}/Z_{c1}$，$Z_{c21}=Z_{c1}/Z_{c2}$。

由此可求得透射波在 $x=D$ 界面上的声强与入射波在 $x=0$ 界面上的声强之比 τ_I：

$$\tau_I=\frac{p_{tA}^2}{p_{iA}^2}=\frac{4}{4\cos^2(k_2D)+(Z_{c12}+Z_{c21})^2\sin^2(k_2D)} \tag{4-82}$$

根据隔声量的定义，有

$$R(\text{dB})=10\lg\frac{1}{\tau_I}=10\lg\left[\cos^2(k_2D)+\frac{1}{4}(Z_{c12}+Z_{c21})^2\sin^2(k_2D)\right] \tag{4-83}$$

一般常用的固体材料的特性阻抗 Z_{c2} 比空气的特性阻抗 Z_{c1} 大得多，即 $Z_{c2}\ll Z_{c1}$，又假设 D 远小于入射波长 λ，即 k_2D 很小，则有 $\sin(k_2D)\approx k_2D$，$\cos(k_2D)\approx1$，于是式(4-83)可近似为

$$R(\text{dB})=10\lg\left[1+\left(\frac{1}{2}Z_{c12}k_2D\right)^2\right] \tag{4-84}$$

根据前面给出的各量的定义，并利用隔墙的面密度 $\rho_A=\rho_2D$，$Z_{c12}k_2D=\rho_2\omega D/(\rho_1c_1)=\omega\rho_A/(\rho_1c_1)$，从而上式可化简为

$$R(\text{dB}) = 10\lg\left[1 + \left(\frac{\omega\rho_{\text{A}}}{2\rho_1 c_1}\right)^2\right] \tag{4-85}$$

对于一般的圆体材料，如砖、木板、钢板、玻璃等，有 $\dfrac{\omega\rho_{\text{A}}}{2\rho_1 c_1} \gg 1$，因此上式可进一步近似为

$$R(\text{dB}) = 20\lg\left(\frac{\omega\rho_{\text{A}}}{2\rho_1 c_1}\right) \tag{4-86}$$

将空气的特性阻抗等数值代入，上式又可写成如下形式：

$$R(\text{dB}) = 20\lg\rho_{\text{A}} + 20\lg f - 42 \tag{4-87}$$

式中　ρ_{A}——隔墙的面密度（单位面积的质量），kg/m^2；

　　　f——声波的频率，Hz。

从式(4-87) 中可以看出，单层隔墙的隔声量和面密度的常用对数成正比。隔墙的面密度 ρ_{A} 越大，隔声量就越大，ρ_{A} 增加一倍，隔声量增加 6dB；式(4-87) 同时也反映了声波的频率越高，隔声量越大，频率提高一倍，隔声量增加 6dB，与低频时的隔声量较低，高频时的隔声量较高的规律一致。这就是关于隔声的质量定律。

以上为声波垂直入射的理论计算结果。当声波无规入射时，则应对所有入射角求平均，隔声量为

$$R(\text{dB}) = 20\lg\rho_{\text{A}} + 20\lg f - 48 \tag{4-88}$$

上述隔声量计算公式是在许多假设的条件下得到的理论计算公式，忽略了边界、刚度以及阻尼等因素的影响。实际的隔声结构中或多或少均存在这些因素的作用。因此，实测的隔声量达不到面密度增加一倍而隔声量增加 6dB 及频率提高一倍隔声量也增加 6dB 的结果。根据大量的隔声实验研究，无规入射条件下的隔声量满足如下的经验公式：

$$R(\text{dB}) = 18\lg\rho_{\text{A}} + 12\lg f - 25 \tag{4-89}$$

质量定律表明，隔声量除了和墙体面密度有关，还和声波的频率有关，实际中往往需要估算单层墙对各频率声波的平均隔声量。下面的经验公式把隔声量按主要的入射声频率（100～3150Hz）求平均，用平均隔声量 $\overline{R}$ 表示，则

$$\begin{cases} \overline{R}(\text{dB}) = 13.5\lg\rho_{\text{A}} + 14, \rho_{\text{A}} \leqslant 200\text{kg/m}^2 \\ \overline{R}(\text{dB}) = 16\lg\rho_{\text{A}} + 8, \rho_{\text{A}} > 200\text{kg/m}^2 \end{cases} \tag{4-90}$$

（2）吻合效应

当平面波以 θ 角斜向入射到墙板上时，在墙板内除了产生胀缩波外，同时还会激发产生弯曲波，如图 4-22 所示。入射波朝右上方传播时，墙板中将产

生向上传播的弯曲波。

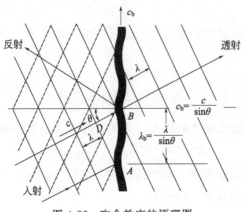

图 4-22　吻合效应的原理图

设入射声波的波阵面到达 AD 线时，在墙板 A 处开始振动，产生相应的弯曲波。经过一段时间后，弯曲波传播至墙板 B 处。如果这时入射声波的波阵面刚好也到达 B 处，当入射波和弯曲波在 B 处的相位相同时，两波就相互叠加，B 处的振动将大大增强。以此类推，随着弯曲波的向上传播，墙板振动将随距离的增加而越来越大，这种现象称为吻合效应，它是两种类型波动在空间叠加时相位上相互吻合的结果。可以看出，吻合效应与受迫振动过程中的共振现象是类似的，只是在共振时振动是随时间不断增强的，而吻合效应时振动是随空间不断增强的。

当墙板产生吻合效应时，振动越来越大，但实际上墙板振动不会无限地增大，因墙板内部或多或少地存在摩擦阻尼，并且墙板振动辐射声波时也会产生辐射阻尼。这类似于振动系统受迫共振时，由于存在阻尼，振动速度不会无限增大。

由图 4-22 可知，产生吻合效应的条件为

$$\frac{AB}{c_b} = \frac{BD}{c} = \frac{AB}{c}\sin\theta \qquad (4\text{-}91)$$

即

$$\sin\theta = c/c_b \qquad (4\text{-}92)$$

式中　c——空气中声波速度，m/s；

　　　c_b——墙板中弯曲波传播速度，m/s；

　　　θ——声波入射角。

墙板中弯曲波的波长由墙板本身的弹性性质决定，因此引起吻合效应的条件由声波的频率与入射角决定。产生吻合效应的频率可用下式计算：

$$f_c = \frac{c^2}{2\pi \sin^2 \theta} \sqrt{\frac{12\rho(1-\mu^2)}{ED^2}} \tag{4-93}$$

式中　c——空气中声波速度，m/s；

　　　D——墙板的厚度，m；

　　　ρ——墙板的密度，kg/m^2；

　　　E——弹性模量，N/m^2；

　　　μ——泊松比；

　　　θ——声波入射角。

由于 $\sin\theta \leqslant 1$，故只有在 $c \leqslant c_b$ 的条件下才能发生吻合效应，当 $c = c_b$ 时，相应的频率 f_{c0} 是产生吻合效应的最低频率，称为吻合效应的临界频率，此时 $\sin\theta = 1$，低于这一频率的声波就不会产生吻合效应。根据上述条件并考虑到一般情况下泊松比 μ 的值约为 0.3，即 $1-\mu^2 \approx 1$，于是可以求得吻合效应的临界频率的近似值为

$$f_{c0} = \frac{c^2}{2\pi D} \sqrt{\frac{12\rho}{E}} = 0.55 \frac{c^2}{D} \sqrt{\frac{\rho}{E}} \tag{4-94}$$

如果声波无规入射，当 $f = f_{c0}$ 时，墙板的隔声量会大大降低，隔声频率特性曲线在 f_{c0} 附近会出现凹谷，称为隔声"吻合谷"。吻合谷的深度取决于材料的阻尼，材料的阻尼越小（如钢、铝等金属材料），隔声吻合谷就越深。对于钢板等金属材料可通过贴一层阻尼材料（如油毡、橡胶板、玻璃棉板等），以增加板的阻尼作用，提高临界频率的隔声量，从而使吻合谷变浅。如果吻合谷出现在隔声频率范围（100～3150Hz）内，将使墙板的隔声性能大大降低，这是应该尽量避免的。从式(4-94)可知，墙板的刚度越大，临界频率就越低；反之，墙板的刚度越小，临界频率就越高。因此，轻、薄、柔性墙板的 f_{c0} 较高，重、厚、刚性墙板的 f_{c0} 较低。常用建筑材料的厚度与临界频率的关系如图 4-23 所示，常见材料的吻合谷如图 4-24 所示。

由于吻合谷的出现给隔声效果带来不利影响，因此实际隔声结构设计中需要采取措施减小吻合效应的影响。除上面所述的增加材料的阻尼之外，可以通过改变墙板的刚度来减小吻合效应的影响。特别是当临界频率出现在中、高频时，通过减小结构的刚度，把临界频率提高到所关心的隔声频率范围之外，从而大大提高构件的隔声性能。图 4-25 给出通过对 1.5cm 厚胶合板开槽从而减小刚度，提高临界频率的典型实例。通过增加墙板的厚度或在钢上加肋条从而提高刚度，使得临界频率降低到隔声频率之外，也是常用的提高隔声性能的措施。

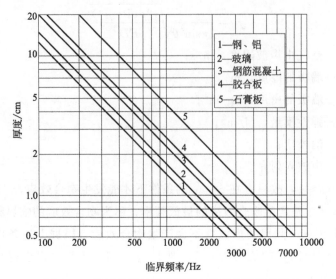

图 4-23　常用建筑材料的厚度与临界频率的关系

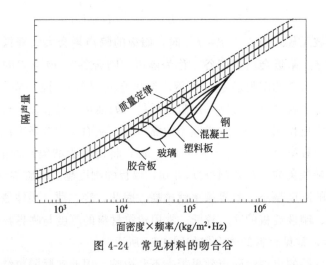

图 4-24　常见材料的吻合谷

（3）单层隔声墙的频率特性

单层均质密实墙的隔声性能与入射波的频率有关，其频率特性取决于其本身的面密度、刚度、材料的内阻尼以及墙的边界条件等因素。板的振动可以用力阻抗来加以说明，力阻抗由力阻和力抗组成，其中力抗包括质量抗和劲度抗。它用下式表示：

$$Z_m = R_m + j\left(M\omega - \frac{k}{\omega}\right) \tag{4-95}$$

式中　Z_m——力阻抗，N·s/m；

R_m——力阻，N·s/m；

M——板的质量，kg；

k——板的劲度，N/m；

ω——声波的角频率，rad/s。

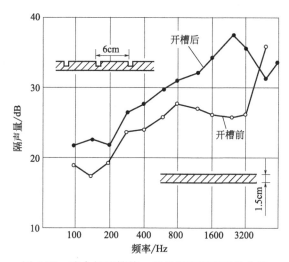

图 4-25　胶合板开槽前、后的隔声频率特性曲线

在电-力-声类比理论中，Z_m 相当于电学中的电阻抗，R_m 相当于电阻，$M\omega$ 相当于（电）感抗，$\dfrac{k}{\omega}$ 相当于（电）容抗，因此，R_m 称为力阻，$M\omega$ 称为质量抗，$\dfrac{k}{\omega}$ 称为劲度抗或劲抗，又称弹性抗。

当频率比较低时，此时 ω 也比较小，$\dfrac{k}{\omega}\gg M\omega$，这时称为劲度控制区，阻抗是以劲度抗为主，它随频率的提高而减小，墙板的振动则随频率的提高而增大，隔声性能则随频率的提高而降低。

当频率逐渐提高使劲度抗降低到等于质量抗时，劲度抗和质量抗的作用相互抵消，则力抗等于零。这时的力阻抗最小，等于力阻，墙板的振动最大，即产生共振。劲度抗和质量抗相等时的频率称为共振频率，墙板的隔声量出现极小值，大小取决于构件的阻尼，称为阻尼控制区。

当频率继续提高时，劲度抗则越来越小，而质量抗则越来越大，这时 $M\omega\gg\dfrac{k}{\omega}$，称为质量控制区。其隔声效果随频率的提高而增加。

当频率再继续提高时，会因吻合效应而使墙板隔声效果下降。在吻合效应的临界频率 f_{c0} 处，隔声量有一个较大的降低，形成"吻合谷"。

单层均质密实墙典型的隔声频率特性如图 4-26 所示。图中 f_r 为共振基频，一般的建筑结构中，共振基频 f_r 很低，为 $5 \sim 20Hz$。从图中可以看出，在主要声波频率范围内，隔声量受质量定律控制，这时劲度和阻尼的影响较小，可以忽略，从而把墙板当作无刚度和无阻尼的柔顺质量。

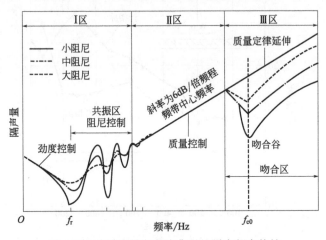

图 4-26　单层均质密实墙典型的隔声频率特性

4.5.3　双层结构隔声性能

由质量定律可知，增加墙的厚度，从而增加其面密度，可以增加隔声量。但是仅依靠增加厚度来提高隔声量是不经济的，如果把单层墙一分为二，做成双层墙，中间留有空气层，则墙的总质量没有变，但隔声量却比单层墙有了提高。

双层结构能提高隔声能力的主要原因是空气层的作用。空气层可以看作与两层墙板相连的"弹簧"，声波入射到第一层墙透射到空气层时，空气层的弹性形变具有减振作用，传递给第二层墙的振动大为减弱，从而提高了墙体的总隔声量。双层结构的隔声量可以用面密度等于双层墙两层墙体总的面密度的单层墙的隔声量，加上一个空气层的隔声量来表示。双层墙中的声传播示意图如图 4-27 所示。

（1）双层结构的隔声特性

设两层墙中间空气层厚度为 D，面密度分别为 ρ_{A1} 和 ρ_{A2}，为简化分析计算，设两层墙面密度相等，都为 ρ_A，且设声波垂直入射。利用声学边界条件，

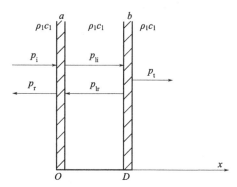

图 4-27　双层墙中的声传播示意图

可计算得入射声压 p_i 和最终从第二层墙透射出来的透射声压 p_t 之比为

$$\frac{p_i}{p_t}=1+j\frac{\omega\rho_A}{\rho_0 c}+\left(\frac{j\omega\rho_A}{\rho_0 c}\right)^2(1-e^{-j2kD})\qquad(4\text{-}96)$$

式中　k——声波的角波数，$k=\omega/c$；

ω——声波的角频率，rad/s；

D——两层墙中间空气层厚度，m；

ρ_A——墙板的面密度，kg/m^2；

ρ_0——空气密度，kg/m^3；

c——空气中声波速度，m/s。

通常声波的波长比两层墙中间空气层厚度 D 大得多，即 $kD\ll1$ 时，式(4-96)展开指数项取前两项，得到

$$\frac{p_i}{p_t}=1+j\left[\frac{\omega\rho_A}{\rho_0 c}-\left(\frac{\omega\rho_A}{\rho_0 c}\right)^2 2kD\right]\qquad(4\text{-}97)$$

① 共振频率　当式 (4-97) 虚部为 0 时，p_i 和 p_t 之比为 1，即声能量几乎全部透射，这时隔墙与中间空气层耦合，产生共振，可求得共振频率 f_r 为

$$f_r=\frac{c}{2\pi}\sqrt{\frac{2\rho_0}{\rho_A D}}\qquad(4\text{-}98)$$

当声波以 θ 角入射时

$$f_{r\theta}=\frac{c}{2\pi\cos\theta}\sqrt{\frac{2\rho_0}{\rho_A D}}\qquad(4\text{-}99)$$

若两隔墙的面密度 ρ_{A1} 和 ρ_{A2} 不相等，则

$$f_r=\frac{c}{2\pi}\sqrt{\frac{\rho_0(\rho_{A1}+\rho_{A2})}{\rho_{A1}\rho_{A2}D}}=\frac{c}{2\pi}\sqrt{\frac{\rho_0}{D}\left(\frac{1}{\rho_{A1}}+\frac{1}{\rho_{A2}}\right)}\qquad(4\text{-}100)$$

② 入射声波频率低于共振频率　当入射声波的频率低于共振频率 f_r 时，式(4-97)右边虚部的第二项可以略去，这时得到隔声量为

$$R(\mathrm{dB})=10\lg\left[1+\left(\frac{\omega\rho_A}{\rho_0 c}\right)^2\right] \tag{4-101}$$

与式(4-85)比较，可以看出上式就是面密度为 $2\rho_A$ 的单层墙的质量定律。也就是说，这时双层墙的隔声效果相当于把两个单层墙合并在一起，与中间没有空气层时的隔声效果一样。

③ 入射声波频率高于共振频率　当入射声波的频率高于共振频率 f_r 时，式(4-97)右边虚部的第一项可以略去，并应用 $\frac{\omega\rho_A}{\rho_0 c}\gg1$ 的条件，可得到隔声量的近似表达式为

$$R(\mathrm{dB})=10\lg\left[\left(\frac{\omega\rho_A}{\rho_0 c}\right)^4(2kD)^2\right]=R_1+R_2+20\lg(2kD) \tag{4-102}$$

相当于两个隔墙单独的隔声量之和再加上一个值。这表明，如果把一个隔墙一分为二，分开一定距离时，总的隔声量将大为增加。

当频率更高，不能满足 $kD\ll1$ 时，式(4-97)不再成立，此时式(4-96)可表示为

$$\frac{p_i}{p_t}=1+j\frac{\omega\rho_A}{\rho_0 c}+\left(\frac{j\omega\rho_A}{\rho_0 c}\right)^2 2\sin(kD)\left[\sin(kD)-j\cos(kD)\right] \tag{4-103}$$

可以看出，当入射声波波长和两隔墙之间距离成一定倍数时，隔声量会出现极大值和极小值的交替变化。当 $kD=n\pi$ 时，即两墙的中间空气层厚度 D 是半波长整数倍时，就得到式(4-101)。当 $kD=(2n+1)\pi/2$ 时，即 D 为 1/4 波长的奇数倍时，应用 $\frac{\omega\rho_A}{\rho_0 c}\gg1$ 的条件，忽略式(4-103)中前两项，有

$$R=20\lg\left[2\left(\frac{\omega\rho_A}{\rho_0 c}\right)^2\right] \tag{4-104}$$

相当于两个单独隔墙的隔声量之和再增加 6dB。

图 4-28 中给出了双层隔墙的频率特性。图 4-28(a) 中的虚线表示两层墙合成一层时（即 $D=0$）的质量定律，c 点对应共振频率位置，隔声量有很大的降低。在大部分情况下，这一频率很低，在主要声波频率范围之外，但对于轻质结构隔声设计，仍要注意这一因素，图中 $a-b$ 段表示声波频率远小于共振频率的情况，这时双层结构犹如中间没有空气层，两隔墙合在一起，故其隔声频率特性曲线与虚线几乎重合。在主要的频率范围 $d-e-f$ 段，则充分体现出双层结构的优越性。图中谷点的深度与隔墙边缘连接的阻尼有关。此外，

如图 4-28(b) 所示，在两层中间的空气层中填充吸声材料，可以显著地改善共振时隔声量的低谷，并且增大主要频率段的隔声量。图中曲线 a 为中间未填充吸声材料，曲线 b 为中间部分填充吸声材料，曲线 c 为中间填满吸声材料时的双层墙的隔声频率特性。在填充吸声材料时，必须注意避免使两层之间产生刚性连接，形成"声桥"，从而使双层结构的隔声性能大大降低。

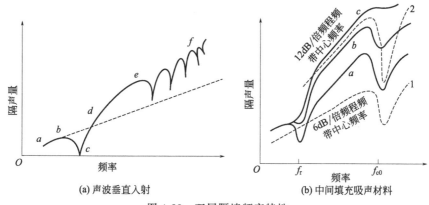

图 4-28　双层隔墙频率特性

上述讨论是针对声波垂直入射的情况，因此没有考虑吻合效应。事实上，当声波以 θ 角入射时，存在吻合效应，为避免两隔墙的吻合频率相同而出现特别大的隔声量频率低谷，应避免使用相同材质或厚度的材料。

双层结构精确的理论计算是比较复杂和比较困难的，在工程应用中常采取一些比较简单实用的经验公式进行计算。设第一层墙板的面密度为 ρ_{A1}，第二层墙板的面密度为 ρ_{A2}，双层墙板的隔声量一般可用式(4-105) 计算：

$$R(\mathrm{dB}) = 16\lg(\rho_{A1} + \rho_{A2}) + 16\lg f - 30 + \Delta R \qquad (4\text{-}105)$$

式中　f——声波的频率，Hz；

ΔR——双层墙板的附加隔声量，dB。

双层墙板的附加隔声量是通过大量的实验得到的，主要取决于双层墙板之间的间距大小，即所谓的空气层厚度 D，ΔR 随 D 的增加而提高。一般间距 10cm 左右比较合适，超过 10cm 后，间距增加使附加隔声量的提高逐渐减小，而且墙体厚度增加太大，会使建筑的使用面积减小。附加隔声量还与双层墙板的构造，以及墙体材料有关。双层墙板完全分离比有龙骨连接时的附加隔声量大，如图 4-29 为双层墙不同间距附加隔声量与频率的关系曲线。两墙板间距较小时，附加隔声量与墙体材料的关系不大，当间距较大时，则不同墙体材料的附加隔声量会出现一定的差异。两墙板之间有无龙骨对附加隔声量的影响也较大。

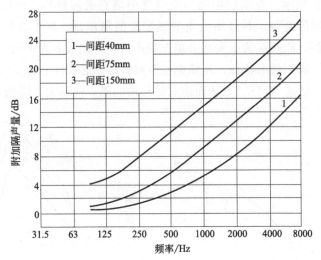

图 4-29 双层墙不同间距附加隔声量与频率的关系

双层墙平均隔声量估算的经验公式为

$$\begin{cases} \overline{R}(\text{dB}) = 16\lg(\rho_{A1} + \rho_{A2}) + 8 + \Delta R, \rho_{A1} + \rho_{A2} > 200\text{kg/m}^2 \\ \overline{R}(\text{dB}) = 13.5\lg(\rho_{A1} + \rho_{A2}) + 14 + \Delta R, \rho_{A1} + \rho_{A2} \leqslant 200\text{kg/m}^2 \end{cases} \tag{4-106}$$

（2）**多层复合结构的隔声特性**

在噪声控制工程中，常用轻质多层复合板，它是由几层面密度或性质不同的板材组成的复合隔声结构，通常是用金属或非金属的坚实薄板制成护面层，内部覆盖阻尼材料、填入多孔性吸声材料、空气层等组成。

多层复合结构的隔声性能较同样材料、同样质量的单层或双层结构有明显的改善，这主要是由于分层材料的阻抗各不相同，声波在各层界面上产生多次反射，阻抗相差越大，反射声能量越多，透射声能量就越少；分层材料的阻尼和吸声作用，致使声能量衰减，并减弱共振与吻合效应；使用厚度和材质不同的多层结构，可以错开共振频率与吻合效应的临界频率，改善共振区与吻合区的隔声低谷，因而总的隔声性能大大提高。

① **附加弹性面层的复合墙板**　对于比较重的隔墙，通常可以通过附加弹性面层的方法来提高隔声量，其效果取决于附加弹性面层与隔墙之间的隔振程度。图 4-30 给出了不同连接方式对隔声量的增加量的影响。图中的结果说明，隔振越好，隔声量的增加量就越多。所以要获得较好的隔声效果，附加弹性面层必须是柔性和不透气的材料，并通过弹性支撑与原墙面连接，空腔中用玻璃棉等吸声材料填充。

② **多层复合墙板**　利用分层材料构成的复合墙板，层间材料的阻抗不匹

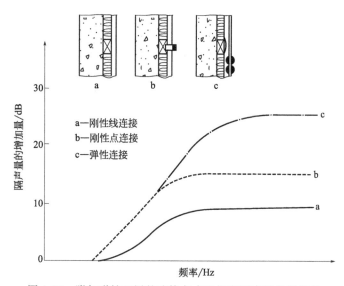

图 4-30　附加弹性面层的连接方式和相应隔声量的增加量

配，会导致分层界面上声能量的反射，所以阻抗比要选得足够大才会显著提高隔声量。还可以在分层材料的夹层中布置疏松层或在金属板上粘贴阻尼材料。这样一种"夹心"结构，既能把双层基板隔开以减弱共振区和吻合区的声能量透射，又能增加墙板的厚度，从而使隔声量有所增加。当基板间隔接近 $\lambda/4$ 时，复合结构的隔声量可以超过质量定律所述的达到两层基板各自隔声量的总和。在高频范围内，隔声量由于夹层对声波的衰减作用而还有更大的提高。按照这一原理设计的多层复合墙板的成功例子有很多。例如：由两层 1.25mm 厚铝合金板构成的复合飞机舱壁，中间 10cm 空腔内填放 7.5kg/m^2 的玻璃棉，双层铝合金板之间的连接点采用特殊构造，从而使声桥影响最小。典型飞机舱壁结构的隔声量数据如表 4-40 所示，可以看出，实验室实测的隔声量大大超过了根据质量定律估计的隔声量。

表 4-40　典型飞机舱壁结构的隔声量

频率/Hz	125	250	500	1000	2000	4000
实验室实测的隔声量/dB	15	21	31	44	60	65
根据质量定律估计的隔声量/dB	17	21	26	30	34	39

③ 薄板阻尼　板的振动可以成为有效的声能量辐射体，阻尼处理就是在板表面贴上阻尼材料或结构，将振动能量转化为热能，从而抑制板的振动，降低板的声能量辐射。阻尼处理对厚度在 5～6mm 以下的薄板最为有效。关于阻尼减振的进一步论述在 4.7.4 节中给出。

4.5.4 组合墙的隔声量

实际隔声结构往往是由不同隔声性能的结构组合而成，如一面墙上除了墙体本身外，往往还安装有门、窗等隔声性能不同的隔声构件；隔声间和隔声罩中还有通风口、线孔等构件。本节讨论由隔声量不同的两种以上材料及构件组成的组合墙的组合隔声量的计算。

设如图 4-31 所示的组合墙体的墙、门和窗的隔声量分别为 R_1、R_2 和 R_3，相应的声能量透射系数分别记为 τ_1、τ_2 和 τ_3，它们相应的面积为 S_1、S_2 和 S_3。

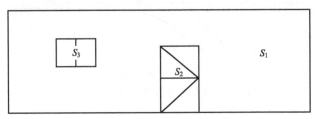

图 4-31 带门窗的组合墙体

组合墙体的声能量透射系数 τ_C 可用下式计算：

$$\tau_C = \frac{S_1\tau_1 + S_2\tau_2 + S_3\tau_3}{S_1 + S_2 + S_3} \tag{4-107}$$

一般情况下，我们有

$$\tau_C = \frac{\sum S_i \tau_i}{\sum S_i} \tag{4-108}$$

其中，各部分的声能量透射系数 τ_i，可根据材料特性直接获得，或根据以下关系由隔声量 R_i 计算：

$$\tau_i = 10^{-0.1R_i} \tag{4-109}$$

根据隔声量的定义，可得该组合墙体的组合隔声量为

$$R_C(\text{dB}) = 10\lg \frac{1}{\tau_C} \tag{4-110}$$

【例 4-4】 在一个 24cm 厚的砖墙上装有一门和窗，如果墙、门和窗的面积分别为 $S_1 = 20\text{m}^2$、$S_2 = 2\text{m}^2$ 和 $S_3 = 2\text{m}^2$，相应的隔声量 $R_1 = 50\text{dB}$、$R_2 = 30\text{dB}$ 和 $R_3 = 20\text{dB}$，求这种组合墙的组合隔声量。

解：根据式(4-109)分别求出墙、门和窗的声能量透射系数为 $\tau_1 = 10^{-5}$、$\tau_2 = 10^{-3}$ 和 $\tau_3 = 10^{-2}$，然后用式(4-107)求出该组合墙的透射系数 τ_C。

$$\tau_C = \frac{S_1\tau_1 + S_2\tau_2 + S_3\tau_3}{S_1 + S_2 + S_3}$$

$$= \frac{20 \times 10^{-5} + 2 \times 10^{-3} + 2 \times 10^{-2}}{20 + 2 + 2}$$

$$= \frac{2.22 \times 10^{-2}}{24}$$

$$= 9.25 \times 10^{-4}$$

因此该组合墙的组合隔声量为

$$R_C = 10\lg\frac{1}{\tau_C}$$

$$= 10\lg\frac{1}{9.25 \times 10^{-4}}$$

$$= 30.3(dB)$$

以上例子的计算结果说明了组合墙隔声性能的这样一个特征：尽管砖墙具有隔声量高达 50dB 的良好隔声性能，但是装有隔声量比它低得多的门和窗，从而使这种组合结构的隔声效果大大降低。这一特征说明，影响组合墙隔声性能的不是本身隔声量较高的墙体，而是本身隔声量较低的隔声结构。如果要把组合隔声量提高，首要应把隔声性能最差的构件的隔声量提高，才能提升组合墙的隔声量，而不是提高隔声性能较好的构件的隔声量，否则是不会改善组合墙隔声效果的。

为了更清楚地说明这一特征，我们再看一个墙上开有孔缝时的隔声性能的例子。

【例 4-5】 在一个隔声量为 32dB，面积为 $20m^2$ 的墙体上开一个占总面积 5％的孔（孔的隔声量为 0），求此时墙体的组合隔声量。

解：根据式(4-109)分别求出墙和开孔的声能量透射系数为 $\tau_1 = 10^{-3.2}$、$\tau_2 = 1$，然后用式(4-107)求出该组合墙的透射系数 τ_C。

$$\tau_C = \frac{S_1\tau_1 + S_2\tau_2}{S}$$

$$= \frac{19 \times 10^{-3.2} + 1 \times 1}{20}$$

$$= 5.1 \times 10^{-2}$$

因此该组合墙的组合隔声量为

$$R_C = 10\lg\frac{1}{\tau_C}$$

$$= 10\lg \frac{1}{5.1 \times 10^{-2}}$$

$$= 13(\text{dB})$$

为了提高此组合墙的隔声量，将墙体的隔声量提高到 60dB，则该组合墙的透射系数 τ_C' 为

$$\tau_C' = \frac{S_1 \tau_1' + S_2 \tau_2}{S}$$

$$= \frac{19 \times 10^{-6} + 1 \times 1}{20}$$

$$= 5.0 \times 10^{-2}$$

此时墙体的组合隔声量仍为 13dB，没有得到任何改变。这个例子说明孔是制约组合墙体隔声量提高的关键因素。图 4-32 中给出了孔缝面积对隔声量的影响，根据隔声结构的固有隔声量和开孔面积的比例，就可以估算出该组合结构的实际隔声量。当孔缝的面积达到一定比例后，无论采用何种高隔声量的墙体都不会提高隔声效果，这是由于墙体的组合隔声量存在上限（如上例中当开孔面积达到 5% 后，墙体的组合隔声量总是不超过 13dB），因此，在组合墙体隔声中，围堵孔缝，以及改善低隔声量构件的隔声性能是提高整体隔声性能的关键所在。

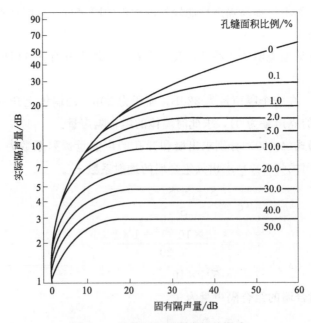

图 4-32　孔缝面积对隔声量的影响

图 4-33 给出了两种构件组合的隔声结构中，低隔声量构件面积对总隔声量的影响。例如，隔声量 $R_1 = 50$dB 的砖墙上，安装有一隔声量 $R_2 = 20$dB 的门，它们的面积分别为 $S_1 = 16$m^2 和 $S_2 = 2$m^2。两种构件隔声量差 $R_1 - R_2 = 30$dB，面积之比 $S_1 : S_2 = 1 : 8$。从图 4-33 中可以查出高隔声量构件（砖墙）降低的隔声量为 20dB。因此墙的组合隔声量为

$$R_C = 50\text{dB} - 20\text{dB} = 30\text{dB}$$

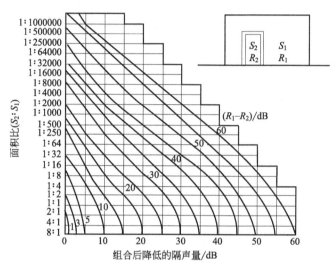

图 4-33　组合结构中低隔声量构件面积对总隔声量的影响

4.5.5　隔声间

在高噪声环境下，如汽轮发电机房内，建造一个具有良好隔声性能的控制室，能有效地减少噪声对操作人员的干扰；又如在耳科临床诊断中的听力测试和研究，需要一个相当安静的环境，即本底噪声很低的环境，必须用特殊的隔声构件建造一个测听室，防止外界噪声的传入。另一种情况是声源较多，采取单一噪声控制措施不易奏效，或者采用多种治理措施成本较高时，就把声源围屏在局部空间内，以降低噪声对周围环境的污染。这些由隔声构件组成的具有良好隔声性能的房间统称为隔声间或隔声室。

隔声间一般是封闭式的，它除需要有足够隔声量的墙体外，还需要设置具有一定隔声性能的门、窗等。

（1）隔声间的降噪量

隔声间通常是包括隔声、吸声、消声、阻尼和减振等几种噪声控制措施的

综合治理装置，它是多声学构件的组合。因此，衡量一个隔声间的效果不能只看其中一个声学构件的降噪效果，而要看它的综合降噪效果。用于评价隔声间综合降噪效果的一个物理量是插入损失 IL，它是被保护者所在处安装隔声间前后的声压级之差，即

$$IL(dB) = L_{p1} - L_{p2} = R_C + 10lg\frac{A}{S} \tag{4-111}$$

式中　L_{p1}——安装隔声间前被保护者处的声压级，dB；

　　　L_{p2}——安装隔声间后被保护者处的声压级，dB；

　　　A——隔声间内表面的总吸声量，m^2；

　　　S——隔声间内表面总面积，m^2；

　　　R_C——隔声间的组合隔声量，dB。

（2）隔声门

① 隔声门的构造　隔声门，首先要有足够的隔声量，还要保证门的开启机构灵活方便，在满足这两个条件下，门窗不要过重，门扇与门框之间的密封要好，通常隔声门做成双层轻便门，并在两层间进行吸声处理，采用多层复合结构。常见隔声门的结构见图 4-34，常见隔声门的特性见表 4-41。

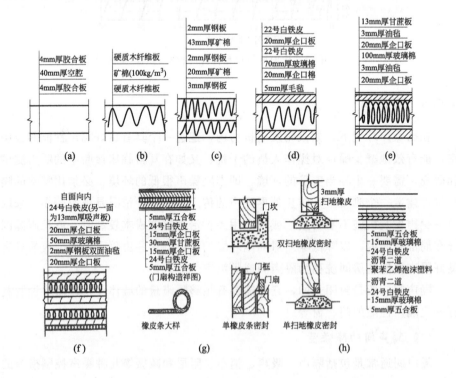

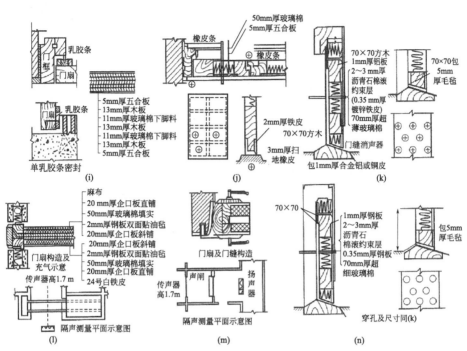

图 4-34　常见隔声门结构示意图（单位：mm）

表 4-41　常见隔声门的特性

结构	隔声量						平均隔声量/dB	计权隔声量/dB
	倍频程频带中心频率/Hz							
	125	250	500	1000	2000	4000		
有橡皮密封条的普通嵌板门,门扇厚度 50mm	18	19	23	30	33	32	25.8	—
三夹板门,门扇厚 45mm	13.4	15	15.2	19.6	20.6	24.5	16.8	—
双层木板实心门,板共厚 100mm	16.4	20.8	27.1	29.4	28.9		29	—
双层门[见图 4-34(a)]								
(1)有橡皮条密封	27	27	32	35	34	35	31.7	—
(2)无橡皮条密封	22	23	24	24	24	23	23.3	—
双层门[见图 4-34(b)]								
(1)有橡皮条密封	28	28.7	32.7	35	32.8	31	31	—
(2)无橡皮条密封	25	25	29	29.5	27	26.5	27	—
多层复合门[见图 4-34(c)]	38	34	44	46	50	55	44.5	—
多层复合门[见图 4-34(d)]	29.6	29	29.6	31.5	35.3	43.3	32.6	—
多层复合门[见图 4-34(e)]	24	24	26	36.5	39.5		29	—
多层复合门[见图 4-34(f)]	41	36	38	41	53	60	45	—
多层复合门[见图 4-34(g)]								
(1)门缝用单 9 形橡胶条,密封较好	31	29	32	36	43	44	35.3	37

结构	隔声量						平均隔声量/dB	计权隔声量/dB
	倍频程频带中心频率/Hz							
	125	250	500	1000	2000	4000		
(2)门缝用单9形橡胶条,封下堵	27	27	26	31	39	39	31.9	33
(3)门缝用单9形橡胶条,不封下堵	24	23	23	24	26	28	24.7	25
多层复合门[见图4-34(h)]								
(1)门缝全密封	30	28	36	39	47	50	37.5	39
(2)门缝用双9形橡皮条,双扫地橡皮	27	27	30	33	36	44	32.8	34
(3)门缝用单9形橡皮条,单扫地橡皮	28	26	28	32	38	36	31.5	33
(4)门缝用单乳胶条,单扫地橡皮	26	23	26	41	41	43	32.7	33
多层复合门[见图4-34(i)]								
(1)门缝全密封	28	28	34	36	46	49	36.8	38
(2)门缝用双9形橡皮条	26	27	30	33	35	42	31.7	35
(3)门缝用单9形橡皮条	27	23	26	34	41	41	32	33
双层双扇门[见图4-34(j)]								
(1)门缝全密封,下部门缝用长扫地橡皮	26	24	29	35	42	38	32.3	35
(2)门缝用单软橡皮条,下部门缝用长扫地橡皮	23	24	28	30	31	36	28.7	31
(3)门缝用单软橡皮条,扫地橡皮剪短与地面齐	22	22	27	27	30	30	26.9	29
铝板复合门[见图4-34(k)]								
(1)保温隔声单扇门	23	22	27	30	41	39	30.6	32
(2)门缝斜企口包毛毡	26	36	28	28	36	51	33.1	32
(3)门缝用消声器	22	24	24	34	40	33	29.2	30
(4)门缝不处理	23	28	24	29	23	24	25.1	25
钢板复合门[见图4-34(1)]								
(1)普通保温单扇门	23	22	27	34	41	39	30.6	32
(2)门缝斜企口包毛毡	42	41	35	37	45	57	41.1	41
(3)门缝用消声器	27	26	26	41	43	37	32.9	35
(4)门缝不处理	25	26	23	28	23	25	24.8	25
双层充气推拉门[见图4-34(m)]								
(1)现场未充气	37	42	36	50	50	54	42	46
(2)现场充气	47	48	47	56	56	57	51	53
(3)实验室测量	45	54	55	61	64	65	55	60
门斗式高效能隔声门[见图4-34(n)]								
(1)内扇关未充气	24	17	28	40	51	54	35.9	31
(2)内扇关充气	27	26	32	41	53	60	39	37
(3)外扇关未充气	26	27	31	32	42	54	35	34
(4)外扇关充气	27	31	34	36	43	57	38.3	40
(5)内外扇关未充气	37	45	56	71	71	79	60	58
(6)内外扇关充气	42	46	57	72	72	80	64.5	59

② 门缝的密封　门缝对门的隔声性能有很大的影响，隔声门的密封方法应该根据隔声要求和门的使用条件确定，例如人员出入较少的锅炉鼓风机引风机隔声间的门可以采用隔声效果较好的双企口压紧橡皮条的密封方法，而人员出入较频繁的隔声操作室就不宜使用这种方法，因为人们会由于开关不方便而不去压紧橡皮条，结果这种门相当于没有密封，达不到隔声的目的。常见隔声门的密封方法见图 4-35。

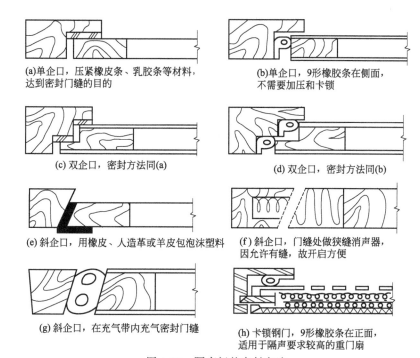

(a)单企口，压紧橡皮条、乳胶条等材料，达到密封门缝的目的

(b)单企口，9形橡胶条在侧面，不需要加压和卡锁

(c) 双企口，密封方法同(a)

(d) 双企口，密封方法同(b)

(e)斜企口，用橡皮、人造革或羊皮包泡沫塑料

(f)斜企口，门缝处做狭缝消声器，因允许有缝，故开启方便

(g)斜企口，在充气带内充气密封门缝

(h)卡锁钢门，9形橡胶条在正面，适用于隔声要求较高的重门扇

图 4-35　隔声门的密封方法

③ 隔声窗　隔声窗一般采用双层和多层玻璃制成，其隔声量主要取决于玻璃的厚度（或玻璃的面密度），其次是窗的结构，窗与窗框之间、窗框和墙壁之间的密封程度。据实测，3mm 厚玻璃的隔声量是 27dB，6mm 厚玻璃的隔声量为 30dB，因此，采用两层以上的玻璃，中间夹空气层的结构，隔声效果是相当好的，图 4-36 给出几种隔声窗的示意图。

设计隔声窗应该注意下面几点：

a. 多层窗应选用厚度不同的玻璃板以消除吻合效应。例如，3mm 厚的玻璃板的吻合谷出现在 4000Hz，而 6mm 厚的玻璃板的吻合谷出现在 2000Hz，两种玻璃板组成的双层窗，吻合谷相互抵消。

b. 多层窗的玻璃板之间要有较厚的空气层。实践证明，空气层厚 5cm 时效果不好，一般取 7～15cm，并应在窗框周边内表面做吸声处理。

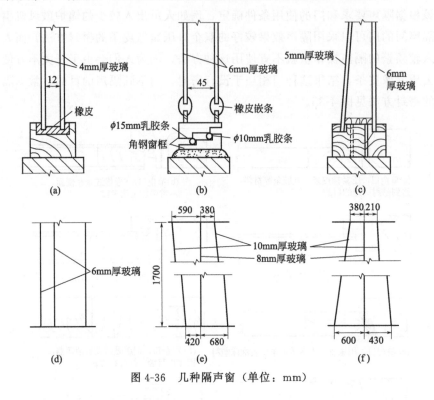

图 4-36　几种隔声窗（单位：mm）

c.多层窗的玻璃板之间要有一定的倾斜度，朝声源一面的玻璃做成倾斜，以消除驻波。

d.玻璃窗的密封要严，在边缘用橡胶条或毛毡条压紧，这不仅可以起密封作用，还能起有效的阻尼作用，以减少玻璃板受声激振而透声。

e.两层玻璃板间不能有刚性连接，以防止"声桥"。目前市场上有一种真空玻璃，隔声效果好，可直接用于隔声窗。

常见隔声窗的特性见表 4-42。

表 4-42　常见隔声窗的特性

结构	隔声量						平均隔声量/dB	计权隔声量/dB
	倍频程频带中心频率/Hz							
	125	250	500	1000	2000	4000		
单层 6mm 厚玻璃固定窗,橡皮长条封边	20	22	26	30	28	22	25.1	26
双层窗:3mm 厚玻璃,17cm 后空腔								

结构	隔声量						平均隔声量/dB	计权隔声量/dB
	倍频程频带中心频率/Hz							
	125	250	500	1000	2000	4000		
(1)无橡皮密封条	21	26	28	30	28	27	—	—
(2)有橡皮密封条	33	33	36	38	38	38	—	—
双层窗:4mm 厚玻璃,见图 4-36(a)								
(1)空腔 12mm	20	17	22	35	41	38	—	
(2)空腔 16mm	16	26	28	37	41	41	—	
(3)空腔 100mm	21	33	39	47	50	51	28.8	
(4)空腔 200mm	28	36	41	48	54	53	—	
(5)空腔 400mm	34	40	44	50	52	54	—	
双层钢窗:6mm 厚玻璃,45mm 空腔,见图 4-36(b)								
(1)全密封(橡皮泥填缝)	14	35	37	43	47	53	37.5	40
(2)用 φ15mm,φ10mm 双乳胶条密封	18	31	29	31	35	47	30.3	32
(3)用 φ15mm 单乳胶条密封	14	30	27	26	32	40	27.1	30
(4)用 φ10mm 单乳胶条密封	13	29	28	27	42	42	26.5	27
(5)无乳胶条	9	23	19	18	16	25	18.2	19
双层木窗:见图 4-36(c)								
(1)空腔厚 8.5~11.5cm,窗框内周边用孔穿板	32	36	45	56	55	43	44	46
(2)空腔厚 8.5~11.5cm,窗框周边用 8~10mm 玻璃棉毡	30	36	47	59	57	53	46.1	49
(3)空腔厚 12.5~15cm,窗框周边用 8~10mm 玻璃棉毡	28	37	48	60	60	49	46.7	49
(4)空腔厚 8.5~19cm,窗框周边用 8~10mm 玻璃棉毡	39	34	46	57	56	53	45.7	48
双层窗:7mm 厚玻璃								
(1)空腔厚 10cm	29	37	41	50	45	54	42.7	—
(2)空腔厚 20cm	32	39	43	48	46	50	—	
(3)空腔厚 40cm	38	42	46	51	48	58	—	
双层窗:6mm 厚玻璃,倾斜空气层	28	31	29	41	47	40	35.3	—
三层固定窗:6mm 厚玻璃,见图 4-36(d)	37	45	42	43	47	56	45	
三层窗:10mm 厚玻璃+空腔+8mm 厚玻璃+空腔+100mm 厚玻璃								
(1)见图 4-36(e)	49	63	71	66	73	77		
(2)见图 4-36(f)	46	67	72	75	69	71		

4.5.6　隔声罩

隔声罩是噪声控制设计中常被采用的设备,例如空压机、水泵、鼓风机等高噪声源,如果其体积小,形状比较规则或者虽然体积较大,但空间及工作条件允许，可以用隔声罩将声源封闭在罩内，以减少向周围的声能量辐射。

（1）隔声罩的插入损失

隔声罩的降噪效果一般用插入损失 IL 来表示。对于全封闭的隔声罩，可近似用下式计算：

$$IL(dB)=10lg(1+\alpha\times10^{0.1R})\tag{4-112}$$

式中　α——隔声罩内饰吸声材料的吸声系数；

　　　R——隔声罩壁板的隔声量，dB。

对于局部封闭的隔声罩，插入损失为

$$IL=R+10lg\alpha+10lg\frac{1+S_0/S_1}{1+S_0\times10^{0.1R}/S_1}\tag{4-113}$$

式中　S_0——非封闭面的总面积，m^2；

　　　S_1——封闭面的总面积，m^2。

一般固定全封闭型的隔声罩的插入损失为 30～40dB，活动全封闭型为 15～30dB，局部封闭型为 10～20dB，带通风散热消声器的则为 15～25dB。

（2）隔声罩的设计要点

隔声罩的技术措施简单，降噪效果好，在噪声控制工程中广为应用，在设计和选用隔声罩时应注意以下几点：

① 罩壁必须有足够的隔声量，且为了便于制造、安装及维修，宜采用 0.52mm 厚的钢板或铝板等轻薄密实的材料制作。

② 用钢板或铝板等轻薄型材料作罩壁时，须在壁面上加筋，涂贴阻尼层，以抑制与减弱共振和吻合效应的影响。

③ 罩体与声源设备及其机座之间不能有刚性接触，以免形成"声桥"导致隔声量降低。同时，隔声罩与地面之间应进行隔振，以降低固体声。

④ 开有隔声门窗、通风与电缆等管线时，缝隙处必须密封，并且管线周围应有减振、密封措施。

⑤ 罩内要加吸声处理，使用多孔松散材料时，应有较牢固的护面层。

⑥ 罩壳形状恰当，尽量少用方形平行罩壁，以防止罩内空气声的驻波效应，同时，罩内壁与设备之间应留有较大的空间，一般为设备所占空间的 1/3 以上，各内壁面与设备的空间距离不得小于 10cm，以免耦合共振，使隔声量减小。

⑦ 当被罩的机器设备有温升需要采取通风冷却措施时，应增加消声器等设施，其消声量要与隔声罩的插入损失相匹配。

4.6　消声器

消声器是一种既能允许气流通畅通过，又能有效衰减声能量的装置。一个设计合理的消声器可降低管道噪声 20～40dB（A）。消声器在噪声控制工程中得到广泛的应用。必须注意，消声器只能减小由消声器入口端进入的声能量，而不能降低由气流扰动及由气流与壁面相互作用所产生的气流再生噪声。

4.6.1　消声器的类型及性能评价

（1）消声器的基本类型

消声器的种类和结构形式很多，根据其消声原理和结构的不同，大致可以分为阻性消声器、抗性消声器、微穿孔板消声器、扩敬消声器和有源消声器五类。实际应用的消声器可能只涉及其中的一种消声机理，也可能综合应用几种消声机理。若按所应用的设备来分，有空压机消声器、内燃机消声器、凿岩机消声器、风机消声器、空调消声器和高压气体排放消声器等。

（2）消声器的基本要求

不论采用何种结构，一个设计合理的消声器均应满足以下五方面的技术要求。

① 声学性能　在设备正常运行的流速、温度、湿度、压强等工况条件下，消声器在需控制的频率范围内有足够的消声量，满足降噪的要求。

② 空气动力性能　消声器对所通进的气流的阻力要小，即安装消声器后所增加的压力损失或功率损耗要在允许的范围内，不能影响设备的正常运行。同时，要求气流通过消声器时产生的气流再生噪声级远低于消声器出口端的期望噪声级。

③ 结构机械性能　消声器应坚固耐用，使用寿命长。对应用于高温、腐蚀、潮湿、粉尘等环境的消声器，尤其应注意材质和结构的选择，力求使消声器体积小，质量轻，结构简单，维修方便。

④ 外观要求　消声器应加工精细、平整、美观，表面装饰应与设备总体相协调。

⑤ 价格要求　在保证消声器使用性能的前提下，通过合理设计，降低产品价格。

（3）消声器的声学性能评价

消声器的降噪能力用消声量来表征，测量方法不同，所得消声量的数值不同。当消声器没有气流通过而仅有声波通过时，测得的消声量称为静态消声量；当气流和声波同时通过时，测得的消声量称为动态消声量。

① 插入损失 插入损失是指安装消声器前后管道出口端辐射噪声的 1/3 倍频程或倍频程的频带声功率级的差值，符号 D_i，单位为分贝（dB）。

② 传递损失 传递损失是指输入消声器的声功率级和输出消声器的声功率级之差，符号 D_t，单位为分贝（dB）。

③ 传递声压级差 传递声压级差是指消声器进口端面测得的平均声压级与出口端面测得的平均声压级之差，符号 D_{tp}，单位为分贝（dB）。

④ 插入声压级差 插入声压级差是安装消声器前后在同一点测得的声压级差或同小块面积得到的平均声压级差，符号 D_{ip}，单位为分贝（dB）。

由于插入损失能够直现反映安装消声器后的实际效果，因此在噪声控制工程中应用较多。但需注意，插入损失不仅与消声器本身的特性相关，而且也与声源的阻抗特性和出口端的负载特性密切相关。这一点对抗性消声器特别明显。反之，传递损失仅与消声器本身的特性相关，而与声源和负载的特性无关。

插入损失、传递损失、传递声压级差和插入声压级差应按 1/3 倍频程或倍频程来表述，根据消声器的各个 1/3 倍频程频带或倍频程频带的评价量和安装消声器前测点声场的频谱特性，则能计算消声器的计权评价量。如果装置消声器前后，声场分布情况近似保持不变，则声功率级之差就等于给定测点的声压级之差，在计算或测量插入损失和传递损失时，也可用声压级差代替声功率级差。

以插入损失为例，A 计权插入损失 D_{iA} 的计算公式为：

$$D_{iA} = L_{WA1} - L_{WA2}$$

$$L_{WA1} = 10\lg\left[\sum_i 10^{0.1(L_{Wi} + \Delta i)}\right]$$

$$L_{WA2} = 10\lg\left[\sum_i 10^{0.1(L_{Wi} - D_{ii} + \Delta i)}\right] \tag{4-114}$$

式中 L_{WA1}——安装消声器前测点的 A 计权声功率级，dB；

L_{WA2}——安装消声器后测点的 A 计权声功率级，dB；

L_{Wi}——安装消声器前测点的第 i 个 1/3 倍频程或倍频程频带声功率级，dB；

Δi——第 i 个 1/3 倍频程或倍频程的 A 计权修正值，dB；

D_{ii}——第 i 个 1/3 倍频程或倍频程频带的消声器插入损失，dB；

i——1/3 倍频程或倍频程的频带序号。

4.6.2　阻性消声器

4.6.2.1　阻性消声器原理

阻性消声器是一种吸收型消声器。在管道侧壁铺设多孔性吸声材料或其他吸声结构，利用声波在吸声材料（结构）中传播时，因摩擦将声能量转换为热能而耗散的机理，达到消声的目的。一般而言，阻性消声器具有良好的中、高频消声性能，而低频的消声性能相对较差。

（1）声波在阻性管道中的衰减

消声器的传递损失与吸声材料的声学性能、通道周长、横截面面积和管道长度等参量相关。常用下述公式来估算长度为 l 的阻性消声器消声量 D：

$$D = \phi(\alpha_0) \frac{L}{S} l \qquad (4\text{-}115)$$

式中　L——消声器横截面中铺设吸声材料的边长总和，m；

　　　S——消声器通道横截面面积，m^2；

　　　α_0——垂直入射吸声系数；

　　$\phi(\alpha_0)$——消声系数。

消声系数 $\phi(\alpha_0)$ 与材料的法向阻抗密切相关。但是，通常容易查阅的是材料的垂直入射吸声系数 α_0。为方便消声量 D 的估算，式（4-116）给出了两者的换算关系。

$$\phi(\alpha_0) = 4.34 \frac{1 - \sqrt{1 - \alpha_0}}{1 + \sqrt{1 - \alpha_0}} \qquad (4\text{-}116)$$

在 $\alpha_0 > 0.6$ 时，式（4-116）计算结果偏大，与实际不符。根据实际经验，在 $\alpha_0 > 0.6$ 时，消声系数取值在 $1 \sim 1.5$ 之间比较合理。表 4-43 给出了消声系数 $\phi(\alpha_0)$ 与材料垂直入射吸声系数 α_0 的换算关系。

表 4-43　$\phi(\alpha_0)$ 与 α_0 的换算表

α_0	0.05	0.10	0.15	0.20	0.25	0.30	0.35	0.40	0.45	0.50	0.55	0.60~1
$\phi(\alpha_0)$	0.06	0.11	0.18	0.24	0.31	0.39	0.47	0.55	0.64	0.74	0.86	1~1.5

若采用无规入射时材料平均吸声系数为 $\bar{\alpha}$，则可使用经验关系 $\phi = 1.03\bar{\alpha}^{1.4}$，$\phi$ 与 $\bar{\alpha}$ 的换算关系见表 4-44。这时消声器消声量的公式写成如下的形式：

$$D = 1.03\bar{\alpha}^{1.4} \frac{L}{S} l \qquad (4\text{-}117)$$

式中，L 为消声器横截面中铺设吸声材料的边长总和，m；l 为阻性消声器长度，m；S 为消声器通道横截面面积，m^2。

表 4-44 ϕ 与 $\bar{\alpha}$ 的换算表

$\bar{\alpha}$	0.05	0.10	0.15	0.20	0.25	0.30	0.35	0.40	0.45	0.50	0.55	0.6~1
ϕ	0.02	0.04	0.07	0.11	0.15	0.19	0.24	0.29	0.34	0.39	0.45	0.5~1.03

（2）高频失效频率

随着声波频率的增高，声波在消声器通道内传播时的方向性越来越强。当入射声波的频率高到一定程度时形成"声束"，很难进入铺设在管壁上的吸声材料，消声量明显下降，这种现象称为高频失效。对应的频率称为高频失效频率 f_u，f_u 可用下列公式估算：

$$f_u \approx 1.85 \frac{c}{d_{eq}} \tag{4-118}$$

式中　c——声速，m/s；

d_{eq}——消声通道的等效直径，m。

对于圆管，等效直径为通道内径；对于矩形管道，取边长平均值；对于各向尺度差异不大的其他形状，可取截面积的平方根；对于长宽比差异甚大的扁平截面，可取宽度。

（3）气流影响

气流对消声器消声性能的影响主要有三种途径：其一，当消声器通道内存在气流时，会改变声波的传播特性和管壁的边界条件，从而影响声波的传播衰减；其二，由于气流本身的湍流运动或固体物件的受迫振动会产生"再生噪声"，两者的本质不同，相互间没有直接的关联；其三，当气流通过消声器时，气压的总压会有一定程度的降低，称为气流的阻力损失。

① 气流对消声量的影响　消声器的消声量一般随流速的增大而降低。采用一级近似，可估算在气流马赫数为 Ma 时，消声通道的消声系数

$$\phi_1 = \frac{\phi}{(1+Ma)^2} \tag{4-119}$$

式中　ϕ——无气流时的消声系数；

Ma——气流马赫数。

② 气流再生噪声　气流再生噪声的 A 声级近似服从六次方定律，相应的估算公式为

$$L_{pA}(dB) = a + 60\lg v \tag{4-120}$$

式中，v 为气流速度，m/s。a 与壁面的粗糙度有关，一般取 10dB。对特别粗糙的壁面，例如膨胀珍珠岩等，a 可达 24dB。

气流再生噪声是由气流与壁面相互作用而产生的噪声，与入射声波声压级

的大小无关。不论消声器的长度取多长，出口端的声压级极限值即气流再生噪声的声压级。消声器不能衰减气流再生噪声。

③ 气流的压力损失　当气流通过消声器时会产生机械能的损耗，在消声器的进口端与出口端之间气体总压存在一定的差值。这个降低量称为消声器内气流的总压损失，符号 Δp_T，其与气流的流速平方成正比，并与通道的平直性，以及壁面的粗糙度等因素相关。

按照压力损失的不同机理，可将其分成几类。消声器内气流的总压损失是各类压力损失的总和。

a. 摩擦压力损失　管道内由于壁面摩擦产生的压力损失可由下式计算：

$$\Delta p = \lambda \frac{l}{d_{eq}} p_v$$

$$p_v = \frac{1}{2} \rho v^2 \qquad (4\text{-}121)$$

式中　p_v——动压；

ρ——气体密度；

v——气体速度；

l——管道长度；

λ——阻力摩擦系数，通常对粗糙壁面取 $\lambda = 0.05$，对光滑的刚性管道取 $\lambda = 0.02$；

d_{eq}——横截面的等效直径。

其中，d_{eq} 等于 4 倍截面积 S 与周长 F 之比，即

$$d_{eq} = \frac{4S}{F} \qquad (4\text{-}122)$$

b. 管道突扩处的局部阻力系数　当气流由截面 S_0 的较细管道进入截面 S 的较粗管道时，截面面积突然扩大，出现气体湍流，产生明显的压力损失，其值与气流的动压 p_v 成正比：

$$\Delta p = \xi p_v \qquad (4\text{-}123)$$

比例系数 ξ 称为局部阻力系数，一般应由实验测定，近似为

$$\xi = \frac{1}{2} \left(1 - \frac{S_0}{S} \right)^2 \qquad (4\text{-}124)$$

气流由截面 S 的较粗管道突然收缩至截面 S_0 的较细管道时也会产生压力损失。局部阻力系数 ξ 可由下式估算：

$$\xi = \frac{1}{2} \left(1 - \frac{S_0}{S} \right) \qquad (4\text{-}125)$$

c. 弯头的局部阻力系数　在管道突然转弯处，气流机械能在局部范围内产

生耗散。常见的管道转弯结构（弯头）可分为圆滑弯曲和折弯。

圆滑弯曲即管道呈圆弧形逐渐缓慢弯曲，折弯时管道直接弯曲某个角度 α。

弯头的局部阻力系数与弯曲角度 α 相关，α 大，局部阻力系数大。圆滑弯曲的局部阻力系数小于折弯的局部阻力系数，且弯曲半径越大，局部阻力系数越小。具体数值需实测确定，或查阅相应的设计手册。

4.6.2.2 常用阻性消声器

阻性消声器按通道几何形状不同分为不同种类，如直管式、片式、蜂窝式、折板式、声流式、小室式、盘式、百叶式和消声弯头等，如图 4-37 所示。

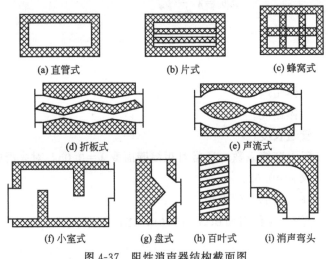

图 4-37 阻性消声器结构截面图

（1）直管式消声器

直管式消声器是阻性消声器中最简单的一种结构形式，仅在管道内壁上加衬一定厚度的吸声材料或吸声结构 ［图 4-37(a)］。直管可以是圆管、方管或矩形管。直管式消声器一般适用于流量小、截面尺寸小的管道。

（2）片式消声器

对于流量较大、需要足够通风面积的通道，为增大消声器周长与截面积的比值，在直管内插入一定数量的平板形吸声片，将原有的管道分隔成若干小通道，成为片式消声器 ［图 4-37(b)］。片式消声器可以增加消声器的消声量，提高消声器的高频失效频率。当片式消声器的每个通道构造相同时，只需计算单个通道的消声量和高频失效频率。计算值即整个消声器的消声量和高频失效频率。

（3）蜂窝式消声器

将一定数量、尺寸较小的直管式消声器并列组合即构成蜂窝式消声器［图 4-37(c)］。其声学性能与单个直管式消声器基本相同，适用于低速、大流量情况。但是由于构造复杂、阻力损失大、体积大，应用日趋减少。

（4）折板式消声器

将消声器的平直气流通道改为折板形，即成为折板式消声器［图 4-37(d)］。由于声波在消声器内多次反射增加了传播路程，改变了声波的入射角，提高了吸声材料的吸声效率，特别是提高了中、高频的消声性能。当然，折板式消声器的压力损失也会明显提高，对流速较高的管路不宜采用。

（5）声流式消声器

声流式消声器是折板式消声器的改进形式，即将折板式的折线通道改为平滑变化的弯曲通道，从而减小消声器的压力损失［图 4-37(e)］。

（6）小室式消声器

小室式消声器又称迷宫式消声器或多室消声器［图 4-37(f)］。小室式消声器不同部位的通道截面会有变化，因此兼有抗性消声器的某些特点。低频性能较好，消声频带较宽，但体积较大，压力损失大。一般适用于流量大、流速低、消声量要求高的场合。

（7）盘式消声器

盘式消声器外形呈盘状，其轴向长度和体积较小，通道截面逐渐变化，气流速度也逐渐变化，压力损失较小［图 4-37(g)］。另外，因通道存在弯折，提高了中、高频段的消声效果。

（8）百叶式消声器

百叶式消声器常称为消声百叶或消声百叶窗［图 4-37(h)］。百叶式消声器实际上是一种长度很短的片式或折板式消声器。由于其长度短（或称厚度薄）而气流阻力又小，因此常用于隔声结构中需要通风的部位。

（9）消声弯头

在管道弯头内壁铺设吸声材料即成消声弯头［图 4-37(i)］。消声弯头的消声性能与弯折角度、弯头形状、内衬吸声材料和气流的通过速度等密切相关。

消声弯头的压力损失一般不能忽略，采用弯头内部装置导流片的方式，可明显降低阻力系数，但对消声效果也会产生显著的不利影响。

4.6.2.3　阻性消声器的设计步骤

阻性消声器的设计一般可按如下步骤和要求进行。

(1) 确定消声量

根据未安装消声器前监测点的噪声级和噪声频谱，以及需达到的目标值，确定各频带合理的消声量或计权消声量。

(2) 选定消声器的结构形式

根据气流流量和消声通道内所控制的平均流速来确定通道截面积，结合安装现场空间选定消声器的形状，并由高频失效频率确定消声通道的间距。

(3) 选用吸声材料

吸声材料的选取不仅要考虑材料在各频带的吸声性能，而且要考虑使用环境对材料的耐热、防火、防潮、防腐蚀等性能的要求。

(4) 确定消声器的长度

根据确定的消声量设计消声器的长度，增加长度可以提高消声器的消声量，但需注意消声器的成本和现场允许的安装空间。

(5) 选择吸声材料的护面层

根据吸声材料松散程度和通道内的流速，确定是否选用护面层，常用的护面结构有玻璃布、穿孔板或丝网等。

(6) 机械结构设计

机械结构设计要考虑消声器的坚固性和构件的抗震性，以及安装和维护的方便性。

(7) 验算气流再生噪声和压力损失

确定消声器的主要参数后，还应验算其气流再生噪声和压力损失是否控制在允许范围之内。

4.6.3 抗性消声器

抗性消声器与阻性消声器不同，它不使用吸声材料，而是依靠声传播过程中管道截面的突变或旁接共振腔，通过声波的反射、干涉来降低向外辐射的声能量。抗性消声器的频率选择性很强，适用于消除窄带噪声或中、低频噪声。常用的抗性消声器有扩张式、插入管式、共振式和阻-抗复合式等。

4.6.3.1 基本声学性能

(1) 消声原理

扩张式消声器是抗性消声器中最常用的结构形式，也称膨胀式消声器。它由管和室连接组成。其最基本的形式是单节扩张式消声器 (图 4-38)。

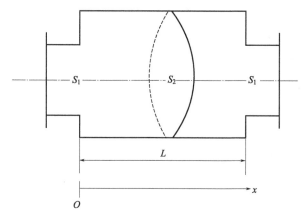

图 4-38　单节扩张式消声器

这里以单节扩张式消声器为例，讨论其消声机理。假设消声器的进、出管道无限长，不考虑管道端口的反射作用，仅考虑声波在消声器中传播时，由于截面积的突变会在 $x=0$ 和 $x=L$ 两个界面处发生声反射。类似声波通过中间层情况的讨论，可以得到单节扩张式消声器的声强透射系数 τ_I 公式为：

$$\tau_I = \frac{4}{4\cos^2(kL)+\left(\dfrac{S_1}{S_2}+\dfrac{S_2}{S_1}\right)^2\sin^2(kL)} \tag{4-126}$$

式中　S_1——进、出管截面积；

　　　S_2——扩张管截面积；

　　　L——扩张管角度；

　　　k——角波数。

（2）消声量的计算

根据消声器传递损失的定义，单节扩张式消声器的传递损失为

$$D_t(\text{dB}) = 10\lg\frac{1}{\tau_1}$$

$$= 10\lg\left[1+\frac{1}{4}\left(m-\frac{1}{m}\right)^2\sin^2(kL)\right] \tag{4-127}$$

式中　m——抗性消声器的扩张比。

由式（4-127）可知，管道截面收缩至 $1/m$ 或扩张 m 倍，其消声作用是相同的。在工程中为了减小气流的阻力，常用扩张管。扩张比 m 越大，传递损失越大。

当 $kL=\dfrac{(2n+1)\,\pi}{2}$，即 $L=\dfrac{(2n+1)\,\lambda}{4}$ 时，$\sin^2(kL)=1$，D_t 是极大值。

$$D_{\text{tmax}}(\text{dB}) = 10\lg\left[1 + \frac{1}{4}\left(m - \frac{1}{m}\right)^2\right] \qquad (4\text{-}128)$$

当 $kL = n\pi$，即 $L = \dfrac{n\lambda}{2}$ 时，$D_t = 0$，声波无衰减地通过扩张管。其对应的频率称为通过频率。

（3）上、下限截止频率

对于高频声波，其波长很短，会以窄束形式从扩张管中心穿过，使消声量急剧下降。扩张式消声器的有效消声上限截止频率可用下式计算：

$$f_u = 1.22 \frac{c}{d_{\text{eq}}} \qquad (4\text{-}129)$$

式中　c——声速；

　　　d_{eq}——扩张管的等效直径。

可见，扩张管的截面积越大，消声器的上限截止频率越低，即消声器的有效消声频率范围越窄。因此，不能盲目增大扩张比，要兼顾消声量和消声频率两个方面。

扩张式消声器还存在一个下限截止频率，在低频范围，声波波长远大于扩张管或连接管的长度。这时需将扩张管和连接管看成一个集中的声学元件，式(4-127) 的讨论前提不再成立。

扩张式消声器的下限截止频率为

$$f_1 = \frac{c}{\pi}\sqrt{\frac{S_1}{2Vl_1}} \qquad (4\text{-}130)$$

式中　c——声速；

　　　l_1——连接管长度；

　　　S_1——连接管截面积；

　　　V——扩张管体积。

4.6.3.2　常用抗性消声器结构

（1）多级扩张消声器

单节扩张式消声器的主要缺点是当 $kL = n\pi$ 时，传递损失就等于零。为此，提出多级扩张消声器，即将多个通过频率不同的单节扩张式消声器串联起来。这样的串联可以改善整个消声器的频响特性，提高总的消声量。但是，各级消声器之间的声波传播会相互影响。因此，多级扩张消声器的总体特性不是各个单节扩张式消声器特性的简单叠加。通常，可采用四端网络传递矩阵法来分析多级扩张消声器的声学性能。

（2）内插管消声器

改进单节扩张式消声器性能的另一方法是在总长 L 的扩张管两端各插入长度为 $L/2$ 和 $L/4$ 的插管，以分别消除 n 为奇数和 n 为偶数的通过频率低谷，使消声器的频率响应特性曲线平直 ［图 4-39(a)］。在实际设计时可将两端插入管连在一起，而其上开穿孔率大于 30% 的小孔，以减小气流阻力 ［图 4-39(b)］。内插文丘里管也是减小气流阻力的一种常用方法，其原理是用渐变的文丘里管替代通常的直管 ［图 4-39(c)］。

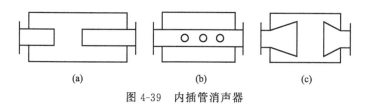

$$(a) \qquad (b) \qquad (c)$$

图 4-39　内插管消声器

（3）共振式消声器

共振式消声器也是一种抗性消声器，最简单的结构形式是单腔共振式消声器。它由管壁上的开孔与外侧的密闭空腔相互连通而成 ［图 4-40(a)］。共振式消声器的实质是亥姆霍兹共振吸声结构。当声波波长大于共振式消声器最大尺寸 3 倍时，共振频率为

$$f_r = \frac{c}{2\pi}\sqrt{\frac{G}{V}}$$

$$G = \frac{\pi d^2}{4(t+0.8d)} \tag{4-131}$$

式中　c——声速，m/s；

　　　V——空腔体积，m³；

　　　d——小孔直径，m；

　　　t——小孔颈长，m。

单腔共振式消声器的传递损失为

$$D_t(\mathrm{dB}) = 10\lg\left(1 + \frac{\beta^2}{\dfrac{f}{f_r} - \dfrac{f_r}{f}}\right)$$

$$\beta = \frac{\sqrt{GV}}{2S} \tag{4-132}$$

式中　S——气流通道的截面积，$S = \dfrac{1}{4}\pi d^2$，m²。

当频率 f 接近共振频率 f_r 时，共振消声量将趋于无穷大，这在实际情况下显然是不合理的。因此需要考虑（相对）声阻 r_a 的影响，这样共振时的传递损失应是

$$D_{t,r}(dB) = 10\lg\left(1 + \frac{1+4r_a}{4r_a^2}\right)$$

$$= 20\lg\left(1 + \frac{1}{2r_a}\right) \tag{4-133}$$

以上的讨论仅限于单频，工程中需得到一定频带宽度内的消声量。

共振时倍频程频带的传递损失

$$D_{t,oct}(dB) = 10\lg(1 + 2\beta^2) \tag{4-134}$$

共振时 1/3 倍频程带传递损失

$$D_{t,1/3oct}(dB) = 10\lg(1 + 19\beta^2) \tag{4-135}$$

共振式消声器的优点是适用于低、中频频段，缺点是消声频带较窄。可采取的改进方法有以下两种。

① 增大共振结构的声阻，例如减小小孔直径，增加小孔颈长，在小孔口粘贴阻性薄膜，或在腔内填充吸声材料等。增加声阻会拓宽有效消声的频带宽度，但也会使共振频率处的消声量减少，但从整体效果来看还是有利的［图 4-40(a)］。

② 多级串联。串联若干共振频率不同的单腔共振结构，可拓宽消声频率范围［图 4-40(b)］。

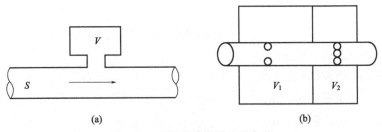

(a)　　　　　　　　　　　　(b)

图 4-40　共振式消声器改进方法

(4) 复合式消声器

将阻性及抗性等不同消声原理加以组合，设计成复合式消声器，如阻-抗复合式消声器，阻-共振复合式消声器等。

阻性消声器具有优良的中、高频消声性能，但低频消声性能较差；而抗性消声器和共振式消声器具有良好的中、低频消声性能，而高频效果一般较差。两者结合就能在相当宽的频率范围内满足工程要求。

图 4-41 是两种复合式消声器。图 4-41(a) 是阻-抗复合式消声器的剖面图，在消声器扩张管的内管壁铺设阻性吸声材料。图 4-41(b) 是阻-共振复合式消声器的剖面图，侧面为共振式消声结构，管道内壁铺设阻性吸声材料。复合式消声器的消声量一般会比两个单独消声器的消声量之和大，在实际应用中需要通过测量加以确定。

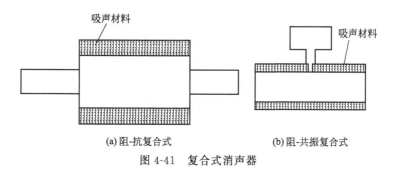

(a)阻-抗复合式　　　　(b)阻-共振复合式

图 4-41　复合式消声器

4.6.4　微穿孔板消声器

（1）基本原理

微穿孔板消声器是将穿有小孔的薄板与板后的空腔组成共振结构，替代阻性消声器中的吸声材料（图 4-42）。微穿孔板消声器的面板板材一般用厚 0.2～1.0mm 的铝板、钢板、PC 板、胶合板和纸板等。薄板上的微孔孔径一般在 1mm 以下，常用孔径为 0.5～1.0mm，穿孔率一般为 1%～3%。由于孔径小于 1mm，就可以获得足够的声阻，成为良好的宽频带吸声结构，通常不需要另加多孔性吸声材料。

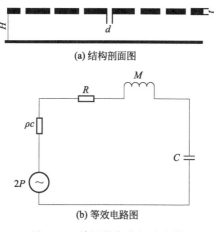

(a) 结构剖面图

(b) 等效电路图

图 4-42　单层微穿孔板消声器

（2）消声量计算

根据声波频率的不同，可按低、中、高不同频段计算微穿孔板消声器的消声量。

① 对于低频声，声波波长大于共振段（空腔）的几何尺寸，可用共振式消声器的计算公式进行消声量计算：

$$a = r_a S, \quad b = \frac{Sc}{2\pi f_r V}$$

$$f_r = \frac{c}{2\pi}\sqrt{\frac{P}{t'H}}$$

$$t' = t + 0.8d + \frac{PH}{3}$$

$$D_t = 10\lg\left[1 + \frac{a + 0.25}{a^2 + b^2(f_r/f - f/f_r)^2}\right] \tag{4-136}$$

式中　r_a——相对声阻；

　　　　S——通道截面积，m^2；

　　　　V——空腔体积，m^3；

　　　　c——空气中声速，m/s；

　　　　t——微穿孔板厚度，m；

　　　　P——穿孔率，%；

　　　　H——空腔深度，m；

　　　　d——小孔直径，m；

　　　　f——入射声波频率，Hz；

　　　　f_r——微穿孔板结构的共振频率，Hz。

② 对于中频声，根据等效电路的理论分析，单层微穿孔板结构的垂直入射吸声系数

$$\alpha_0 = \frac{4r}{(1+r)^2 + \left[\omega m - \cot\left(\dfrac{\omega H}{c}\right)\right]^2} \tag{4-137}$$

然后，参照式（4-115）和式（4-116）估算消声器的消声量。

其中：
$$r = \frac{0.147t}{Pd^2}\left(\sqrt{1 + \frac{x^2}{32}} + \frac{\sqrt{2}}{8} \times \frac{xd}{t}\right)$$

$$m = \frac{0.249 \times 10^{-3}t}{P}\left(1 + \frac{1}{\sqrt{9 + \dfrac{x^2}{2}}} + 0.85\frac{d}{t}\right)$$

$$x = d \sqrt{\frac{f}{10}}$$

式中　t——微穿孔板厚度，mm；

　　　d——小孔直径，mm；

　　　P——穿孔率，%；

　　　ω——声波角频率，rad/s；

　　　f——声波频率，Hz。

对于金属微穿孔板

$$r = \frac{0.335t}{Pd^2}\left(\sqrt{1+\frac{x^2}{32}} + \frac{\sqrt{2}}{8} \times \frac{xd}{t}\right) \tag{4-138}$$

$$x = 0.21d\sqrt{f}$$

③ 对于高频声，可用经验公式估算共振时的消声量

$$D_t(\text{dB}) = 75 - 34\lg v \tag{4-139}$$

式中　v——气体流速，适用范围 20～120m/s，m/s。

要想拓展微穿孔板消声器的吸收频带宽度，就需采用很小的孔径。为了避免在面板上加工大量的微孔，提出双层串联结构（图 4-43）。设两层微穿孔板的相对声阻和相对声质量分别为 r_{a1}、m_{a1} 和 r_{a2}、m_{a2}；其后的空腔深度各为 H_1 和 H_2。

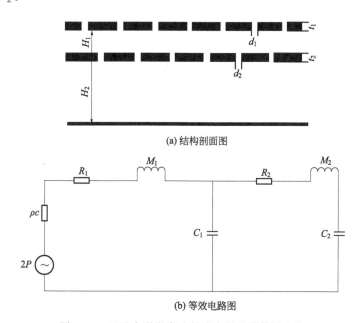

(a) 结构剖面图

(b) 等效电路图

图 4-43　双层串联微穿孔板消声器及其等效电路

则双层串联微穿孔板消声器的垂直入射吸声系数

$$\alpha_0 = \frac{4r}{(1+r)^2 + \beta^2} \tag{4-140}$$

其中：

$$r = r_{a1} + \frac{r_{a2}\cot^2\frac{\omega H_1}{c}}{r_{a2}^2 + \left[\omega m_{a2} - \left(\cot\frac{\omega H_1}{c} + \cot\frac{\omega H_2}{c}\right)\right]^2}$$

$$\beta = \frac{\cot^2\frac{\omega H_1}{c}\left[\left(\cot\frac{\omega H_1}{c} + \cot\frac{\omega H_2}{c}\right) - \omega m_{a2}\right]}{r_{a2}^2 + \left[\omega m_{a2} - \left(\cot\frac{\omega H_1}{c} + \cot\frac{\omega H_2}{c}\right)\right]^2} + \omega m_{a1} - \cot\frac{\omega H_1}{c}$$

然后，参照式(4-115)和式(4-116)计算消声器的消声量。

由于微穿孔板消声器结构可以采用金属材料，因此具有耐高温、防潮、防火、防腐蚀等特性，还可避免气流"吹散"纤维材料的问题。但是微穿孔板消声器仍存在高频失效和气流再生噪声的局限。

当空腔的宽度较长时，声波进入空腔后会在空腔内沿轴向传播，经过一段距离后离开空腔返回通道，产生所谓的轴向波效应，降低消声效果。为抑制轴向波效应，可在空腔内加置横隔板，阻挡轴向波的传播。横隔板的间距可取0.5m左右。

（3）阻性材料的作用

为拓展微穿孔板消声器的消声频带，提高消声效果，可合理增置阻性材料。增置的途径有：

① 在穿孔板上粘贴吸声无纺布或其他阻性薄层材料。其目的是调节共振结构的相对声阻 r_a。合理的设计会提高消声器消声量的有效频带宽度和幅值。

② 在空腔内填充阻性吸声材料能明显改善微穿孔共振结构的吸声性能。通过对共振结构的共振频率、吸声系数峰值和吸声系数带宽等评价量的对比分析，建议优先采用将一定厚度的吸声材料安放在空腔中部适当位置的微穿孔-吸声复合结构。

这里仅定性介绍阻性材料对微穿孔板消声器的影响，具体的效果需通过实测确定。

4.6.5　新型面板材料

除常用的穿孔板外，目前应用较多的其他新型面板材料有：泡沫玻璃、泡沫铝、铝纤维板和微孔金属板等。这些材料具有与穿孔板相同的功能，可与背后的空腔共同组成共振吸声结构。这些面板材料的声学参量，即相对声阻抗率 z、等效厚度 l 与等效穿孔率 P_{eq} 的比值，很难通过理论分析演算得到。实际应用时，可将面板材料与深度 H 的空腔组成共振结构，用阻抗管测量垂直入射吸声系数的频响曲线，然后通过相关公式反演求得。反演计算时应用的公式为

$$z = r_a + j x_a \tag{4-141}$$

$$
\begin{aligned}
x_a &= x_{a1} + x_{a2} \\
&= \cot \frac{j\omega H}{c} + j\left(\frac{\omega l}{P_{eq}c}\right)
\end{aligned}
\tag{4-142}
$$

$$\alpha_0 = \frac{4r_a}{(1+r_a)^2 + x_a^2} \tag{4-143}$$

$$\alpha_m = \frac{4r_a}{(1+r_a)^2} \tag{4-144}$$

式中　r_a——相对声阻；

　　　x_a——相对声抗；

　　　ω——声波角频率，rad/s；

　　　c——声速，m/s；

　　　l——等效厚度，m；

　　　P_{eq}——等效穿孔率，%；

　　　H——空腔深度，m；

　　　α_0——角频率 ω 处的垂直入射吸声系数；

　　　α_m——共振时的垂直入射吸声系数。

下面简介这些新型面板材料。

（1）泡沫玻璃

泡沫玻璃是一种以磨细玻璃粉为主要原料，通过添加发泡剂，经熔融发泡和退火冷却加工处理后，制得的具有均匀孔隙结构的多孔轻质玻璃制品，其内部充满分布均匀、相互连通的小气孔。气孔体积占总体积的 80%～90%，孔径大小一般为 0.1～5mm，也有小到微米（μm）级的。泡沫玻璃质地轻、不燃烧、防蛀、耐水、抗腐蚀，具有一定的强度和刚度。但是泡沫玻璃材料的强度尚不够高，弹塑性较差，材质比较脆，表面受敲击或摩擦会有细屑散落。

典型吸声泡沫玻璃产品的主要技术性能见表 4-45。

表 4-45　典型吸声泡沫玻璃产品的主要技术性能

性能名称	单位	技术指标
密度	kg/m³	170～200
气孔率	%	80～95
穿孔率	%	＞50
吸水率	%	≤0.2
抗压强度	MPa	0.7
抗折强度	MPa	0.5
使用温度范围	℃	−270～＋430
热导率	W/(m·K)	0.035～0.14

（2）泡沫铝

泡沫铝是以铝为基体的一种金属多孔材料，具有耐热、耐冻、阻燃、防水、抗高速气流冲刷、无二次污染、声学性能稳定等优点。但是泡沫铝气孔较大，流阻偏小；但加工性差，不宜弯折，容易断裂。

泡沫铝的制造工艺大致有两种：其一是发泡法，在铝液中加入化学发泡剂，故又称其为发泡铝；其二是渗流法，在铝液中添加可溶解填料，加压冷却，然后通过浸泡把填料溶解形成泡孔。典型泡沫铝产品的主要技术性能见表 4-46。

表 4-46　典型泡沫铝产品的主要技术性能

性能名称	单位	技术指标
主孔径	mm	0.9,1.6,2.5,常用规格 1.6
孔隙率	%	60～80(1.6mm 主孔径时为 68～78)
通孔性	%	85～90(1.6mm 主孔径时为 90～95)
密度	kg/m³	500～1000(1.6mm 主孔径时为 600～850)
燃烧性		不燃 A 级
抗压强度	MPa	8.61(压缩 10% 条件下)
抗弯强度	MPa	8.06
抗拉强度	MPa	3.41

（3）铝纤维板

铝纤维板是在两种不同网孔的铝网之间铺设一层铝纤维毡，然后滚压成 1.0～2.5mm 厚的薄板。国内成品铝纤维板的铝纤维毡面密度有 550g/m²、850g/m²、1100g/m²、1650g/m² 和 2000g/m² 等规格。

铝纤维板有厚度薄、质量轻、强度高、耐高温、耐腐蚀、透气散热、易加工等特点。其主要的物理性能指标见表 4-47。

表 4-47 铝纤维板的主要物理性能指标

性能名称	单位	技术指标
孔隙率	%	25～50
密度	kg/m³	1200～1900
纤维直径	μm	100
热膨胀系数	℃⁻¹	23.6×10⁻⁶
热导率	W/(m·K)	81

（4）微孔金属板

微孔金属板的制备方法也可分为两类：其一是粉末烧结法，例如将熔点较低的粒径 200μm 左右的铝粉末装入模具，加压加温，烧结成形；其二是电镀法，以泡沫塑料作为载体，将铝、铜、镍、铁等金属电镀到泡沫塑料上，然后再把泡沫塑料去掉，经过碾压，加工成不同厚度的板材。微孔金属板内部存在迂回曲折相互贯通的微孔结构，具有良好的物理特性和平整的外观，但其价格相对较高。表 4-48 是三种铝粉烧结微孔板的主要物理性能。

表 4-48 三种铝粉烧结微孔板的主要物理性能

性能名称	单位	A 型	B 型	C 型
抗拉强度	MPa	20	20	20
伸长率	%	2.5	3.0	2.0
孔隙率	%	45	45	45
密度	kg/m³	1590	1530	1520
热导率	W/(m·K)	27.2 (20～160℃)	32.1 (20～300℃)	33.3 (20～300℃)

4.6.6 扩散消声器

扩散消声器主要应用于降低排气放空噪声。排气放空噪声是工矿企业的一种重要噪声源，一般是由高温高速气流的流动不稳定性产生的。它具有噪声强度大、频谱宽、污染范围广等特点。

（1）小孔喷注消声器

小孔喷注消声器是以众多的小孔径喷口来代替原有的单一大截面喷口，适用于降低流速极高的排气放空噪声（图 4-44）。

小孔喷注消声器喷注噪声的峰值频率 f_p（Hz）与喷注速度 v（m/s）和喷口直径 D_{jet}（m）之间存在的基本关系为

$$f_p \approx 0.2 \frac{v}{D_{jet}} \tag{4-145}$$

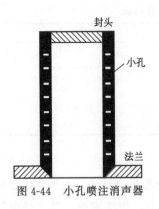

封头

小孔

法兰

图 4-44 小孔喷注消声器

可见，喷注噪声的主要能量会随喷口直径的减小而向高频端移动。当喷口直径小到一定程度时，喷注噪声的主要能量将移到人耳不敏感的高频范围。同时，高频声波在空气中的传播衰减又远大于中、低频声波。根据这个原理，将一个大口径的喷口用许多小喷口代替，在保持相同排气量和相同出口流速的条件下，便能达到大幅度降低可听声的目的。当喷口直径 D_{jet} 单位为毫米（mm）时，小孔喷注消声器的 A 计权插入损失可用下式计算：

$$D_{iA}(dB) = -10\lg\left[\frac{2}{\pi}\left(\arctan x_A - \frac{x_A}{1+x_A^2}\right)\right] \tag{4-146}$$

$$x_A = 0.165 D_{jet}\frac{c}{v} \tag{4-147}$$

在堵塞情况下，$v = c$，$x_A = 0.165 D_{jet}$，当 $D_{jet} \leqslant 1mm$ 时 $x_A \ll 1$，则式（4-146）可简化为

$$D_{iA}(dB) = -10\lg\left(\frac{4}{3\pi}x_A^3\right)$$

$$= 27.2 - 30\lg D_{jet} \tag{4-148}$$

可见，小孔的孔径越小，降噪效果越好。但是，小孔孔径过小，小孔的数量增多，加工难度增大，又容易堵塞。实用的小孔喷注消声器，小孔孔径一般为 1~3mm，以 1mm 为多。

为保证安装消声器后不影响排气量，一般要求小孔的总面积比原来喷口的截面积大 20%~60%。同时相邻小孔间距也要足够大，以保证各小孔的喷注相互独立，不会重新汇合成一个大的喷注。一般小孔的孔心距为 5~10 倍的孔径。另外，当喷注的气室压强较大时，还需考虑消声器结构的力学强度和耐压等级。

（2）节流减压排放消声器

节流减压排放消声器是将高压排放气流经过多级节流孔板逐次减压把原来的高压直接排放变为逐渐排放，从而达到降低排放噪声的目的，如图 4-45 所示。节流减压排放消声器主要用于高温高压排气放空，其消声量一般可达到 15~20dB（A）。

节流减压排放消声器的设计步骤如下：

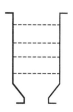 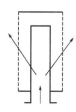 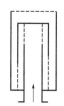 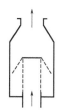

(a) 四级孔板节流　　(b) 二级孔板节流　　(c) 三级孔板迷路节流　(d) 三级孔板锥管节流

图 4-45　节流减压排放消声器

① 确定节流减压的级数 N。

$$N = \frac{\lg p_{\mathrm{m}} - \lg p_{\mathrm{s}}}{\lg \varepsilon_0} \tag{4-149}$$

式中　N——节流减压级数；

p_{s}——排气压强，$\mathrm{kgf/cm^2}$（$1\mathrm{kgf/cm^2} = 98.0665\mathrm{kPa}$）；

p_{m}——节流减压后的压强，$\mathrm{kgf/cm^2}$；

ε_0——临界压比，一般取 $0.5 \sim 0.7$。

② 确定节流孔板的通流面积。

$$S_i = k\mu G \sqrt{\frac{v_i}{p_i}} \tag{4-150}$$

式中　S_i——第 i 级节流孔板的通流面积，$\mathrm{cm^2}$；

k——气体性质系数，空气、氧气、氯气为 13，过热蒸汽为 13.4，饱和蒸汽为 14；

μ——流量系数，一般为 $1.15 \sim 1.2$；

G——排气量，$\mathrm{t/h}$；

v_i——第 i 级节流前的气体质量体积，$\mathrm{m^3/kg}$；

p_i——第 i 级节流前的气体驻压（气体绝对压强），$\mathrm{kgf/cm^2}$。

③ 节流减压消声量。

$$D_{\mathrm{iA}} = 10k\lg \frac{3.7(p_{\mathrm{s}} - p_0)^3}{N p_{\mathrm{s}} p_0^2} \tag{4-151}$$

式中　D_{iA}——A 计权声级消声量，dB；

k——经验修正系数，随压强高低而定，为 0.9 ± 0.2；

p_{s}——排气压强，$\mathrm{kgf/cm^2}$；

p_0——大气绝对压强，$\mathrm{kgf/cm^3}$；

N——节流减压级数，根据式(4-149)计算。

（3）节流减压小孔喷注复合消声器

将节流减压和小孔喷注特点结合起来，先节流减压再小孔喷注排放组成节流减压小孔喷注复合消声器，取得更高的消声量。

分别计算使用节流减压小孔喷注复合消声器前后的排放噪声级，则能得到消声器的 A 计权消声量。

对直径 D_{jet}（mm），气室压强（又称驻压）p_1、大气压 p_0，压比 $R = p_1/p_0$ 的排放口，在距排放口垂直方向 1m 处的 A 计权声压级为

$$L_{pA}[dB(A)] = 80 + 20\lg \frac{M_{r0}}{M_r} + 20\lg \frac{(R-1)^2}{R-0.5} + 20\lg D_{jet} +$$

$$10\lg \left[\frac{2}{\pi} \left(\tan^{-1} x_A - \frac{x_A}{1+x_A^2} \right) \right] \tag{4-152}$$

$$x_A = 0.165 D_{jet} \frac{c}{v} \tag{4-153}$$

式中　c——声速，m/s；

　　　v——喷注速度，m/s；

　　M_{r0}——空气分子量，取 28.8；

　　M_r——排放气体的分子量，如蒸汽 $M_r = 18$。

安装节流减压小孔喷注复合消声器后，在距消声器喷口垂直方向 1m 处的 A 计权声压级为

$$L_{pA}[dB(A)] = 71 + 20\lg \frac{M_{r0}}{M_r} + 10\lg \frac{(p_m - p_0)^4}{p_0^2 (p_m - 0.5p_0)^2} +$$

$$10\lg \left[\frac{2}{\pi} \left(\tan^{-1} x_A - \frac{x_A}{1+x_A^2} \right) \right] + 10\lg \frac{S_1 p_1}{p_m} \tag{4-154}$$

$$x_A = 0.165 d \frac{c}{v} \tag{4-155}$$

式中　p_m——节流减压后小孔喷注级前的排气压强，kgf/cm^2；

　　　p_1——进入消声器的排气绝对压强，kgf/cm^2；

　　　S_1——第一级节流孔板的通流面积，mm^2；

　　　d——小孔直径，mm；

　　M_{r0}——空气分子量，取 28.8；

　　M_r——排放气体的分子量，如蒸汽 $M_r = 18$。

（4）多孔扩散消声器

多孔扩散消声器是一种耗散型排气放空消声器。当气流通过多孔陶瓷、烧

结金属、多孔塑料和多层金属网等材料时，由于材料的流阻，排气压强大为降低，流速减小，从而降低噪声强度，如图 4-46 所示。多孔扩散消声器一般仅适用于低压、高速、小流量的环境，消声量可达 20～40dB（A）。

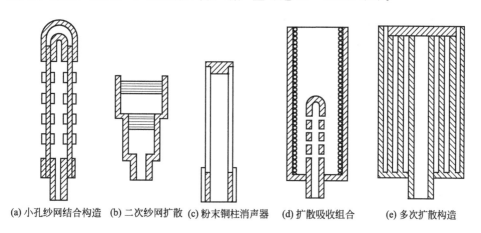

(a) 小孔纱网结合构造　(b) 二次纱网扩散　(c) 粉末铜柱消声器　(d) 扩散吸收组合　(e) 多次扩散构造

图 4-46　多孔扩散消声器

4.7　隔振与减振

4.7.1　振动控制的基本途径

对于振动控制可从以下两方面采取措施：一是对振源进行改进，降低振动强度；二是在振动的传播途径上采取措施，提高振动的传递损失，减弱振动的能量传递。

4.7.1.1　振源控制

振动系统在外力的激励下，将会产生振动。其振动的频率由激励频率决定，振动的幅值不仅与激励力的大小有关，而且也与振动系统本身的固有特性密切相关。这些特性包括系统的质量、弹性（劲度）、阻尼、结构尺寸和边界条件等。

因此，首先可以通过减小振动的激励来降低振动；其次可以通过对系统特性参数的改变来降低振动。

（1）减小激励力

振动激励力的主要来源是系统本身的不平衡力。改进振动设备的设计和提高加工制造及装配的精度，使其振动减小，是最有效的控制方法。例如，对于高速旋转的设备应尽量调整好静、动平衡，控制安装间隙，以减少惯性离心力的产生；对于冲击类设备应尽量延缓接触时间，以减小冲击力。

（2）避免共振

当外界激励力的频率 f 与振动系统的某个固有频率 f_0 相吻合时，系统将达到振动幅度的峰值。因此对于确定的激励频率，可以通过改变系统的固有频率，使其远离激励频率，避免共振，明显减小系统的振动幅度。

提高振动系统的弹性（劲度）、减小振动系统的质量、缩短筋肋的间距等方法都能提高系统的固有频率。

在工程实践中，对于简单系统可以直接应用相关公式来估算系统的固有频率；对于复杂系统可以采用数值分析的方法来计算系统的固有频率。

（3）参量控制

在系统做受迫振动时，对应不同的激励频段，系统的各个参量对稳态振动的位移振幅、速度振幅和加速度振幅的作用是不同的，大致可以分成三个特征区域——质量控制区、弹性控制区、力阻控制区。对应不同的频段，可以针对性地调节系统的某些特性参数来有效地控制系统振动。

4.7.1.2　振动隔离

振动的影响，特别是对周围环境的影响，主要是通过振动传递来完成的。隔离振动的传递或增加振动的传递损失可以有效地控制振动的影响。

在振动机械基础的四周，或在被保护区域的四周开挖一定宽度和深度的沟槽，里面填充木屑等松软物质或不填充，用来隔离振动的传递。这是通常采用的防振和隔振措施。

在振动设备下安装隔振器，是目前工程中应用最广的振动控制措施。合理设计的隔振结构可以达到隔离 $85\% \sim 95\%$ 激励力的效果。

4.7.1.3　结构声的隔离

结构声是机械振动在固体结构内的传播。若断开传递构件嵌入一段轻质材料（或保留空隙），就会形成两个阻抗突变的界面，有效地隔断固体声的传播。显然，两种材质的阻抗比越大、界面间的距离越大、固体声的频率越高，隔断的效果越明显。

4.7.2　隔振原理

机器设备的振动可以传递给基础，从而引起周围物体的振动；反之，基础地面的振动也可传递给机器设备。要隔离振动的传递，通常是在设备与基础之间接入弹性元件，形成质量块（包括机器设备和其基础底座的质量）与弹性元件组成的隔振系统。在实际应用时，往往同时引入阻尼，使系统在固有频率附近的隔振性能得到改善。

减弱振动从机器设备向基础的传递称为主动隔振或积极隔振；反之，减弱振动从基础地面向机器设备的传递称为被动隔振或消极隔振。

振动系统的振动模式可以是胀缩振动，也可以是剪切振动、弯曲振动或扭转振动，以及多种模式的组合。因此，实际的振动控制系统可能相当复杂。

4.7.3 隔振元件

选择适当的隔振元件是隔振设计的重要环节。工程设计时首先必须保证隔振系统的固有频率 f_0 低于扰动频率 f 的 $1/\sqrt{2}$。机器设备所产生的振动实际上包含许多不同的频率。如果在隔振设计中能够保证把低频成分充分隔离，那么较高频率的振动成分就能获得更大的衰减。工程中广泛使用的隔振元件有金属弹簧隔振器、橡胶隔振器、橡胶隔振垫、空气弹簧和其他弹性材料。表 4-49 给出它们的主要的特性。

表 4-49 各类隔振器和隔振材料的特性

隔振器或隔振材料	频率范围	最佳工作频率	阻尼	缺点	备注
金属螺旋弹簧	宽频	低频	很低,阻尼比 0.001	容易传递高频振动	广泛应用
金属板弹簧	低频	低频	很低		特殊情况使用
橡胶	取决于成分和硬度	高频	随硬度增加而增加	载荷容易受到限制	
软木	取决于密度	高频	较低,阻尼比 0.06		
毛毡	取决于密度和厚度	40Hz 以上	高		通常采用厚度 1～3cm
空气弹簧	取决于空气体积		低	结构复杂	

（1）金属弹簧隔振器和不锈钢丝绳隔振器

金属弹簧隔振器广泛应用于工业振动控制中。其优点是在很宽的温度范围（−40～150C）和不同的环境条件下，可以保持稳定的性能，耐腐蚀、耐老化、尺寸小、承载大。缺点是本身阻尼很低，在共振区段传递率很大，且易于传递高频振动和容易产生侧向摇摆。为了使隔振系统具有足够的侧向稳定性，一般应选择短而粗的弹簧，或配备侧向缓冲装置。另外，为提高金属弹簧隔振器的阻尼，可在弹簧与基础之间加垫橡胶、毛毡等内阻较大的衬垫，或与橡胶材料配合组成弹簧-橡胶复合隔振器。这类隔振器的阻尼比可达 0.11～0.20，固有频率可达 2～3Hz。

最常用的金属弹簧隔振器有螺旋弹簧和板条式弹簧两种（图 4-47）。螺旋弹簧隔振器的适用范围广，可用于风机、球磨机、破碎机、压力机等各类设备。

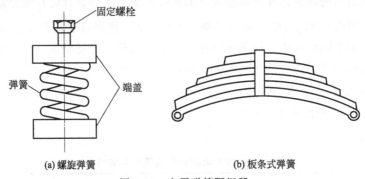

(a) 螺旋弹簧　　　　　　　　　　(b) 板条式弹簧

图 4-47　金属弹簧隔振器

板条式弹簧隔振器是由钢板条叠加制成，利用钢板之间的摩擦，可获得适宜的阻尼比。这种隔振器只在一个方向上有隔振作用，多用于火车、汽车的车体隔振和只有垂直冲击的锻锤基础隔振。

另一种在船舶中应用较多的隔振器是不锈钢丝绳隔振器（图 4-48）。这类隔振器是以多股不锈钢丝绞合成绳，按对称或反对称方式，在金属夹板上缠绕而成，具有变刚度性、变阻尼性、载荷范围宽、性能稳定、抗冲击能力强、耐高温、抗腐蚀、安装方便等特点。

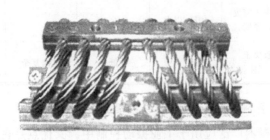

图 4-48　不锈钢丝绳隔振器

目前国内已有各种不同规格的金属隔振器产品可供设计选用，单个隔振器的载荷为几千克到几千千克。

（2）橡胶隔振器

橡胶隔振器也是工程中常用的一种隔振元件，如图 4-49 所示。特别是对于小型机器设备，采用橡胶隔振元件是很有成效的。

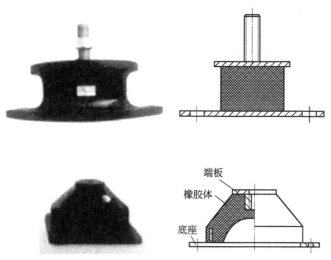

图 4-49　橡胶隔振器

橡胶隔振器的主要优点是具有一定的阻尼，在共振区段有较好的隔振效果，并适用于垂直、水平和旋转等方向的隔振。采用不同的配比可在较宽范围内调节橡胶的硬度。其主要缺点是：容易老化、容易蠕变，特别是在高温时，蠕变现象更为严重。

橡胶隔振器采用橡胶块为弹性元件，通常将橡胶块放置在两层钢板之间，形成一个整体。橡胶隔振器适用于压缩、剪切或切压的情况，不适用于受拉伸的情况，剪切受力时的隔振效果优于压缩受力。橡胶隔振器可以制成平板、碗形、圆筒、圆柱和锥形等形状。

目前国内生产的橡胶隔振器，一般阻尼比大于 0.05，适用温度−0.5～50℃，固有频率 10Hz 左右，单个隔振器的载荷在几千克到 1000kg 以上。

（3）橡胶隔振垫

隔振垫也是经常采用的一种隔振元件，如橡胶、软木、毛毡、玻璃棉毡、岩棉毡等都可以用作隔振垫。其特点是安装方便、价格便宜、厚度可控。

定型生产的橡胶隔振垫是在 10～20mm 厚的橡胶板两侧面制成沟槽或不

同高度直径的点柱，以增加受力时的形变量，如图 4-50 所示。使用时可以直接把隔振垫放在设备下面，而不必改造基础。隔振垫可串联使用，以进一步降低固有频率。适用温度 -10～50℃，阻尼比 0.06～0.08，固有频率 10Hz 左右，载荷在 100kg/m² 左右。

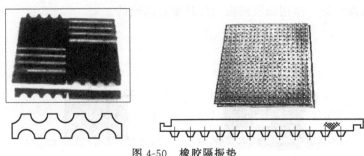

图 4-50　橡胶隔振垫

软木的最佳载荷为 0.5～15kg/cm²，阻尼比 0.06～0.18，常用厚度 5～15cm，固有频率 20～30Hz。

毛毡具有较大的阻尼，对抑制声波频率范围内的振动比较有效。通常采用的毛毡厚度 10～25cm，载荷 0.2～0.7kg/cm²，固有频率 20～40Hz。

用少量的酚醛树脂、聚醋酸乙烯酯等黏结剂把玻璃纤维或矿棉胶粘在一起制成纤维毡或纤维板，可以作为弹性垫层。其自由状态厚度 5～15cm，常用载荷为 0.1～0.6kg/cm²，阻尼比 0.04～0.07，固有频率 5～10Hz。

（4）空气弹簧

空气弹簧又称"气垫"，固有频率低（在 1Hz 以下），黏性阻尼高，具有良好的隔振效果。空气弹簧的基本结构是用阀门连接的橡胶空腔、储气罐和压缩气源，负荷置于橡胶空腔上部。在橡胶空腔内充进一定压强的空气，使其具有适宜的弹性，从而达到隔振的目的。当负荷改变时，可通过阀门调节橡胶空腔内的气体压强，使其保持恒定的静态压缩量。但是这种隔振器的负荷受到较大限制，橡胶容易老化，不够耐用，而且还需压缩气源和复杂的辅助系统，价格比较昂贵。

（5）柔性接管

柔性接管又称补偿接管、软接头或避振喉，材质有橡胶、金属、丝网、帆布和塑料等，如图 4-51 所示。将柔性接管插接在隔振管道系统之中，用来隔离沿管路传播的振动。选用柔性接管时除确定柔性接管的通径和长度外，还必须注意柔性接管的工作压力要高于管路的工作压力，允许的工作温度要高于环境（或流质）温度，轴向和径向的允许位移要大于实际位移，并应考虑防腐蚀等特殊要求。

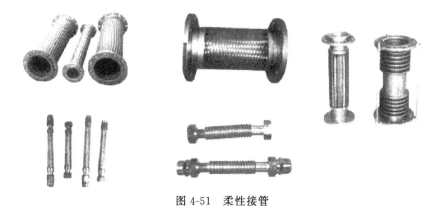

图 4-51　柔性接管

4.7.4　阻尼减振

减振与隔振在性质上是完全不同的。采取相应的措施使振源受到抑制称为减振,即所谓的振源控制;在振动的传递路径上采取措施减少振动的传递称为隔振。

直接减弱振源振动的结构称为减振结构。工程上广泛应用的减振结构有阻尼层和动力吸振器。

阻尼层结构是将高阻尼材料与振动构件结合成一个整体,增大振动能量的损耗。动力吸振器是在振动构件的适当部位加装共振系统,吸收或抑制构件振动能量。这里仅对阻尼减振进行一些讨论。

（1）阻尼减振原理

由于阻尼的作用,系统的部分振动能量转变为热能,从而抑制系统的振动。其损耗能量的大小,与系统的力阻(阻尼)和振幅密切相关,力阻(阻尼)大,振幅大,损耗也大。当激励力补充的能量与损耗能量相等时,系统达到稳态振动。因此,增加力阻(阻尼)可以有效地减小稳态振动的幅度。这种效应在激励幅度最大的共振区域最为显著。

材料的阻尼特性采用损耗因子 η 来表示。其定义是振动系统在每个振动周期内损耗的能量 E 与系统最大弹性势能 E_{pmax} 之比除以 2π,即

$$\eta = \frac{E}{2\pi E_{\mathrm{pmax}}} \tag{4-156}$$

经过简单的运算可以得到损耗因子 η 与阻尼比 ξ 之间的关系为

$$\eta = 2\xi \frac{f}{f_0} \tag{4-157}$$

式中 f——激励频率；

f_0——振动系统的固有频率。

可以看到，系统的损耗因子，即损耗的振动能量的比值，不仅与材料的阻尼比有关，也与激励频率和振动系统的固有频率有关，高频振动的损耗因子高于低频振动。

大多数材料的损耗因子为 $10^{-5} \sim 10^{-1}$，其中金属为 $10^{-5} \sim 10^{-4}$，木材为 10^{-2}，橡胶为 $10^{-2} \sim 10^{-1}$。

(2) 阻尼材料

根据材料的特性可将阻尼材料分为：高阻尼合金、黏弹性阻尼材料、复合阻尼材料和结构高阻尼材料。其中，黏弹性阻尼材料包括阻尼橡胶和聚合物阻尼材料；复合阻尼材料包括聚合物基复合材料、金属基复合材料。

高阻尼合金包括记忆合金、铁磁合金和其他合金。它们的损耗因子一般在 $10^{-3} \sim 10^{-2}$，比普通金属高数十倍。典型的高阻尼合金有以下几种。

Al-Zn 合金，这类合金具有牢固、价廉、质轻、容易加工等优点，可用来制作小型机械部件。

Mg 合金，这类合金具有较大的衰减系数，强度大、相对密度小、耐冲击、耐腐蚀，用于火箭姿态控制盘和陀螺安装架等精密装置。

Mn-Cu 合金，这类合金具有良好的衰减系数和耐腐蚀性，较好的抗应力腐蚀和抗空化腐蚀性能，常应用于船舶工业。

Fe 合金，这类合金近年来发展很快，具有良好的高温衰减特性，容易加工、可焊接、强度高，广泛应用于工业机械、家用制品等。

聚合物阻尼材料又称高聚合物材料或高分子材料。聚合物阻尼材料在低温（或高频率）时处于玻璃态，弹性模量高、损耗因子小；在高温（或低频率）时处于橡胶态，弹性模量比玻璃态小 3～4 个数量级，损耗因子也减小。介于这两者之间的是玻璃化转变区，称为黏弹态。通过分子链运动产生的内摩擦，将外场作用的机械能或声能量转变为热能，损耗因子呈现峰值。这类材料的评价指标包括两个方面：一是玻璃化转变区的温度范围，一般应达到 60～80℃；二是在玻璃化转变区内的损耗因子，一般应大于 0.3。这类材料中应用较多的有丁基橡胶、丙烯酸酯橡胶、聚硫橡胶、丁腈橡胶和硅橡胶等橡胶系列，以及聚氨酯、聚氯乙烯和环氧树脂等。

复合阻尼材料是在基体材料中加入填料，影响材料的动态阻尼特性。常用的无机填料有云母、石墨、空心微珠、短碳纤维、玻璃棉、TiO_2 和压电陶瓷等。此外，利用一些有机小分子与聚合物形成杂化体构成高阻尼材料，开创了制备高性能阻尼材料的新途径。

为方便应用，市售的阻尼材料通常制成片状，按安装方式分为热溶型和自黏型等。此外，阻尼涂料可方便地应用于形状复杂的零部件。

4.8　等效连续 A 声级的测量

4.8.1　测量条件

随着经济发展和城市化的速度加快，作为四大环境污染公害的环境噪声污染问题正变得愈发严重，校园作为噪声的敏感区，频繁出现的噪声会对学生的学习效率产生较大的影响，因此本书选取校园内 14 个较有代表性的监测点进行噪声监测和评估。

本书选用 AWA5633 型声级计作为测量工具，数值显示屏幕上方的箭头指向 "F" 处，此时仪器上显示的数值就是 A 计权声压级 L_p。显示屏幕每秒更新一次数据，声压级 L_p 实际指的是 1s 内的最大声级。共选定 14 个点，分早中晚三个时间段进行检测。在每个检测点测量数据时，每隔 30s 读一次声级计读数，如此每次记录 10 组数据，就是所测地点 5min 内的声压级变化情况。测量者在测量的时候不得大声说话，防止影响真实数值。同时保证周围环境无较大的施工作业，满足了噪声测量的条件。

4.8.2　测点布置

选择了 14 个校内检测点对环境噪声污染进行检测，选择的地点以寝室、自习室、食堂以及学生经过频次较高的路口为主。学生寝室以学 19 楼地下 1 层和学 19 楼地上 8 层两个区域进行检测；食堂以一层和三层进行检测；自习室以图书馆、综合科研楼一层大厅、综合科研楼三层自习室、综合教学楼自习室进行检测；运动场所以操场和夏日广场进行检测。除此之外，本书还针对学生经过频次较高的几个路口进行了检测：学 17 楼与教工食堂之间路口、学 17楼与学 19 楼之间路口、综合教学楼与综合科研楼之间路口。具体噪声检测点分布情况如图 4-52 所示：

4.8.3　噪声评价标准选取

以中国现行的国家标准《声环境质量标准》（GB 3096—2008）以及《民用建筑隔声设计规范》（GB 50118—2010）来对所测得的各区域的噪声污染等级和噪声污染指数进行评价。

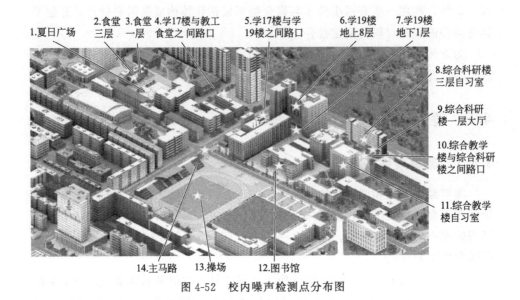

1.夏日广场　2.食堂三层　3.食堂一层　4.学17楼与教工食堂之间路口　5.学17楼与学19楼之间路口　6.学19楼地上8层　7.学19楼地下1层　8.综合科研楼三层自习室　9.综合科研楼一层大厅　10.综合教学楼与综合科研楼之间路口　11.综合教学楼自习室　14.主马路　13.操场　12.图书馆

图 4-52　校内噪声检测点分布图

4.8.4　数据处理与分析

（1）噪声评价量的选取

采用等效连续 A 声级对于校园内环境噪声污染进行评价。

等效连续 A 声级等效于相同的时间间隔内与不稳定噪声能量相等的连续稳定噪声的 A 声级，其符号用 L_{eq} 来表示，数学表达式为：

$$L_{eq} = 10\lg\left[\frac{1}{t_2 - t_1}\int_{t_1}^{t_2} 10^{0.1 L_{pA}(t)}\,\mathrm{d}t\right] \tag{4-158}$$

如果测量是在同样的采样时间间隔下，测得一系列 A 声级数据的序列，则测量时段内的等效连续 A 声级也可以通过式（4-159）和式（4-160）进行计算：

$$L_{eq} = 10\lg\left[\frac{1}{T}\sum_{i=1}^{N} 10^{0.1 L_{pAi}}\tau_i\right] \tag{4-159}$$

$$L_{eq} = 10\lg\left[\frac{1}{N}\sum_{i=1}^{N} 10^{0.1 L_{pAi}}\right] \tag{4-160}$$

（2）自习室噪声污染分析

以自习室为例，说明数据分析过程及结果。

为有效说明自习室的环境噪声污染情况，测量过程分为三天早中晚进行，且保证每天的测量时段近似一致，之后对每一时段的噪声求取算数平均值，以此来近似代表该检测点在这一时段的噪声污染情况，最后使用 origin 软件采用描点作图的方法求得自习室检测点的噪声分布情况，具体如图 4-53～图 4-57 所示。

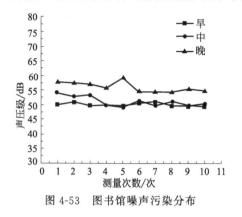

图 4-53　图书馆噪声污染分布

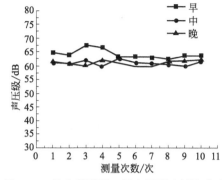

图 4-54　综合科研楼一层大厅噪声污染分布

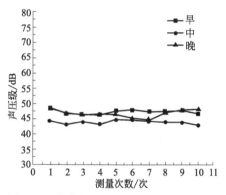

图 4-55　综合教学楼自习室噪声污染分布

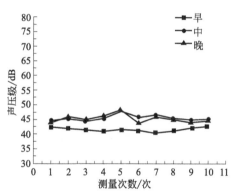

图 4-56　综合科研楼三层自习室噪声污染分布

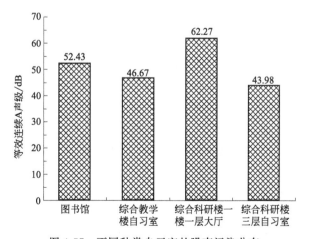

图 4-57　不同种类自习室的噪声污染分布

从整体来看，自习室区域的噪声声压级较低，声音环境较好，可以认定这些自习室均能够为全校学生提供一个高效舒适的学习环境。从图4-57以及计算而得的等效连续A声级数据综合来看，不同的自习室的噪声污染情况有着明显的区别，可以清晰看出，噪声的污染程度排序为：综合科研楼一层大厅高于图书馆高于综合科研楼三层自习室略高于综合教学楼自习室，尤其是综合科研楼一层大厅声压值为62.27dB，高于《声环境质量标准》规定的昼间环境噪声上限，因此应当对其采取一定的隔声和消声装置，来降低噪声对学生的危害。

通过对四类自习室的周围环境及现状进行分析可以得到相应的原因。首先综合科研楼毗邻学院路，校外的车辆产生了大量的交通噪声，此外，综合科研楼一层较为空旷，是通往综合科研楼其他自习室的必经之路，且该大厅允许学生进行低声讨论，因此综合来看，其噪声污染最为严重。

此外，从图中还可以看出，在剩余的三个自习室里，图书馆的噪声量要高于其他两个，综合原因有两点：第一，图书馆是大家公认的自习区域，因此前往图书馆自习的学生要多于其他自习室。第二，图书馆的自习区域面积相对较小，噪声扩散效果较差。

（3）得出结论

通过对检测的结果进行处理，采取等效连续A声级作为校内噪声的评价指标，选取《声环境质量标准》作为参考。最后讨论分析发现，校内14个噪声检测点仅有图书馆、综合教学楼自习室、综合科研楼三层自习室、学19楼地上8层四个点符合标准。

习 题

1.某隔声墙面积12m^2，其中门、窗所占的面积分别为2m^2、3m^2。设墙体、门、窗的隔声量分别为50dB、20dB和15dB，求该隔墙的平均隔声量。

2.某隔声间有一面积为20m^{2}的墙与噪声源相隔，该墙透射系数为10^{-5}，在该墙上开一面积为2m^{2}的门，其透射系数为10^{-3}，并开一面积为3m^{2}的窗，透射系数也为10^{-3}，求该组合墙的平均隔声量。

3.某房间大小为6m×7m×3m，墙壁、天花板和地板在1kHz时吸声系数分别为0.06、0.07和0.07。若在天花板上安装一种吸声系数为0.8的吸声贴面，求该频带（1kHz）在吸声处理前后的混响时间及处理后的吸声降噪量。

4.某车间几何尺寸为25m×10m×4m，室内中央有一无指向性声源，测得 1000Hz 时室内混响时间 2s，距声源 10m 的接收点处该频率的声压级为 87dB，现拟采用吸声处理，使该噪声降为 81dB，试问该车间 1000Hz 的混响时间应降为多少？并计算室内应达到的平均吸声系数。

5.有一个房间尺寸为 4m×5m×3m，500Hz 时地面吸声系数为 0.02，墙面吸声系数为 0.05，平顶吸声系数为 0.25，求总吸声量和平均吸声系数。

第 **5** 章 其他职业危害因素

5.1 工业微气候

5.1.1 工业微气候及其与安全生产的关系

5.1.1.1 定义

由生产工艺决定的要求人们所处的人工气候环境称为工业微气候。工业生产中可能会遇到各种不利的劳动环境:高温、高温高湿、高温强辐射、低温强气流、露天作业等,研究这些微气候条件下人体与环境的热交换过程和热感觉指标,以采取相应的控制措施,创造一个适合人们生理和心理需求的舒适微气候是工业卫生的重要研究内容之一。

5.1.1.2 微气候的主要影响因素

影响人们对工业微气候的评价主要是热感觉指标,其次是空气质量指标。

人体通过三种途径和环境进行热交换,维持身体的热平衡:与周围空气的对流换热、对周围物体的辐射散热、水分的蒸发。水分的蒸发为人体散热提供了一种有效的方法,即使空气温度在短时间内高于人体温度时也能通过水分的蒸发(隐形出汗)使身体散出热量而不致使机体过热。

影响热感觉的物理参量主要有温度、湿度、风速和热辐射。

(1)温度

温度是影响人体热感觉的最重要指标,使人感到舒适的温度与多种因素有关,如人的体质、年龄、性别、衣着、劳动强度等。

一般情况下,人们感到舒适的温度是 21℃±3℃,并随劳动强度的增大而减小,见表 5-1。

表 5-1　劳动强度与舒适温度的关系

劳动强度	舒适温度/℃
坐位脑力劳动(办公室、调度室)	18~24
坐位轻体力劳动(操纵台、仪表工)	18~23
站位轻体力劳动(车工、检查仪表)	17~22
站位重体力劳动(工程安装、木匠)	15~21
很重的体力劳动(装卸工、土建工)	14~20

（2）湿度

湿度分为相对湿度和绝对湿度两种表示方法，生产环境中用相对湿度来表示空气的湿度指标。

湿度对人体热感觉的影响与温度有关。温度舒适区，湿度的大小对热感觉的影响很小；高温环境中，湿度对热感觉的影响非常明显，湿度增大将限制人体水分的蒸发，使人感到闷热；低温环境中，"湿冷"比"干冷"令人更不舒适。

最适宜湿度为40%~60%，相对湿度超过70%时称为高气湿，高气湿影响人体通过蒸发方式散热，会使人感到不适；相对湿度低于30%时称为低气湿，低气湿环境会助长空气中污染物的形成并长时间悬浮，也使人呼吸时失水较多，使口鼻黏膜干燥而产生不适感。

（3）风速

风速即工作环境中空气流动的速度。当空气流过人体时，会强化人体与环境的对流和蒸发散热的能力，其作用大小取决于风速及皮肤与空气的温差。当二者之间温差（皮肤温度－空气温度）较大时，对人体的"冷却"效果几乎与风速的平方成正比；但当空气温度接近皮肤温度时，风速变化所产生的"冷却"效果则迅速减弱。加大风速可以补偿温度的升高所产生的热感觉，但在生产环境中，过高风速会带来其他干扰而使人们难以接受。

舒适的风速不宜超过0.5m/s，即使气温较高时，也不宜超过1m/s；我国《工业建筑供暖通风与空气调节设计规范》（GB 50019）中规定的不同温度与风速的关系见表5-2。

表 5-2　舒适的温度、湿度与风速

室内温湿度		允许风速/(m/s)
温度/℃	湿度/%	
18	40~60	0.20

室内温湿度		允许风速/(m/s)
温度/℃	湿度/%	
20	40~60	0.25
22	40~60	0.30
24	40~60	0.40
26	40~60	0.50

（4）热辐射

自然界物体高于热力学温度（0K）时，物体对外产生热辐射；温度越高，辐射波长越短。人体表面温度约为310K，其辐射波长为 5~25μm。在任一时刻，自然界中的物体与物体之间均存在相互辐射，并通过辐射进行能量传递，试图实现温度的平衡。

热辐射分为正辐射与负辐射，负辐射有利于人体散热，也是舒适微气候的必备条件之一。

热辐射的常用单位为 kJ/(m² · min)。夏日中午，在武汉附近测得阳光对地面的热辐射可达 60kJ/(m² · min)。对人体而言，热辐射超过 100kJ/(m² · min) 时将会产生明显的烧灼感；达到 200kJ/(m² · min) 时，人仅能耐受数秒钟（热钢锭附近、水泥厂转窑附近）。

5.1.1.3 微气候的综合评价指标

有效温度是一种生理热指标，由美国人雅格罗提出后被广泛采用。有效温度是在实验室条件下创造出不同的温度、湿度和气流速度，然后根据130名受试者主诉的热感觉来划分度数，是一种等效气温。有效温度的不足之处是没有考虑热辐射的影响，可用黑球温度代替干球温度加以校正——校正有效温度。

5.1.1.4 微气候的类型及对人的影响

（1）微气候的类型

不良微气候按温度可分为：高温作业和低温作业。工业生产中多为高温作业类型，包括高温强辐射作业、高温高湿作业和夏季露天作业；低温类型的微气候，有低温、低温高湿、低温强气流。

① 高温强辐射作业　指气温超过 30~32℃，辐射强度超过 41.8kJ/(m² · min) 的场所中作业，如冶金工业的炼焦炼钢车间、机械工业的铸造热处理车间、热电站、锅炉间等，这类车间中有的夏季气温可达 40℃以上，辐射强度超过 400kJ/(m² · min)，若防护不当极易造成人体过热。

② 高温高湿作业　指气温超过 30℃、相对湿度超过 80％的场所中作业，常见于造纸、印染车间和较深的矿井中，尤其在井下，通风不良时最易形成这种气候。

③ 夏季露天作业　热源主要是太阳的热辐射和地表被加热后形成的二次热辐射源，常见于地面运输、装卸、建筑施工等工作，露天工作时间较长，如劳动强度过大又无风时，容易发生机体蓄热和中暑。

（2）微气候对人体的影响

① 高温作业　长时间高温作业可使人的正常生理机能——体温调节、水盐代谢等发生障碍，引起体温升高、水盐代谢平衡失调；高温环境还对人体的循环系统、消化系统、神经系统和泌尿系统等造成不同程度的影响，严重时可造成血压变化、食欲减退和消化不良、中枢神经系统抑制、工作能力下降等后果。

② 低温作业　低温高湿环境以加强人体的负辐射散热为主；低温下的强气流主要是加强人体的传导散热，使人体过冷或局部过冷，导致各种伤风感冒性疾病；低温影响最敏感的是手指的精细动作，手部皮温降至 15.5℃以下，手指操作灵活性明显下降，手肌力和肌动感觉能力都会明显变差（易发生操作事故）。

长时间暴露在低温环境中，人体将产生冻伤。在低温下，人体体表血管剧烈收缩，血液循环和细胞代谢发生障碍，造成组织缺血、缺氧，进而出现组织变性和坏死，产生冻伤；冻伤多发生在人体的末梢部位，如手、足、耳朵等处。

人暴露在 0℃以下气温中，除局部冻伤外，还将出现全身疲惫感、寒战，甚至冻僵。无防护情况下人体对不同温度的反应见表 5-3。

表 5-3　无防护情况下人体对不同温度的反应

温度/℃	后果	主诉可耐受时间	主诉症状	生理反应
120	烧伤	1s～1min	痛	极限负荷
95	虚脱	1min～1h	头晕	
50	疲惫	1h～1d	疲惫	血管舒张和出汗
21	舒适	无限	无	
-7	疲惫	1h～1d	冷感觉	寒战
5(水中)	冻僵	1min～1h	冻僵	寒战
-55(金属壳内)	昏迷	1s～1min	痛	极限负荷

（3）微气候对工作效率及安全的影响

国内外许多统计资料表明：炎热季节，特别是 7～8 月份发生事故较多。因夏季温度高、湿度大，人的中枢神经系统容易失调，工人常感到精神恍惚、疲劳、周身无力、昏昏沉沉，这种精神状态常成为诱发事故的原因。

5.1.1.5　不良微气候中的人体防护

（1）高温防护

工业企业应严格执行卫生标准《工业企业设计卫生标准》（GBZ1）、《工作场所职业病危害作业分级第 3 部分：高温》（GBZ/T229.3）。

高温作业的分级依据包括劳动强度、接触高温作业时间、WGBT 指数和服装的阻热性。按照最终测定评价结果分为四级，即轻度危害作业、中度危害作业、重度危害作业和极重度危害作业，并对结果进行分级管理。

高温防护方法主要包括通风降温和防护服装。通风可以排出热空气而调节温度，它适用于温度不太高的工作地点，当工作场所空间过大，不能采用全面通风时，可采用局部通风法，使操作人员处于凉爽的送风流中。但应注意，风流速度不宜过大，工厂车间常采用此法。存在高温强辐射源的工作处所，仅靠通风是不能奏效的，应穿防护服，以阻止辐射热的烘烤，我国大多数冶炼厂的炉前工多使用隔热石棉服。

合理布置热源、设置空调设备、采取适当的卫生保健措施（如制定合理的劳动休息制度、为工人创造良好的休息环境、合理供给饮料、适当增加营养等）也是常用的高温防护手段。

（2）低温防护

低温规定：轻作业≥15℃；中作业≥12℃；重作业≥10℃。

低温对人体伤害主要有三种类型：一是使组织产生冻痛、冻伤和冻僵；二是冷物体（如金属）与皮肤接触产生的局部粘皮伤害；三是低温对全身造成的不舒适症状。

低温防护方法主要是保温。手、脚、耳、额面部分应佩戴适宜的防寒用具，如手套、棉鞋、面罩、帽子之类；全身应穿着保暖轻便服装，以利于工作。

5.1.2　高气压环境及其影响

5.1.2.1　高气压作业及其对人体的影响

（1）高气压作业的类型

高气压作业包括潜水作业与潜涵作业。水下施工、桥梁建设、打捞沉船、海洋矿藏勘探等都经常要进行潜水作业，水面下的压力与下潜的深度成正比，即每下沉约 10.3m，则增加 1 个大气压，此压力称为附加压，附加压与水面大气压之和称为总压或绝对压；潜涵作业又称为沉箱作业，是指人员置身于地下或水下深处的构筑物（潜涵）内工作，常见于地下工程、水下工程、矿山竖井延深等，当工人出入潜函时，在减压和加压过程中，或在潜函内工作期间，如不严格遵守操作规程，都可能对健康造成一定危害。

（2）高气压对机体的影响

高气压对机体的影响可根据作业特点分为三种情况：持续处在高气压环境、加压过程、减压过程。

人对高气压有一定的耐受能力，一般健康人均能耐受 3～4 个大气压，潜水员等经过长期训练可承受 7～8 个大气压。但当附加压超过 7～10 个大气压时，可发生氮中毒症状，开始表现为兴奋性增高，如酒醉状，以后意识模糊，出现幻觉等。这些症状与氮的麻醉作用有关，并可能引起机体的正常机能障碍，如发生神经系统机能的改变、血液循环系统机能的改变。

加压时，由于外耳道压力比内耳大，使鼓膜内陷，可出现内耳充塞感、耳鸣及头晕等症状，特别是当压力上升太快时，可压破鼓膜，造成难以修复的后果。如加压速度较缓，且不超过人体的耐受气压时，这对身体影响不大。人的耳膜对压力最敏感，如上下井、坐电梯时的感受。当气压由低到高变化，即使速度较快，只要不压破耳膜，也无大碍。

高气压对人体的影响，最重要的还是从高压环境返回到正常气压环境时，未遵守逐渐减压原则，或意外情况下导致压力突然降低，致使溶解在组织和血液内的氮来不及经肺慢慢排出而引起的特殊疾病——减压病。所谓减压病，就是压力突然降低时，体内溶解的气体（N_2）会迅速变成气泡，在身体相应的组织或血管中形成气泡栓塞。

5.1.2.2　减压病及其预防

减压病是指在高气压环境中返回正常气压时，减压过速、减压幅度过大，以致机体组织和血液内产生大量气泡所引起的一种职业病。

（1）发病机理

减压过速或因意外事故使压力骤然下降时，体内溶解状态的氮将迅速变成气泡，积存于组织和血液中，这种气泡一旦形成，就很难再通过呼吸系统排出。由于这些气泡压迫有关组织或在血管中形成气泡栓塞，阻碍血液流通，从而产生一系列症状，根据气泡产生的数量以及部位的不同会出现不同的临床表现。

（2）临床表现

绝大多数患者症状发生在减压后 1~2h，如减压速度过快，也可能在减压过程中就出现症状。据统计，在减压过程中发病的占发病总数的 9.1%，减压结束后 30min 内发病的占 50%，1h 内发病的占 85%，3h 内发病的占 95%，6h 内发病的占 99%。一般将在减压过程中发病或在离开高压环境几个小时内发病的称为急性减压病，急性减压病的临床表现和病情轻重取决于产生气泡的数量和大小，以及气泡栓塞和压迫的部位和范围。

气泡产生在皮下脂肪中，主要症状为皮肤瘙痒，生成的小气泡刺激皮下神经末梢所致，常见于胸、背、腹、腰、大腿内侧等皮下脂肪较多之处，可出现皮肤红疹、瘀斑或大理石样斑纹等体征，甚至出现皮下气肿；气泡产生在肌肉关节面，常见症状为疼痛，气泡压迫局部神经以及局部血管栓塞和被压迫而使供血发生障碍所致，轻者在劳累后出现酸痛或单纯发酸，重者可呈刀割样、撕裂样的剧痛，以致迫使患者关节呈半屈状态，妨碍肢体活动；气泡压迫神经系统或脑部血管，可引起不同程度的脊髓缺血性损害，轻者感觉下肢运动机能障碍、肢体无力，重者可致截瘫等；气泡产生在血管系统和其他组织中，可引起心血管机能改变、脉搏细速、循环衰竭而导致死亡，淋巴系统受侵，可产生局部浮肿，肺血管被气泡广泛栓塞时，可引起胸闷、胸痛、呼吸困难、剧烈咳嗽以及肺水肿等症状。

（3）治疗

减压病的治疗主要是以高压氧舱加压治疗为主，一般不得少于 2~3h，有的需要几十小时，90% 以上的急性减压病患者获得治愈，对慢性减压病也有很好的疗效。此外，辅以药物和理疗等治疗方法。

（4）预防措施

① 改革生产工艺　在竖井延深和各种地下工程施工时，采用先进的钻井法、沉井法、冻结法等施工方法来代替沉箱作业；水下桥墩施工时，采用管柱钻孔法，工人可以在地面或水面上工作，而不必进入高气压环境，这样就从根本上消除了减压病的发生；目前桥梁工程已基本上不建桥墩，而以斜拉、悬索桥等取代，成本较高。

② 严格执行减压规程　从事高气压作业的工作人员在返回常压时严格执行减压规定是防止发生减压病的关键，进行减压病发病机理与预防方面的医学知识教育，组织学习高气压作业中的注意事项、减压的步骤和规则，以强化对执行减压规定重要性的认识。在实际工作中，潜水作业采用阶段减压法，3m/站。如地面或船上有高压舱，也可以每秒 7.5m 的速度迅速上升到水面，

立即进入高压舱，在高压舱中完成减压过程；潜涵作业一般用等速减压法。

③ 卫生保健措施　包括良好的卫生习惯、保健食品的供给和定期健康检查等方面。除了就业前体检外，每年应对高气压作业人员进行一次全面体格检查。凡患有听觉器官、心血管系统、呼吸系统及神经系统疾病者，均不宜从事高气压下工作。此外，重病后体弱者、嗜酒者、肥胖者也不宜从事此项工作。

5.1.3　低气压环境及其影响

5.1.3.1　低气压环境

航空、航天、高原和高山都属于低气压环境。我国四大高原（青藏、内蒙古、云贵、黄土）占全国面积的 1/3，这些地方的气候具有许多共同的特点：气压低（空气稀薄、氧气不足）、气温低、湿度小、昼夜温差大、太阳辐射强、气候多变。这种特殊的气候条件，对于因工作需要初进高原的人（西部开发）就不能适应或不能完全适应，会出现通常所说的高山反应或高原反应（水土不服），将对人们的健康产生不同程度的影响。

5.1.3.2　高原（山）环境对人体的影响

高原（山）地区特有的诸因素中，起主导作用的是缺氧，多数高山反应症状均与缺氧有关，其次是低温低湿和太阳辐射。

（1）低气压导致缺氧对人体的影响

低气压对人的直接影响就是供氧不足，在海平面以上，随着海拔高度的增加，大气压、氧分压都随之下降，氧和二氧化碳的分压差越来越小，肺泡接受氧气的速度越来越慢，这可以通过动脉血中氧饱和度的降低反映出来，这些指标随海拔高度的变化情况见表 5-4。

表 5-4　海拔高度与大气压、氧分压、动脉血中氧饱和度的关系

海拔高度 /km	大气压 /kPa	氧分压 /kPa	肺泡中氧分压 /kPa	动脉血中氧饱和度/%
0	101.33	21.27	13.60	95
1	89.87	18.83	12.00	94
2	79.47	16.65	9.33	92
3	70.09	14.64	8.27	90
4	61.62	12.88	6.67	85
5	54.00	11.28	6.00	75

海拔高度 /km	大气压 /kPa	氧分压 /kPa	肺泡中氧分压 /kPa	动脉血中氧 饱和度/%
6	47.16	9.85	5.33	70
7	41.04	8.57	4.67	60
8	35.57	7.44	4.00	50
9	30.72	6.52	3.33	20~40

缺氧的危害：人在一定的劳动状态下身体各组织的需氧量是一定的，如果吸入的氧气不能满足机体需要，就会产生一系列的缺氧症状，尤其是中枢神经系统对缺氧最为敏感，轻者表现为头痛、眩晕、记忆力减退、大脑活动能力下降，严缺重者可导致意识丧失和昏迷。

为了获得机体所需的氧气，人体可通过自身生理机能的调节来补偿，主要有：呼吸加深加快，增加肺通气量来吸入更多的氧气；血液循环系统也出现与呼吸相似的变化（加大工作力度），表现在脉搏数增加和每搏的输出量增加，增加血流量来抵消血氧饱和度的降低；血液中红细胞和血红蛋白也随海拔高度增大而增多（有一个时间过程），这是造血系统为适应低氧环境而发生的变化。

这些正常的生理性适应变化都是有一定限度的，超过限度，机体的各个系统就会出现代偿失调，进而发生各种高原（山）适应不全症（高山病），从而对健康和正常的生活产生不利的影响，主要表现在以下几个方面：呼吸加深加快，导致劳动能力下降；血液中血红蛋白的增多导致血液黏度增大，进而使心脏负担加重，并使血压升高；大脑供氧不足，活动受抑制，思维和反应能力下降；气压低导致腹内气体膨胀，食欲减退；另外，水的沸点低，食物不易煮熟，易导致消化系统疾病等。

研究表明：绝大多数人在海拔3km以下时都可以适应，不会出现明显缺氧症状，故一般认为高原（山）反应的临界高度为海拔3km。在海拔3~5km之间，多数人将出现缺氧症状，但通过代偿和经过一段时间的习服（1~3个月）可逐渐适应，故将3~5km作为机体通过习服能适应的范围，5km作为代偿障碍的临界高度。超过5km人就难以完全习服。拉萨海拔3700m，大多数人都能适应，仅有少部分人不能适应。高山医学研究认为：5330m是人类可以长久生存的极限高度（0.5个大气压）。

（2）低温低湿对人体的影响

低温的原因：离二次热源远。太阳辐射对大气的直接加热作用是微不足道的、大气的热量主要来源于地面接收太阳辐射后的二次辐射。故在自由大气中和高山地区，一般海拔每增加 1km，平均气温约下降 6℃。在高山和高原地区，特别是某些季节里，气温常急剧下降，很容易导致局部受冷或冻伤，衣着调整稍一疏忽，极易引起感冒、上呼吸道感染等。

随海拔高度增加，绝对湿度也迅速减小，关系如表 5-5 所示。

表 5-5　海拔高度与空气含湿量

海拔高度/km	0	2	4	6	8
空气含湿量/%	100	41	17	5	1

低湿的影响：皮肤干燥，血管收缩，感觉迟钝，由于人体水分极易蒸发，小便浓缩，易患呼吸道疾病，水分大量丧失，尽管大量饮水，也会产生口渴等主观不良的感觉。

（3）太阳辐射的影响

主要指过量的红外线和紫外线照射。湿度低和辐射强，使高原居民皮肤糙黑。

5.1.3.3　高原病的预防

（1）正确认识高原气候特点，避免精神上不必要的恐惧

通过宣传教育，要向全体进驻人员介绍高原（山）缺氧环境对人体的影响、常见高山病的发病原因、症状和预防知识，以自觉积极地配合卫生医护人员预防高山病的发生。

（2）进行全面体格检查

进入高原地区人员，应进行全面体格检查。一般健壮者较易适应低氧环境，凡孕妇，有明显心、肺、肝、肾等疾病，以及患有高血压Ⅱ期、癫痫、严重神经衰弱和处于消化道溃疡活动期、严重贫血者，均不宜进入高原地区。

（3）加强适应性锻炼——阶梯上升

从 2～3km 开始，每 1km 左右作为一个阶梯，以 1～2 周时间进行适应性锻炼，待适应后再继续登高。除特殊情况外，一般不要一次进入 4km 以上地区，尤其不要坐飞机一次性进入高海拔地区。人突然暴露于 4200m 以上地区，有可能猝死。

（4）注意饮食卫生和个人防护，防寒保暖，控制劳动强度

进入高原后，应以易消化、高糖、高蛋白食物为主，并尽可能多地食用新鲜蔬菜、水果等富有维生素的食物，注意少吃多餐，节制饮酒。冬季室外施工

时，应注意防寒保暖，尤其在雪地，还应佩戴有色防护眼镜（雪镜），以防雪盲。夏季劳动要防止中暑以及日晒性皮炎、口唇炎。高原（山）地区的劳动休息场所，应设在向阳干燥的地方，并备有防寒和避暑设施，刚进入高原（山）地区，应适当控制劳动时间和强度，待机体适应后再逐步加大。

（5）加强医疗防护工作——定期体检

为减少高山反应，初进时可间歇吸氧。对大量进驻人员，应形成高山医疗保障体系。

5.2 工业毒害

5.2.1 工业毒害相关概念

5.2.1.1 定义

（1）毒物

在一定条件下以较小的剂量作用于人体，就能引起生理功能改变或器质性损害，甚至危及生命的化学物。

（2）工业毒物

在工业生产中，人们需要使用某些具有毒性的物质作原料，或在生产过程中产生有毒的气体、液体或固体物质，这些有毒物质与人体接触侵入人体后，当积蓄到一定的量，与人体各组织发生生物化学或生物物理学作用，会达到破坏人体的正常生理功能的程度，使得某些器官或系统发生暂时性的或永久性的病变，甚至危及生命，这样的毒物我们称之为工业毒物。

（3）中毒

中毒是指有毒物质在体内起化学作用而引起机体组织破坏、生理机能障碍甚至死亡等的现象。劳动者在生产过程中由于接触毒物所发生的中毒称为职业中毒。

（4）剂量

给予机体的化学物的数量或与机体接触的数量称为剂量，其单位一般为mg/kg。当一种化学物经不同途径给予时，其吸收系数和吸收率亦不同，因此，在表示剂量时必须说明给予途径。此外，提及剂量还必须与损害作用的性质和程度相联系。不同剂量的化学物对机体可以造成不同性质和不同程度的损害作用。

按剂量表示毒性的常用指标如下：

绝对致死浓度（剂量）：使全部实验动物死亡的最低浓度（剂量），记为 LC_{100}（LD_{100}）。

半致死浓度（致死中量）：使半数实验动物死亡的浓度（剂量），记为 LC_{50}（LD_{50}）。

最大无作用剂量：在一定时间内，一种化学物按一定方式或途径与机体接触，用最灵敏的检测方法和观测指标，未能观察到任何对机体的损害作用的最高剂量。最大无作用剂量的确定是根据亚慢性或慢性毒性实验的结果，它是用来评定化学物对机体损害作用的主要依据，以此为基础制定人体每日允许摄入量和最高容许浓度。前者是人类终生每日摄入某种化学物，但不会引起任何损害作用的剂量，以 $mg/(kg \cdot d)$ 来表示；后者是指某种化学物可以在环境中存在而不致对人体造成任何损害作用的最高容许浓度，以 mg/m^3 表示。

中毒阈剂量：在一定时间内，某种化学物按一定途径或方式与机体接触，能使某项观察指标出现异常变化，或是机体开始出现损害作用所需的最低剂量（浓度），亦称为最小有作用剂量。

最高容许浓度：劳动者在该浓度下长期进行生产劳动不会造成急性或慢性职业危害的浓度值。这代表采样测定中均不应超过的数值。它的确定一般是经过一定的生物实验和职业病学研究，由一定范围的专家组织和专业主管部门完成的，同一毒物往往有不同的规定值。

5.2.1.2　毒物致害过程

（1）有毒物质进入人体的途径

在生产条件下有毒物质主要经呼吸道、皮肤进入人体，呼吸道是最主要途径；亦可经消化道进入人体，但实际意义不大。

（2）有毒物质对人体的危害

有毒物质对人体产生的损害主要有急性中毒、慢性中毒、致癌作用、致突变作用和致畸胎作用。

急性中毒：由于大量有毒物质短时间侵入人体所造成。大多由有毒物质泄漏事故或无防护进入有毒环境、误服误用有毒物质引起。发病突然，主要有呕吐、呼吸困难、头晕头痛、昏迷等症状，如抢救不及时极易造成死亡。

慢性中毒：由于少量的毒品持续或经常地侵入人体内逐渐发生。慢性中毒的发生是有毒物质在人体内积蓄的结果。因此，凡有积蓄性的有毒物质都可能引起慢性中毒，如汞、铅、砷等。由于中毒症状往往在几个月、几年，甚至多年后才出现，而且早期症状往往都很轻微，故常被忽视而不能及时发觉。因此在工业生产中预防慢性职业中毒问题更为重要。

（3）主要临床表现

神经系统：有毒物质可损伤运动神经、感觉神经，引起周围神经病，常见于砷、铅等中毒。震颤常为锰中毒及一氧化碳中毒后损伤锥体外系出现的症状。慢性中毒早期常见神经衰弱综合征，脱离毒物接触后可逐渐恢复。重症中毒时可发生中毒性脑病及脑水肿。

呼吸系统：一次大量吸入某些气体可突然引起窒息。吸入刺激性气体可引起鼻炎、咽炎、喉炎、气管炎、支气管炎等呼吸道炎症。吸入大量刺激性气体可引起严重的呼吸道病变、化学性肺水肿和化学性肺炎。某些毒物可导致哮喘发作。长期接触某些刺激性气体可引起肺纤维化、肺气肿，导致气体交换障碍、呼吸功能衰竭。

血液系统：许多毒物能对血液系统造成损害，常表现为贫血、出血、溶血、高铁血红蛋白症等。如铅可影响血红素的合成，临床上常表现为低血色素性贫血。苯可抑制骨髓造血功能，表现为白细胞和血小板减少，甚至全血减少，成为再生障碍性贫血；苯还可导致白血病。砷化氢可引起急性溶血，出现血红蛋白尿。亚硝酸盐类及苯的氨基、硝基化合物可引起高铁血红蛋白血症。一氧化碳中毒可产生碳氧血红蛋白血症，导致组织缺氧。

消化系统：经消化系统进入人体的毒物可直接刺激、腐蚀胃黏膜产生绞痛、恶心、呕吐、食欲不振等症状。毒物作用特点不同，表现也不同。汞盐、三氧化二砷等经口急性中毒引起急性胃肠炎；铅及铊中毒引起腹绞痛；一些毒物可引起牙龈炎、牙龈色素沉着、牙酸蚀症、氟斑牙。许多亲肝性毒物，如四氯化碳、三硝基甲苯等，可引起急性或慢性肝病。

泌尿系统：汞、镉、铀、铅、四氯化碳、砷化氢等可引起肾损害，常见的临床表现有急性肾功能衰竭、肾小管综合征、肾病综合征等。

其他：生产性毒物还可引起皮肤及眼损害、骨骼病变、烟尘热等。

5.2.2　常见工业有毒物质的性质及其预防措施

5.2.2.1　汞

（1）理化特性

汞俗称水银，为银白色液态金属。相对密度13.5，熔点－38.9℃，沸点356.6℃，在常温下即能蒸发。汞表面张力大，溅落地面后即形成很多小汞珠，且可被泥土、地面缝隙、衣物等吸附，增加蒸发表面积，可在空气中形成二次汞源。

（2）中毒症状

急性中毒：短时间吸入高浓度汞蒸气和施入可溶性汞盐可致急性中毒。发病急，并伴有咳嗽、呼吸困难、口腔炎和胃肠道症状。肾损伤表现为开始时多尿，继而出现蛋白尿、少尿以及肾衰。

慢性中毒：慢性汞中毒较常见，主要引起神经系统症状，早期表现为类神经症，如易兴奋、激动、焦虑、记忆力衰退和情绪波动。随病情发展可表现为三大典型症状，即易兴奋、口腔炎、震颤。

（3）预防措施

改革工艺及生产设备，实现无汞生产；采用合理的通风设施和通风制度，控制工作场所空气汞浓度；汞溢必须迅速清除处理；接触者定期尿汞测定；中枢神经系统、皮肤、肾和胃肠有疾患者，不宜接触。

5.2.2.2　砷

（1）理化特性

砷在自然界中主要伴生于各种黑色和有色金属矿中。砷有灰、黑、黄色三种同素异构体，其中灰色结晶具有金属性，质脆而硬。砷的化合物种类很多，主要为砷的氧化物和盐类，常见的有三氧化二砷、五氧化二砷、砷酸铅、砷酸钙、亚硝酸钠等。含砷矿石、炉渣遇酸或受潮及含砷金属用酸处理时可产生砷化氢。

（2）中毒症状

急性中毒：主要表现为呼吸道症状，如咳嗽、喷嚏、胸痛、呼吸困难，以及头痛、头晕、全身衰弱，甚至烦躁不安、痉挛和昏迷。口服砷化物中毒可在摄入后数分钟至数小时产生症状，主要为恶心、呕吐、腹泻及血样腹泻，寒战、皮肤湿冷、痉挛，严重者极度虚弱、脱水、尿少、尿闭和循环衰竭，并出现神经症状。急性中毒恢复后可有迟发性末梢神经炎，数周后表现出对称性远端感觉障碍，个别可有中毒性肝炎、心肌炎及皮肤损害。

慢性中毒：职业性慢性中毒主要由呼吸道吸入所致，除一般类神经症外，主要表现为皮肤黏膜病变和多发性神经炎。

砷是确认的致癌物，职业暴露主要致肺癌和皮肤癌，也有报道与白血病、淋巴瘤及肝血管肉瘤有关。

（3）预防措施

采用湿式作业并佩戴防护面具及呼吸器；接触者定期体检，包括尿液分析、尿砷测定、全血计数；有皮肤、血液、肝、肺、肾脏和中枢神经疾患者不宜接触。

5.2.2.3 氰化氢

（1）理化特性

氰化氢（HCN）为无色、有苦杏仁味的气体，分子量 27.02，相对密度 0.94，常态下为无色透明液体。易蒸发，易在空气中弥散。易溶于水、乙醇和乙醚。水溶液呈酸性，称为氢氰酸。氢化氢在空气中可燃，当含量达到 5.6%～12.8%时，具有爆炸性。

（2）中毒症状

接触反应：接触后出现头痛、头昏、乏力、流泪、流涕、咽干、喉痒等表现，脱离后短时间内恢复。

轻度中毒：头痛、头昏加重、上腹不适，出现恶心、呕吐、手足麻木、胸闷、呼吸困难、眼及上呼吸道刺激症状。

重度中毒：上述症状加重。呼吸困难，意识丧失，昏迷，全身阵发性强直性抽搐，甚至角弓反张；休克，大小便失禁；呼吸、心搏停止，死亡。

（3）预防措施

严格遵循通风制度，降低工作场所空气中氰化氢含量；改革工艺，采用无氰电镀；严格遵守操作规程，杜绝单独作业；操作时佩戴化学护目镜、化学药桶呼吸器、橡胶手套，鼓膜穿孔者应佩戴耳塞；禁止在工作场所进食和吸烟；凡有中枢神经系统、心、肺和肾脏疾患者不宜接触。

5.2.2.4 硫化氢

（1）理化特性

硫化氢为无色、具有强烈臭鸡蛋气味的气体。易积聚在低洼处，易溶于水、醇类及石油溶剂，在空气中燃烧。各类织物对其有很强的吸附性。

（2）中毒症状

接触反应：接触后出现眼刺痛、畏光、流泪、结膜充血、咽部灼热感、咳嗽等刺激表现。或有头痛、头晕、乏力、恶心等神经系统症状。脱离接触后短时间内症状消失。

轻度中毒：除上述症状外，头痛、头晕、乏力等症状更加明显，并出现轻度至中度意识障碍，或有急性气管、支气管炎或支气管周围炎。检查见眼结膜充血，肺部可有干啰音。

中度中毒：意识障碍，表现为浅至中度昏迷；或有明显的黏膜刺激症状，出现咳嗽、胸闷、视线模糊、眼结膜水肿及角膜溃疡。

重度中毒：出现昏迷或成植物状态、肺水肿、多脏器衰竭、电击样死亡等。

长期低浓度接触：可引起眼及呼吸道慢性炎症，甚至可能导致角膜糜烂或点状角膜炎。全身可出现类神经症、中枢性自主神经功能紊乱，也可损害周围神经。

（3）预防措施

合理通风；定期检测车间空气毒物浓度；操作时戴护目镜、化学药筒呼吸器或送风式呼吸器和橡胶手套；高浓度操作时必须有监护；每年体检一次，特别注意中枢神经系统和脑电图检查。

5.2.2.5　一氧化碳

（1）理化特性

分子量 28.01，相对密度（空气＝1）0.967，无色无味气体，不溶于水，活性炭不吸附。炼钢、炼铁、炼焦、采煤爆破、铸造、化工、炉窑、煤气发生炉、交通工具等会产生一氧化碳。

（2）中毒症状

轻度中毒：CO 浓度在 10％～20％，有头痛、眩晕、心悸、恶心、呕吐、全身乏力或短暂昏厥，脱离环境可迅速消除。

中度中毒：CO 浓度在 30％～40％，除上述症状加重外，皮肤黏膜呈樱桃红色，脉快，烦躁，常有昏迷或虚脱，及时抢救日后可完全恢复。

重度中毒：CO 浓度在 50％以上，除上述症状加重外，可突然晕倒继而昏迷。伴心肌损害，高热惊厥、肺水肿、脑水肿等，一般有后遗症。

（3）预防措施

合理采用通风制度与通风设施，设置 CO 报警仪；操作时戴化学药筒呼吸器或送风式呼吸器；经常检测车间空气毒物浓度。

5.2.2.6　二氧化硫

（1）理化特性

又名亚硫酐，为无色有强烈辛辣刺激味的不燃性气体。燃烧含硫燃料、熔炼硫化矿石、烧制硫黄、制造硫酸和亚硫酸、硫化橡胶、制冷、漂白、消毒、熏蒸杀虫、镁冶炼、石油精炼、某些有机合成等作业皆有可能接触，是常见的工业废气及大气污染的成分。分子量 64.07，密度 2.3g/L，熔点 $-72.7℃$，沸点 $-10℃$。溶于水、甲醇、乙醇、硫酸、醋酸、氯仿和乙醚。易与水混合，生成亚硫酸（H_2SO_3），随后转化为硫酸。

(2) 中毒症状

急性中毒：吸入后很快出现流泪，畏光，视物不清，鼻、咽、喉部烧灼感及疼痛，咳嗽等眼结膜和上呼吸道刺激症状。较重者可有声音嘶哑、胸闷、胸骨后疼痛、剧烈咳嗽、心悸、气短、头痛、头晕、乏力、恶心、呕吐及上腹部疼痛等。严重者发生支气管炎、肺炎、肺水肿，甚至呼吸中枢麻痹，如当吸入浓度高达 $5240mg/m^3$ 时，立即引起喉痉挛、喉水肿，迅速死亡。液态二氧化硫污染皮肤或溅入眼内，可造成皮肤灼伤和角膜上皮细胞坏死，形成白斑、疤痕。

慢性中毒：长期接触低浓度二氧化硫，引起嗅觉、味觉减退，甚至消失，头痛、乏力、牙齿酸蚀，慢性鼻炎，咽炎，气管炎，支气管炎，肺气肿，肺纹理增多，弥漫性肺间质纤维化及免疫功能减退等。

(3) 预防措施

生产、运输和使用时应严格按照刺激性气体有害作业要求操作和做好个人防护，可将数层纱布用饱和碳酸氢钠溶液及 1％甘油湿润后夹在纱布口罩中，工作前后用 2％碳酸氢钠溶液漱口；合理通风，生产和使用场所空气中二氧化硫浓度不应超过 $15mg/m^3$ 的最高容许浓度；有明显呼吸系统及心血管系统疾病者，禁止从事与二氧化硫有关的作业。

5.2.2.7 苯

(1) 理化特性

苯在常温下为带特殊芳香味的无色液体，分子量 78，极易挥发，易燃，微溶于水，易与乙醇、乙醚、汽油、丙酮、二硫化碳等有机溶剂互溶。

(2) 中毒症状

急性中毒：最初呈现醉酒样感觉，头痛、头晕、嗜睡、步履蹒跚；后来出现恶心、呕吐、昏迷、肌肉痉挛、神志丧失、迅速昏迷、全身肌肉震颤、全身广泛性出血紫癜，最后死于呼吸中枢麻痹。

慢性中毒：厌食、恶心、疲劳无力、头晕、头痛、易激动、面色苍白、鼻出血、全身有瘀点和紫斑，还会造成再生性障碍性贫血，白细胞、血小板减少及溶血，接触 3～5 年或更长时间，可引起白血病。

(3) 预防措施

苯毒性大，常用甲苯、二甲苯替代；生产工艺上可采用静电喷漆、电泳喷漆等；使用过程中通风，使用防苯口罩等防护用品，皮肤防护可采用液体防苯手套；定期轮岗、定期测尿酚含量、每月全血计数一次；有血液病史者不宜接触。

5.2.3 综合防毒措施

防毒工作从预防与治理着手，尤其以预防为主。

5.2.3.1 技术

（1）预防措施

对生产工艺、设备设施和操作等方面进行设计、计划、检查和保养，尽量减少人与工业毒物直接接触。

以无毒、低毒的物料或工艺来代替有毒、高毒的物料或工艺，这是从根本上解决毒品危害的最好办法，也是今后在防毒工作方面的一个重要科研方向。在各种生产中所使用的物料只要不是利用其毒性，而是利用其毒性以外的属性，那么就有可能找出新的物料。

改革工艺：通过改动设备、改变作业方法或改变生产工序等，以达到不用（少用）、不生产（少生产）有毒物质，如用湿式作业代替干式作业。

（2）净化回收措施

对作业环境中有毒物质采取净化回收的措施，主要是指由于受生产条件的限制，仍然有有毒物质逸散情况下，可采用通风排毒的方法将有毒物质收集起来，再用各种净化法消除其危害。有毒气体的净化回收，一般有燃烧净化回收、冷凝净化回收、吸收净化回收、吸附净化回收等。

5.2.3.2 切断毒品传播途径

切断生产中毒品的传播途径，也可有效地防止中毒。所采取的措施主要是生产设备的密闭化、管道化和机械化，以及自动化隔离操作等。同时应加强设备维护管理，消除跑、冒、滴、漏现象，防止中毒事故发生。

（1）设备密闭

密闭就是把设备罩起来上盖，罩严盖实，勿使尘毒处逸。从结构原理上说比较简单，但要求封得严实才能起到密闭效果，在生产条件允许时尽可能使密闭设备内保持负压状态，以提高密闭效果。

① 密闭投料、出料。对于密闭的生产设备，观察镜、测温等开孔安装较容易，投料、出料往往发生困难。

② 转动轴的密封。转动轴的密封是生产设备密闭化的重要环节之一。转动轴如果密封不好，设备内的工作介质就会沿转动轴外泄，造成物料流失，腐蚀厂房，危害工人健康，甚至使设备不能运转，或发生事故。

（2）自动化隔离操作

隔离操作，就是把操作点与生产设备隔离开来。隔离，可以是把生产设备放在隔离室内，而用排风使隔离室保持负压状态，也可以是把操作地点放在隔离室内，而用送风使隔离室处于正压状态。

（3）加强设备维护管理，消除跑、冒、滴、漏现象

有毒物料的跑、冒、滴、漏，会造成有毒气体及液体到处污染，以致毒害严重，设备密闭失效。造成跑、冒、滴、漏，有设备失修、腐蚀严重、管理不善、清洁卫生不好等种种原因。解决这个问题，除了加强防腐工作以外，主要是加强设备维修和管理工作。

5.2.3.3 防毒管理措施

（1）有毒作业管理

定期进行作业环境监测；严格执行"三同时"制度：防止污染和其他公害的设施，必须与主体工程同时设计、同时施工、同时投产；各项有害物质的排放必须遵守国家规定；识别作业场所出现的新的有毒物质。

（2）健康管理

对劳动者进行个人卫生指导；卫生部门定期对从事有毒作业的劳动者做健康检查；新工人入厂要进行体格检查；单位医务人员应掌握中毒急救的知识；从事有毒作业的工人，可以定期补充一定量的保健食品，以增强体质。

5.2.3.4 个体防护与保健措施

对于有毒物质侵入人体，呼吸防护是防止毒物从呼吸道侵入，皮肤防护是防止毒物从皮肤侵入，个人卫生是防止毒物从消化道侵入人体。这说明个人防护是综合防毒措施的一个重要方面，是防止有毒气体或粉尘侵入人体的重要措施。

（1）皮肤防护

皮肤防护，主要是使用皮肤防护用品（防护服、面罩、防护手套等），以免外露皮肤受损，同时应了解毒物的性质，予以正确防护。

皮肤防护器材是用于保护皮肤，使之免受有毒物质、放射性物质等有害物质沾染和损伤的一种个人防护器材。主要分为：

① 透气式防护服。在专门制作的布服装上添加化学防护剂，或者用特殊的化学材料制成服装，用于吸附和中和毒剂蒸气。透气式防护服对毒剂蒸气有较好的防护作用，但对液态毒剂防护效果不佳。

② 隔绝式皮肤防护器材。大体上可分为两类，即全身皮肤防护器材和局

部防护器材。

（2）呼吸防护

个人呼吸防护用具主要有送风面盔、过滤式防毒面具或口罩、氧气呼吸器三种。

① 送风面盔。工作原理是将压缩空气送入工作面盔内以供呼吸，使有毒气体和粉尘不能侵入。使用时要注意的是压缩空气须经清洁过滤和减压，并使面盔内保持正压状态。喷漆、电焊作业个人防护用的送风面罩和通风焊帽，都是结合作业条件制作的送风面盔。另有一种靠本人自吸清洁空气的自吸式软管面具。因是自吸，故需使用保证气密良好的面具，而不能用面盔或头罩。

② 过滤式防毒面具或口罩。工作原理是面具或口罩安配一个滤毒罐，使含毒空气经滤毒罐过滤后再供呼吸。使用时要注意的是：

一是使用前要先检查滤毒罐，检查型号是否对应、是否已失效；

二是有毒气体浓度可能超过万分之一时，或者空气中含氧量可能低于16%时，不能使用；

三是佩戴时要检查面具气密性是否良好，以及呼吸是否通畅。

（3）卫生保健措施

卫生保健措施是从医学卫生方面直接保护从事有毒作业工人的健康。

① 个人卫生。讲究个人卫生，饭前洗脸、洗手，车间内禁止吃饭、饮水和吸烟，班后淋浴，工作衣帽与便服隔开存放和定期清洗等。

② 注意加强营养。从事有毒作业的工人必须注意加强营养，增强体质。这是增强职工抵抗职业性毒害能力的一项劳动保护辅助措施。

③ 定期健康检查。对从事有毒作业工人进行定期健康检查，以便对职业中毒能够早期发现，早期治疗。同时，进行健康检查，发现患有禁忌证的，及时调离相关的有毒作业岗位。

④ 中毒急救。对于有急性中毒危险的作业，工厂医务室应当学习有关中毒急救知识，并随时准备有关中毒急救的医药器材，以备必要时抢救之用。

对一些新的有毒作业和新的化学物质，应当请职业病防治医院、卫生防疫站或卫生科研部门协助调查，弄清致毒物质、毒害程度、毒害机理等情况，研究防毒对策，以便采取有效的防毒措施。

（4）中毒急救

高效、周全的急救措施能够最大限度保护伤者，把损失降到最低。

当发生急性中毒时，应立即对现场中毒人员进行救护。

救护者本身要特别做好个人防护，根据具体情况选用适当的防毒面具，以防止中毒。

应迅速移离中毒者，防止毒品继续侵入作用。如呼吸困难应立即进行人工呼吸。备有急救药品的应立即给予解毒治疗。在急救时应分清中毒的种类和解毒药的适用范围。若使用不当，有时会加重中毒症状。在条件许可的情况下应尽快送医院急救，越迅速，中毒者获救的希望越大。

应迅速查清毒品的种类、性质及地点，迅速采取一切措施切断毒源，从而使中毒人数不再增加。切断毒源可以采取如下措施：全厂停产，局部停车，关闭漏气管道的阀门，堵塞泄漏的设备，转移装有毒品的钢瓶等。已经逸散在环境中的毒品应尽快采取抽毒、强风吹散、中和处理、回收等办法消除。

5.3　辐射伤害

辐射是自然界中的一种普遍现象，也是人类活动的产物。目前辐射已成为继空气、水源和噪声污染之后的第四大污染。随着人类文明的发展，科学的进步，健康保护意识的增强，辐射问题越来越受到人们的重视。辐射包括：

① 来自太阳的红外辐射、紫外辐射。这种辐射经过大气层，特别是臭氧层的吸收和阻挡，对人类影响已不大，但若日照时间过长，也会造成一定危害。

② 来自宇宙空间的宇宙射线。其变化有时会对人类的活动（如通信）产生影响。

③ 地壳中各种放射性元素产生的本底辐射。这种辐射在大部分地区都是安全的，人类已经适应，但局部地区会超过环境卫生标准。在铀矿和部分非铀矿山的开采过程中，该辐射不可忽视。

④ 人类活动产生的各种电磁波辐射。如各类无线电信号、医学透视、家用电器、工业生产中的辐射源等。

本节讨论的辐射防护主要是指工业生产环境中辐射强度或剂量超过工业卫生标准，而对工人产生健康危害的各种辐射。

从卫生防护角度出发，按辐射对人体的伤害机理不同，将其分为电离辐射和非电离辐射两类。

5.3.1　放射性衰变与电离辐射

电离辐射是一切能引起物质电离的辐射的总称，是一种有足够能量使电子离开原子所产生的辐射。自然界中主要的电离辐射来源于一些不稳定的原子，这些不稳定的原子为了变得更稳定，原子核自发地释放出次级和高能光量子

（γ射线）并变成另一种元素的原子核，这一过程称为放射性衰变，例如，自然界中存在的天然核素镭、氡、铀、钍等。此外，人类的活动和自然界活动也释放出电离辐射。在衰变过程中，辐射的主要产物有α、β和γ射线。

5.3.1.1　放射性衰变及其辐射特点

（1）α衰变

不稳定的原子核自发地放出α粒子而变成另一种核叫α衰变。粒子是带正电的高能粒子（氦原子核），由两个中子和两个质子组成，带两个正电荷。由于其能量大，所到之处很容易引起生物体的电离。所谓电离，就是带电粒子的作用使围绕原子核运动的被束缚电子摆脱束缚而变成自由电子，此时原子就带有电荷，称为离子。α粒子的这种强电离作用对人体内组织的破坏能力很大，长期作用能引起组织伤害甚至导致癌变的发生。大量的α粒子流就是α射线也即α辐射，由于α粒子在穿过介质后迅速失去能量，所以不能穿透很远，但是穿入组织也引起组织的损伤。α粒子在空气中的射程只有几厘米，一张薄纸就能挡住它。

（2）β衰变

β衰变时放出的β粒子实际上是电子。β射线的电离作用比α射线小得多，但比α射线更具有穿透力，一些β射线能穿透皮肤，引起放射性伤害，一旦进入体内引起的危害更大。β粒子能被体外衣服消减或阻挡，一张几厘米厚的铝箔可完全将其阻挡。

（3）γ射线

γ射线是伴随α、β衰变放出的一种波长很短的电磁波，同可见光、X射线一样，γ射线是一种光量子，既不带电荷，又无质量，但具有很强的穿透力，穿透物质时能激发原子核周围的电子脱离原子核的束缚而使其发生电离。天然核素^{40}K（钾-40）及人工核素^{239}Pu（钚-239）和^{137}Cs（铯-137）是环境中γ射线的主要来源。

γ射线能轻易穿透人的身体，对人体造成危害，1m以上厚度的混凝土能有效阻挡γ射线。

（4）X射线

X射线是带电粒子与物质交互作用产生的高能光量子。X射线与γ射线有许多类似特性，但它们起源不同，X射线由原子外部引起，而γ射线由原子内引起。X射线比γ射线能量低，因此穿透力小于γ射线，被广泛用于医学和工业生产中，它的广泛运用也成为人造辐射的重要来源。几厘米厚的铅板能够阻挡住 X 射线。

5.3.1.2 电离辐射单位

放射性元素原子核的不稳定程度越大，则衰变的百分数越大。例如，在 $1×10^{13}$ 个镭原子中每秒钟会有 138 个原子发生衰变，即相当于每个镭原子每秒有 $1.38×10^{-11}$ 发生衰变的可能，氡原子则有 $2.1×10^{-6}$ 个原子衰变。人们将这个值称之为衰变常数 (λ)，即镭的衰变常数是 $λ=1.38×10^{-11}$ 个/s，氡的衰变常数 $λ=2.1×10^{-6}$ 个/s。

根据衰变常数的定义，放射性物质的原子数的变化可写成下式：

$$dN = -Nλ\,dt \tag{5-1}$$

积分得

$$N_t = N_0 e^{-λt} \tag{5-2}$$

式中，N_0 为开始时刻的原子数；N 为时间 t 后剩余的原子数；t 为衰变经过的时间，s。

放射性原子核数因衰变而减少到原来一半所需的时间叫半衰期，记作 $T_{1/2}$。任一放射性元素的半衰期为：

$$T_{1/2} = -\ln \frac{1}{2} / λ \tag{5-3}$$

例如，$_{92}^{238}\mathrm{U}$ 半衰期是 $4.51×10^9$ 年，$_{90}^{232}\mathrm{Th}$ 的半衰期是 $1.39×10^{10}$ 年，$_{84}^{212}\mathrm{Po}$ 的半衰期只有 $3.0×10^{-7}$ s。

单位时间内放射性核素衰变的多少称为放射性强度。国际单位制以"1 衰变/s"作单位，称为贝克勒尔 (Bq)。

放射线照射物体时，其全部或部分能量传给受照射物体而使其接受电离辐射的能量叫吸收剂量，每千克物体接受 1J 能量时称为 1Gy (戈瑞)。

辐射的照射量也可采用 C/kg (库仑/千克) 表示。同样的照射剂量对不同组织在不同条件下作用效果也不一样，这与射线种类和照射方式(内照射、外照射)有关。因此，在实际应用中多用剂量当量表示，单位是 Sv (希) 或 mSv (毫希)。

吸收剂量是物理学量，而剂量当量则考虑了生物效应。

5.3.2 电离辐射伤害及其防护

电离辐射过量照射人体可致严重后果，人体受各种电离辐射照射而发生的各种类型和程度的损伤总称为放射性疾病。包括：①全身放射性疾病，如急、慢性放射病；②局部放射性疾病，如急、慢性放射性皮炎，放射性白内障；③放射性辐射所致远期损伤，如放射线所致白血病。

电离辐射能引起细胞化学平衡的改变，某些改变会引起癌变。电离辐射还能引起体内细胞中遗传物质 DNA 的损伤，这种影响甚至可能传到下一代，导致新生一代先天性畸形、白血病等。在大剂量辐射的照射下，也可能在几小时或几天内引起病变，直至死亡。

5.3.2.1　外照射伤害及防护

除核工业的铀矿开采和部分非铀矿山外，外照射不会成为普遍的危害。外照射主要是指 γ 射线的辐射，只有当工作场所有足够数量的放射性物质及足够大的放射性强度时才构成对人的外照射危害。放射性物质的开采、加工、提纯、储存等工作场所，γ 射线辐射的外照射强度可能达到危险的程度，应加强监测和防护工作。

（1）急性外照射放射病

急性外照射放射病是短时间内大剂量电离辐射作用于人体而引起的全身性疾病。单次照射超过 1Gy 就可引起此病。大剂量的照射一般由事故或者是特别的医疗过程所造成，尤其是原子武器爆炸造成的核辐射和污染区的放射辐射都可引起此病，平时的核反应堆及放射治疗设备的意外事故也会引起此病。在大多数情况下，大剂量的急性照射能引起立即损伤，并产生慢性损伤，如大面积出血、细菌感染、贫血、内分泌失调等，后期可能引起白内障、癌症、DNA 变异，极端剂量能在很短的时间内导致死亡。

（2）慢性外照射放射病

机体在较长时间内，受到超剂量的 X 射线、γ 射线等的体外照射，当累积剂量达一定程度时，将引起慢性放射性全身症状。有研究认为，每天遭受 $(1.3\sim5.2)\times10^{-3}$C/kg 的 X 射线全身照射，累积达 7.8×10^{-2}C/kg 时，就会明显地出现白细胞减少症。如果经常受到超过允许剂量 3～8 倍的 γ 射线的全身照射时，持续 2～3 年后受照人员健康将恶化。

（3）外照射防护技术

来自宇宙空间的射线和地壳中的天然放射性元素 U、Th 等及大气中的 ^{14}C、氚等各种辐射源形成的天然辐射水平经常使人受到本底照射，平均每人约 1×10^{-3}Sv/年。铀矿和部分非铀矿山的矿工在井下所受到的井下环境外照射量远远高于此值，为地表的 5～10 倍甚至更大。此外，医疗照射、环境污染等也可达每人 1×10^{-3}Sv/年的照射量。

外照射的特点是：受照量具有积累效应；越接近辐射源受到照射的危害就越大；用屏蔽物阻挡，也能避免或减少所受的照射。因此，外照射的防护可以采取时间、距离、屏蔽三个方面的防护措施。

① 时间防护。缩短受照时间是简易而有效的防护措施。在辐射源附近必须尽可能留驻较短的时间，以减少辐射。通过周密的工作计划、充分的技术准备和熟练的操作程序来控制和减少个人的受照时间。

② 距离防护。应使操作人员尽可能远离辐射源，因为即使离辐射源稍远一点，也可以使受到的照射剂量显著减小。在实际工作中常使用远距离操作器械，如使用机械手、自动化设备或遥控装置等，使操作者尽可能远离辐射源。

③ 屏蔽防护。由于在实际工作中难以无限制地缩短受照时间和增大与辐射源的距离，因此，单靠时间和距离防护，往往达不到安全防护的要求，因此根据射线通过物质后其强度会被减弱的原理，在辐射源与工作人员之间放上屏蔽物，以减少或消除射线的照射。根据防护要求的不同，屏蔽物可以是固定式的，也可以是移动式的。

上述的防护原则和手段，适用于贯穿能力较大的 γ 射线、X 射线、中子流和 β 射线。α 射线因其穿透能力很小，故一般不考虑对其外照射的防护。

5.3.2.2　内照射的防护

所谓内照射伤害，是指放射性物质进入人体内部产生的照射伤害，如进入人体的放射性元素以及粉尘状的放射性微粒。人体内部组织长期接受内照射，将导致肺细胞的变异，最常见的就是矿工的职业性肺癌。

① 机械通风。矿山设计时，开拓方案和采矿方法都必须为放射性辐射防护创造条件，必须采用机械通风。机械通风是目前排除放射性气体与粉尘最有效的方法。

② 空气净化。对于通风系统不能发挥作用的局部地区，可采用局部净化方法除去空气中的放射性气体。把空气净化器安装在工作区域内，净化器入口吸入含尘及放射性气体的污蚀风流，过滤净化后由出口送出清洁空气供给工作空间内使用。净化器有静电式的、过滤式的以及静电过滤复合式的。

③ 放射源隔离。在放射性气体高析出率的矿山，应采取多种措施降低岩壁和矿石的放射性气体析出量。如在矿石富集地带，应尽量减少巷道探矿，用孔探代替坑探，以减少岩矿暴露表面；在矿壁上喷涂防放射性气体保护层，能使放射性气体的析出率降低 50% 以上。

④ 加强个人防护。要采取措施防止放射性物质从呼吸系统、消化系统或皮肤、伤口进入人体内，主要防护用具有口罩、工作服、靴子、手套等。工作后在规定的场所淋浴更衣是防止放射性物质带至家中和公共场所的重要措施。

⑤ 做好防尘工作。矿尘的危害不单是粉尘中游离 SiO_2 可以导致矿工尘肺病（肺尘埃沉着症），更大的危害在于粉尘成分中有放射性同位素，而且放射性气体沉积在呼吸性粉尘上又形成极细微的气溶胶，这不仅加速尘肺病的发

展，更能促进矿工肺癌的发生。所以在有放射性污染的矿山、选矿厂等必须高度重视并做好防尘工作。

5.3.3　非电离辐射的安全防护

非电离辐射实际上是泛指电磁波的辐射，它包括从波长为 $1 \times 10^5 m$ 的无线电长波到波长为 $1 \times 10^{-14} m$ 的宇宙射线等一系列波长不同的无线电波、微波、红外线、可见光线、紫外线、X 射线、激光及宇宙射线。由于其能量较低，不能使生物组织发生电离。这类不足以导致组织电离的辐射称为非电离辐射，在工程防护上具有实际意义的是无线电波的高频波段和红外线、紫外线等。

非电离辐射对人体的生物学效应和危害程度与其物理特性有密切关系，特别是与其光子的能量、波束的功率和穿透组织的能力有关。另外，辐射能在组织中的吸收程度、单一波长（单色）或宽频谱、相干光或非相干光、光束或场源是扩散的或是点源等因素，都可影响其对机体作用的强弱。

5.3.3.1　高频电磁场与微波对人体健康的影响及防护

高频电磁场与微波统称射频辐射，处于电磁辐射中量子能量最小、波长最长的频段，波长范围为 1mm～3km。在工业生产中使用的高频波段，按其作用性质可分为两类：一类是中长波段的电磁场，用于对导体及半导体进行感应加热，包括高频热处理、淬火、熔炼及高频焊接等，频率一般为 200～800kHz。另一类是利用短波对非导体进行高频介质加热，多用于塑料制品的热合、棉纱及木材的干燥、橡胶硫化等，频率一般在 10～40MHz。微波用于无线电测位、雷达导航、天文学、气象学及核物理学研究等方面。微波还有加热均匀、速度快等优点，所以广泛用于粮食干燥、食品加工、医学上的理疗等方面。

（1）对机体的影响

较大强度的无线电波对机体主要引起中枢神经系统的机能障碍，临床表现主要为神经衰弱症候群，以头昏、乏力、睡眠障碍、记忆力减退为常见的症状。此外，还可能有情绪不稳定、多汗、脱发、消瘦等症状。无线电波会引起自主神经功能紊乱，主要反映在心血管系统，呈现心动过缓、血压下降，心率 60 次/min 以下，收缩压低于 13.3kPa。但在大强度影响的后阶段，有的则相反，呈心动过速、血压波动及高血压的倾向。

微波通常是指小于光辐射、大于无线电波频率的电磁波。粒子能量在 $4 \times 10^{-4} \sim 1.2 \times 10^{-8} eV$ 之间，其物理效应主要是热作用。不同频率，人的耐受限度不同，不同体表位置耐灼痛阈值也有差别。对人体伤害最主要的是眼睛，其次为睾丸和皮肤（大强度时）。当微波不直接照射眼睛时，功率达 $5000mW/cm^2$，暴露两个月，可导致白内障。长期接触大强度微波的部分人员中，可发现晶状体点状或小片状浑浊，也有白内障病例的个案报告。

作为一般规律，无线电波的生物学活性随波长的缩短而递增，即微波＞超短波＞短波＞中长波，在微波波段以厘米波危害最大。场强越大，作用时间越长，作用间歇期越短，对机体影响越严重。脉冲波对机体的不良影响比连续波严重。

（2）防护措施

① 高频电磁场的屏蔽防护。

a.屏蔽。用金属导体把辐射源隔绝开来，并有良好的接地。小的辐射源可以用金属材料罩起来，大的辐射源则应将操作位置用金属材料保护起来。

b.远距离操作。如操作岗位距场源较远就不一定都要求屏蔽，但在其周围要有明显标志。对一时难以屏蔽的场源，可采用远距离操作。

c.合理的车间布局。高频加热车间要求较一般车间宽敞，各高频机之间需要有一定的距离。应使场源尽可能远离操作岗位和休息地点。

② 微波辐射的防护。

a.屏蔽。用金属材料做成屏蔽板是最有效的，如果金属屏蔽产生的反射影响设备的正常工作，则屏蔽物表面应涂敷吸收微波的材料。

b.合理配置工作位置。根据微波发射有方向性的特点，工作点应位于辐射强度最小的部位。尽量避免在辐射束的正前方工作。短时间作业可穿戴防微波专用的防护服、防护衣帽和防护眼镜。

c.健康检查。1～2 年一次，重点观察眼睛晶状体的变化，其次为心血管系统、外周血象及男性生殖功能。

5.3.3.2 紫外线安全防护

波长 $(0.02\sim4)\times10^{-7}m$ 的电磁波称为紫外辐射，也称紫外线，量子能量 3～130eV，其短波端（$\lambda<1\times10^{-7}m$）的量子能量足以使生物组织产生电离，而波长 $1\times10^{-7}m$ 以上部分则一般不能使组织产生电离。$(1\sim1.9)\times10^{-7}m$ 的紫外线可被空气完全吸收。远紫外部分波长为 $(1.9\sim3)\times10^{-7}m$，大部分可被生物分子强烈吸收，近紫外部分波长 $(3\sim3.8)\times10^{-7}m$，可被某些分子所吸收。自然界中的紫外线主要来自太阳辐射，适量的紫外线照射对人体健康起着积极作用，如可预防小儿佝偻病的发生。但在生产环境中，接触过强的紫外线可对机体产生危害，主要是眼睛和皮肤，特别是对眼角膜的损伤。

物体温度达 1200℃ 以上时，辐射光谱中即可出现紫外线。随着物体温度升高，紫外线的波长变短，其强度也增大。

不同波长的紫外线为不同深度的皮肤组织所吸收。紫外线对皮肤伤害主要是引起红疹、红斑、水疱，严重的可有表皮坏死和脱皮。红斑潜伏期为数小时，色微红，界限分明，在停止照射后数小时至数天内消退。过度的紫外线暴露能引起皮肤损伤，发生弥漫性红斑，有痒感或烧灼感，并可形成小水泡样水肿。紫外线可被酪氨酸和色氨酸吸收生成黑色素，留有色素沉着。长期接触紫外线可诱发皮肤癌。紫外线伤害眼角膜，引起羞光眼炎、角膜白斑伤害、流泪、结膜充血、疼痛、睫状肌抽搐。角膜的病理变化是出现白斑，严重者可导致白内障。不戴防护眼镜或眼镜不合要求进行电焊作业很快就会出现症状，这种伤害通常发生在暴露后 6～12h。冶炼、切割金属、电焊以及在海面、雪地和沙漠的强烈日照下，均可使眼、皮肤受到紫外线伤害。

防止紫外线伤害要做好安全卫生知识教育，合理使用防护用品。电焊车间采用自动或半自动焊接可增大与辐射源的距离，采用黑色墙壁减少辐射的反射。电焊工及其辅助工必须佩戴专用的防护面罩、防护眼镜以及适宜的防护手套，操作时应使用可移动屏障围住操作区，以免其他工种工人受到紫外线照射。

5.3.3.3　红外线辐射防护

红外线也称热射线，是指波长为 $7\times10^{-7}\sim1\times10^{-3}\mathrm{m}$ 的电磁波。其中，$7\times10^{-7}\sim3\times10^{-8}\mathrm{m}$ 的为近红外线，$3\times10^{-9}\sim3\times10^{-5}\mathrm{m}$ 的为中红外线，波长 $3\times10^{-6}\sim1\times10^{-3}\mathrm{m}$ 的为远红外线。自然界中凡温度高于 $-273.15℃$ 的物体都能发射出红外线。理想热辐射体的温度与其峰值辐射波长的关系可用 $T\lambda_{\max}=C$ 表示。其中，T 为开氏温度；$\lambda_{\max}$ 为峰值辐射波长；C 为常数，其值等于 $2897\mu\mathrm{m}$。

自然界的红外线辐射源以太阳为最强，在生产环境中，加热金属、熔融玻璃、强发光体可成为红外线辐射源，炼钢工、铸锭工、轧钢工、锻钢工、玻璃工、焊接工等会受到红外线照射。红外线的量子能量只有 1.5eV 左右，所以不能对生物组织形成电离和光化学反应，它的生物作用主要是热效应。红外线照射皮肤时大部分被吸收，只有 1.4% 左右被反射。较大强度短时间照射，皮肤局部温度升高，血管扩张，出现红斑反应，停止接触后红斑消失。反复照射，局部可出现色素沉着。机体吸收后引起体温升高，局部或全身血管扩张，血流速度加快，促进新陈代谢和细胞增生，有消炎和镇痛作用，所以适量的红外线照射对人体无害。红外线对皮肤损伤表现为灼痛，严重时可导致皮肤烧伤。

红外线对眼睛的伤害主要是致热损伤（大剂量红外线辐射），表现为角膜表皮细胞受到破坏，引起不可逆性角膜混浊。常年接受红外线辐射的工龄长的工人还可导致红外线白内障，且与老年性白内障难以区别。

5.3.3.4 激光及其安全防护

激光是 20 世纪出现的一种新光源，它是一种人造的、特殊类型的非电离辐射。激光具有亮度高、单色性好、方向性强、相干性好等一系列优异特性，在工业、农业、国防、医疗和科研中得到广泛应用。

产生激光的装置称为激光器，目前已研制成的激光器有数百种之多，按照工作物质的不同可分为固体激光器（如红宝石激光器）、气体激光器（如二氧化碳激光器）、液体激光器和半导体激光器。激光器的工作方式有连续波和脉冲波两种，连续波的输出功率从几毫瓦到几百瓦，脉冲波峰值功率可高达几百兆瓦。激光器发射的波长，既有可见光，也有红外、紫外波段的。

（1）激光用途

工业上激光用于微型机的焊接、硬金属的钻孔、切割、划线及建筑等，军事上用于通信、测距、追踪、制导、干扰和摧毁特定目标等，科学研究方面用作微量元素分析、等离子研究、热核程序控制、全息技术、大气污染测定和地质测量等，医学上用于眼病、皮肤病治疗及外科手术等。

（2）对机体影响

激光能烧伤生物组织，尤其对视网膜的灼伤为多见。眼睛最容易受到近紫外、近红外和可见光频段激光辐射的损害，因为激光束能通过眼睛自身的屈光系统在视网膜上聚焦成一个非常小的光斑，使光能高度集中而导致灼伤。处在红外区的激光辐射易被表层组织吸收，仅能引起角膜损伤。频率在红外或微波区的激光可被虹膜或晶状体吸收而造成热损伤，导致虹膜炎或白内障。

激光对眼睛的损伤，与激光的波长、脉冲宽度、脉冲间隙时间、光束的能量或功率密度、入射角度、光源特性和受照组织特性等因素有关。眼睛受激光照射后，可突然有眩光感，出现视力模糊，或眼前出现固定黑影，甚至视觉丧失。激光对视网膜的损伤是无痛的，易被忽视，如激光束投影不在中央黄斑区，患者可毫无自觉症状。长期接受小剂量和漫反射激光的照射，会伴有工作后视力疲劳、眼痛等，但无特异症状。激光对眼的意外损伤，除个别发生永久性视力丧失，多数经治疗后均有不同程度的恢复。

激光对皮肤的危害仅次于眼睛。大功率激光器在较大距离也可灼伤皮肤。皮肤损伤的表现为多种形式，从红斑到水泡以至焦化、溃疡、结疤等。

（3）防护措施

① 安全教育与安全制度。参加激光作业的人员需接受激光危害及其安全防护知识的教育。作业场所应制定安全操作规程，必须确定操作区与危险带，要有醒目的警告标志。对激光进行光学调试时，要先切断电源。工作人员就业前应进行健康检查，并以眼睛为重点。

② 防护设施。操作室围护结构用吸光材料制成，明度不宜过高。工作区照明宜充足，不得设置和安放能较强反射、折射光束的设备、用具和物件。激光防光罩应用耐热、阻燃、不透光材料制成，并重视个体防护用品的选用。

③ 严格遵守卫生标准。我国《工作场所有害因素职业接触限值 物理因素》（GBZ 2.2—2007）规定了眼睛直视激光束的最大容许照射量和激光照射皮肤的最大容许照射量。

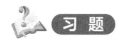 习 题

1. 简述高、低气压环境对人体的影响。

2. 列举按剂量表示毒性的常用指标，并解释其含义。

3. 简述综合防毒措施。

4. 天然放射性衰变有哪些种类？释放的射线主要有几种？分别具有什么特点？

5. 对各种外照射辐射常采取哪些防护措施？其原理是什么？

附录　职业卫生名词术语

序号	术语名称	定义
1	卫生标准 health standards	为实施国家卫生法律法规和有关卫生政策,保护人体健康,在预防医学和临床医学研究与实践的基础上,对涉及人体健康和医疗卫生服务事项制定的各类技术规定
2	职业卫生标准 occupational health standards	为实施职业病防治法律法规和有关政策,保护劳动者健康,预防、控制和消除职业病危害,防治职业病,由法律授权部门制定的、在全国范围内统一实施的技术要求
3	职业危害 occupational hazard	对从事职业活动的劳动者可能导致的工作有关疾病、职业病和伤害
4	工作有关疾病 work-related disease	与多因素相关的疾病,在职业活动中,由于职业性有害因素等多种因素的作用,导致劳动者罹患某种疾病或潜在疾病显露或原有疾病加重
5	职业性伤害 occupational injury	职业活动中所发生的伤害
6	一级预防 primary prevention	又称病因预防,采用有利于职业病防治的工艺、技术和材料,合理利用职业病防护设施及个人职业病防护用品,减少劳动者职业接触的机会和程度,预防和控制职业危害的发生
7	二级预防 secondary prevention	又称发病预防,通过对劳动者进行职业健康监护,结合环境中职业性有害因素监测,以早期发现劳动者所遭受的职业危害
8	三级预防 tertiary prevention	对患有职业病和遭受职业伤害的劳动者进行合理的治疗和康复
9	工作场所 workplace	劳动者进行职业活动、并由用人单位直接或间接控制的所有工作地点
10	工作地点 work site	劳动者从事职业活动或进行生产管理而经常或定时停留的岗位和作业地点
11	粉尘 dust	能够较长时间悬浮在空气中的固体颗粒

续表

序号	术语名称	定义
12	烟 fume	分散在空气中的直径<0.1μm 的固体微粒
13	生产性粉尘 industrial dust	在生产过程中形成的粉尘。按粉尘的性质分为:无机粉尘(inor-ganic dust,含矿物性粉尘、金属性粉尘、人工合成的无机粉尘);有机粉尘(organic dust,含动物性粉尘、植物性粉尘、人工合成的有机粉尘);混合性粉尘(mixed dust,混合存在的各类粉尘)
14	生产性毒物 industrial toxicant (toxic substance)	生产过程中产生或存在于工作场所空气中的各种毒物
15	噪声作业 work(job)exposed to noise	存在有损听力、有害健康或有其他危害的声音,且 8h/天或 40h/周噪声暴露等效声级不小于 80dB(A)的作业
16	听阈 hearing threshold	正常人耳刚能引起音响感觉的声音强度
17	声强 sound intensity	单位时间内垂直于传播方向的单位面积上通过的声波能量。用对数量(级)来表示的声强大小即声强级(sound intensity level)
18	声压 sound pressure	声波振动对介质(空气)产生的压力,即垂直于声波传播方向上单位面积所承受的压力
19	声压级 sound pressure level,SPL	用对数量(级)来表示的声压大小
20	声级 sound level	又称计权声压级(weighted sound pressure level),指通过滤波器经频率计权后测得的声压级。用 A 计权网络测得的声级为 A 声级[dB(A)];用 B 计权网络测得的声级为 B 声级[dB(B)];用 C 计权网络测得的声级为 C 声级[dB(C)];用 D 计权网络测得的声级为 D 声级[dB(D)]
21	响度级 loudness level	根据人耳对声压和频率的感觉特性划定的主观感觉量
22	等响曲线 equal loudness curves	将各个频率相同响度的数值所连接的曲线
23	振动 vibration	一个质点或物体在外力作用下沿直线或弧线围绕平衡位置来回重复的运动
24	加速度级 acceleration level	以振动加速度与基准加速度之比的常用对数乘以 20 所获得的数值
25	高温作业 High temperature operation	有高气温、有强烈的热辐射、伴有高气湿相结合的异常气象条件或 WBGT 指数超过规定限值的作业
26	低温作业 work(job)under cold stress	平均气温低于 5℃的作业

序号	术语名称	定义
27	非电离辐射 nonionizing radiation	波长≥100nm 不足以引起生物体电离的电磁辐射
28	电离辐射 ionizing radiation	能使受作用物质发生电离现象的辐射，即波长＜100nm 的电磁辐射
29	红外辐射 infrared radiation	波长为 760nm～1mm 的电磁辐射。可分为长波红外线（波长为 $3\mu m$～1mm）、中波红外线（波长为 $1.4\mu m$～3pm）及短波红外线（波长为 760nm～1.4pm）
30	紫外辐射 ultraviolet radiation	又称紫外线[ultraviolet light(rays)]，波长为 100～400nm 的电磁辐射
31	激光 laser	波长为 200～1mm 的相干光辐射
32	电磁场 electromagnetic field	由四个相互有光的矢量确定的，与电流密度和体电荷密度一起表征介质或真空中的电和磁状态的场
33	电磁波 Electromagnetic wave	介质或真空状态的变化，由时变电磁场表征，且在每一点和每一方向上都以由介质性质决定的速度运动
34	微小气候 microclimate	室内或其他特定空间的空气温度和湿度、气流速度及热辐射等因素的综合
35	空气湿度 air humidity	空气中的含湿量。空气湿度常用相对湿度（relative humidity，RH）表示，即一定空气温度时的水蒸气分压力与同一温度下的饱和水蒸气分压力之比
36	高气湿 relatively-high hurmidity	相对湿度≥80%
37	低气湿 relatively-low humidity	相对湿度≤30%
38	低气压 low pressure	在同一高度上，中心气压低于其四周的大尺度和中尺度的涡旋称为低气压
39	高气压 high pressure	在同一高度上，中心气压高于其四周的大气涡旋称为高气压
40	职业接触限值 occupational exposure limits,OEL	劳动者在职业活动过程中长期反复接触，对绝大多数接触者的健康不引起有害作用的容许接触水平，是职业性有害因素的接触限制量值。化学有害因素的职业接触限值包括时间加权平均容许浓度、短时间接触容许浓度和最高容许浓度三类。物理因素职业接触限值包括时间加权平均容许限值和最高容许限值
41	最高容许浓度 maximum allowable concentration,MAC	在一个工作日内，任何时间和任何工作地点有毒化学物质均不应超过的浓度

续表

序号	术语名称	定义
42	短时间接触容许浓度 permissible concentration short term exposure limit, PC-STEL	在遵守 PC-TWA 前提下容许短时间(15min)接触的浓度
43	时间加权平均容许浓度 permissible concentration time weighted average, PC-TWA	以时间为权数规定的 8h 工作日、40h 工作周的平均容许接触浓度
44	毒物 toxicant [toxic substance(s)]	在一定条件下,较低剂量能引起机体功能性或器质性损伤的外源性化学物质
45	致畸物 teratogen	又称致畸原,能使发育中的胎儿产生永久性结构异常的物质
46	致敏物 allergen	又称变应原或过敏原(anaphylactogen),指能引起变态反应的抗原,包括完全抗原和半抗原
47	致突变物 mutagen	又称致突变原或诱变物,能引起遗传物质突变的化学物质或物理因素

注:表中术语来源于 GBZ/T 224—2010《职业卫生名词术语》。

299

◆ 参考文献 ◆

［1］　王志.职业卫生概论　［M］.北京:国防工业出版社，2012.

［2］　张龙连.职业病危害与健康监护　［M］.北京：中国劳动出版社，2014.

［3］　郝吉明,马广大,俞珂,等.大气污染控制工程　［M］.北京：高等教育出版社，1989.

［4］　郭静.大气污染控制工程　［M］.北京：化学工业出版社，2001.

［5］　童志权.大气污染控制工程　［M］.北京：机械工业出版社，2006.

［6］　毛东兴,洪宗辉.环境噪声控制工程　［M］.2版.北京：高等教育出版社，2010.